现代企业职业卫生技术丛书

工作场所职业危害个体防护（第二版）

《现代企业职业卫生技术丛书》编委会　编

主　　编　杨文芬
副 主 编　张　斌
主　　审　刘旭荣

中国劳动社会保障出版社

图书在版编目(CIP)数据

工作场所职业危害个体防护/《现代企业职业卫生技术丛书》编委会编. —2版. —北京：中国劳动社会保障出版社，2014

(现代企业职业卫生技术丛书)

ISBN 978-7-5167-1465-2

Ⅰ.①工… Ⅱ.①现… Ⅲ.①职业危害-个体防护 Ⅳ.①R135

中国版本图书馆 CIP 数据核字(2015)第 006270 号

中国劳动社会保障出版社出版发行

(北京市惠新东街 1 号 邮政编码：100029)

*

三河市华骏印务包装有限公司印刷装订 新华书店经销

787 毫米×1092 毫米 16 开本 16.75 印张 383 千字

2015 年 1 月第 2 版 2015 年 1 月第 1 次印刷

定价：48.00 元

读者服务部电话：(010) 64929211/64921644/84643933

发行部电话：(010) 64961894

出版社网址：http://www.class.com.cn

编 委 会

主　任　孟　超

副主任　（按姓氏拼音排序）

薄以匀　吕　琳　孙庆云　陶　雪　魏志勇　杨文芬
张龙连　赵　容

委　员　（按姓氏拼音排序）

陈隆枢　高　虹　葛佩声　郝凤桐　李朝林　刘旭荣
卢　玲　孙宝林　王　静　张　斌　张继英

顾　问　（按姓氏拼音排序）

李　涛　邵　强　宋文质　王　生

编写人员

主　　编　杨文芬

副 主 编　张　斌

主　·审　刘旭荣

编写人员　（按拼音排序）

陈倬为　丁洁瑾　方　彦　宫国卓　刘　基　罗穆夏
许　超　杨文芬　余　萌　张　鹏

内容简介

本书是为企业接触危险和有害因素的作业人员和管理人员编写的，本书全面、系统地介绍了工作场所职业危害及其防护，从毒、尘、噪声、电气危害、辐射、高低温、机械伤害及振动、腐蚀性化学品、密闭空间、应急救援几方面详细地介绍了工作场所危险和有害因素对人体的危害、个体防护用品的种类及适用范围、个体防护用品的选择使用和维护，根据不同危险有害因素为作业人员和管理人员提供了个体防护用品选择的参考。

本书作为《现代企业职业卫生技术丛书》之一，是企业负责人、职业卫生管理和作业人员的工作用书，可以作为政府各级监管人员的辅助用书，也可以作为高等院校相关专业师生的教学参考用书，还可以作为各级各类职业卫生培训用书。

前　言

近年来，我国职业病发病率呈逐年上升趋势，严重危害了作业者的生命安全和身体健康，同时也给社会带来沉重的负担和不良影响。目前，我国职业危害形势十分严重。企业作业人员是职业病防治的重点，作业人员的安全健康是企业持续健康发展的基础，更关系到国家经济的发展和社会的和谐安定。

本书从毒、尘、噪声、电气危害、辐射、高低温、机械伤害及振动、腐蚀性化学品、密闭空间、应急救援几方面详细地介绍了工作场所危险和有害因素对人体的危害、个体防护用品的种类及适用范围、个体防护用品的选择使用和维护。书中详细说明了各类职业危害的特点及对人体的危害表现，帮助企业识别工作场所的职业危害；全面介绍了针对各类职业危害的个体防护用品的选择、使用和维护，帮助企业加强对作业人员的职业危害防护；最后为了保障事故救援人员的安全，书中介绍了应急救援中个体防护用品的选择和使用。

本书的编写力求深入浅出，将科学性与实用性相结合，全面、系统地将职业危害及个体防护用品的选择、使用及维护进行了详细介绍。希望通过本书的出版，帮助企业提高对作业人员个体防护的水平，早日实现《国家职业病防治规划（2009—2015年）》。

第一章由杨文芬编写，第二章由宫国卓编写，第三章由方彦、宫国卓编写，第四章由陈倬为编写，第五章由杨文芬、刘基编写，第六章由罗穆夏编写，第七章由刘基编写，第八章由丁洁瑾、余萌编写，第九章由周芸芸编写，第十章由许超编写，第十一章由杨文芬、张鹏编写，附录由杨文芬、宫国卓收集整理。全书由杨文芬统稿，刘旭荣审定。

本书在编写过程中参考了国内一些专家、学者的相关著作和成果，在此致以真诚的感谢！由于编者水平有限，书中疏漏在所难免，恳请广大读者批评指正。

编　者

2015年1月

目　　录

第一章　概　　述

第一节　职业危害及其防护

一、职业危害的分类及识别

1. 职业危害的分类

职业危害是指在生产劳动过程及其环境中产生或存在的，对作业人群的健康、安全和工作能力可能造成不良影响的一切要素或条件的总称。造成职业危害的因素与劳动者的劳动环境有关，一般包括生产过程、劳动过程和作业环境三个方面。生产过程因素包括生产设备、使用的原辅材料和生产工艺；劳动过程因素包括生产过程的劳动组织、操作体位和方式、脑力劳动和体力劳动的比例等；作业环境则是指作业人员周围的环境条件，既可以是大自然环境，也可以是按生产需要建立起来的人工环境。不良的作业环境中往往存在着多种职业危害因素，表1—1列出了常见的职业危害因素及其所致病伤。这些危害因素有的是单独起作用，有的是多因素联合作用。

表1—1　　常见的职业危害因素及其所致病伤

职业危害类别	有害因素	职业性病伤举例
生物性	微生物、寄生虫、携带病原微生物的动物	感染
化学性	有毒有害化学品	中毒、呼吸系统疾病、皮肤疾病
物理性	辐射、噪声、高温、高寒、电气	肿瘤、耳聋、烫伤、冻伤、触电
人类功效	手工操作、超负荷、重复动作	腰背痛、肩颈疾病、过度疲劳
社会心理因素	精神紧张、组织制度	精神疾病

(1）按其来源，职业危害因素可分为以下几种：

1）生产工艺过程中的职业危害因素

①生产过程中采用的有毒有害原材料、工业毒物等。

②生产造成的工业粉尘。

③工业噪声及振动。

④生产工艺过程造成的高温/低温。

⑤生产过程中的电离或非电离辐射。

⑥生物性原料或环境中的传染性因素等。

2）劳动过程中的职业危害因素

①劳动组织和劳动制度不合理，如劳动时间过长、休息制度不合理或不健全等。

②劳动中精神过度紧张。

③劳动安排不当，如生产定额过高、超负荷加班加点等。

④个别器官或系统的过度紧张，如光线不足引起的视力紧张等。

⑤长时间处于某种不良体位或使用不合理的工具等。

⑥生产自动化程度较低，劳动强度过大。

3）作业环境中的职业危害因素

①生产场所设计不符合卫生标准或要求，如厂房低矮或狭窄，布局不合理，有毒和无毒工段安排在一起等。

②缺乏必要的卫生技术措施，如通风换气、照明、防尘防毒、防噪声措施、防护设备缺失或效果不好。

③安全防护设备或个体防护用品配备不全等。

（2）按其性质，职业危害因素则可分为以下几方面：

1）环境因素

①物理因素。物理因素是生产环境的主要构成要素。不良物理因素包括：异常环境条件如高温、低温、高湿、高压、电气设备漏电等，生产性噪声、振动，电离辐射如 X 射线、中子流等，非电离辐射如强光、紫外线、红外线、微波、激光等。

②化学因素。化学因素指在生产中接触到的原料、中间产品、成品和生产过程中产生的废气、废水、废渣等。化学性有害因素分为生产性毒物和生产性粉尘两大类。生产性毒物可以分为窒息性毒物（硫化氢、一氧化碳等）、刺激性毒物（光气、氨气、二氧化硫等）、液体性毒物（苯、苯的硝基化合物等）和神经性毒物（铅、汞、有机磷农药等）。它们主要通过呼吸道（特殊情况下通过消化道或通过皮肤）侵入人体，对人体的组织、器官产生毒化作用，再根据毒性的不同对人体的神经系统、血液系统、呼吸系统、消化系统、骨组织等产生作用。除了产生局部刺激和腐蚀作用及中毒现象以外，还可以产生致突变作用、致癌作用、致畸作用等。

③生物因素。生物性有害因素主要是生产原料和作业环境中存在的致病微生物和寄生虫，如炭疽杆菌、霉菌、真菌、病毒等。生物病原物对医务人员的职业传染是医务工作者的主要职业危害之一。

2）与职业有关的其他因素

如劳动组织和作息制度不合理，工作紧张等；个人不良生活习惯，如过度饮酒、缺乏锻炼等；劳动负荷过重，长时间单调作业、夜班作业，动作和体位的不合理等，都会对人产生影响。

3）其他因素

社会经济因素，如国家的经济发展速度、国民的文化教育程度、生态环境、管理水平等因素，都会对企业的安全、卫生的投入和管理带来影响。此外，职业卫生法制的健全、职业卫生服务和管理系统化，对于控制职业危害的发生和减少作业人员的职业伤害也是十分重要的。

2. 职业危害的识别

职业危害的识别，就是在职业卫生理论的指导下，采用科学的方法分辨、识别、分析、预测工作场所中危害因素存在的部位、方式、发生的途径及其变化的规律，并加以准确描述，以定性、定量的概念清楚地表示出来。职业危害因素的识别对于合理地进行工作场所危害性评价，采取预防、控制措施是必不可少的。

（1）职业危害因素的主要识别方法有以下几种：

1）检查表法

检查表是针对不同工作场所，根据各种职业危害因素设计编制的表格。检查表能直观地反映出不同工艺流程中存在和产生的职业危害因素或原因，有害物的种类及危害因素的类型，操作方式及作业人员所处的岗位，可能导致的职业病等。检查表的特点是简明易懂，方法简单适用，易于掌握，能弥补有关人员的知识经验不足；并且通过系统的检查，能比较全面地进行辨识，应用范围广。缺点是不同场所需设计单独的表格，通用性较差；受经验等因素的影响，大项目实施起来花费时间长。

2）经验法

经验法是指依据评价人员掌握的相关专业知识和实际工作经验，凭借经验和判断能力直观地对评价对象的职业病危害因素进行识别。实际工作中，应依据具体情况决定是否需要采用经验法，是否收集了足够的相关行业、生产工艺的职业卫生基础资料，能否全面识别、分析工作场所中的职业危害因素及其防护措施的有效性。该方法的优点是简便、易行；缺点是受评价人员的知识、经验和资料的限制，可能出现遗漏和偏差。

3）类比法

类比法是指利用相同或类似工作场所及环境的监测和统计分析资料进行类比，分析评价职业危害因素及其防护措施的有效性。该方法的优点是简单易行，通过对类似场所的调查、监测，可以定量、直观地识别职业危害因素；缺点是不同场所、环境之间的差异可能带来识别上的偏差。

当采用单一方法不能做到完全识别时，也可综合上述几种方法进行职业危害因素识别，或者将一个较大的场所分为几部分，分别采用上述方法进行识别。

（2）工作场所环境中有些危害因素是容易识别的，如刺激性物质，当与人体皮肤接触或通过呼吸会立刻使人产生刺激反应。另一些危害因素由于与人体接触后不会对人体产生明显作用而不太容易被识别，如某些金属物质（铅、汞、锰等）可能在接触若干年后伤害才会显现。

下面介绍工作场所环境中几种主要危害因素的识别：

1）危险、有害物质的识别

生产过程中的原料、产品、半成品、中间产品、副产品以及储运中的物质分别以气、液、固态存在，它们在不同的状态下分别具有相应的物理、化学性质及危险、有害特征。因此，了解并掌握这些物质固有的危险、有害特征是进行危害识别的基础。

危险、有害物质的识别应从其理化性质、稳定性、化学反应活性、燃烧及爆炸特性、毒性及健康危害等方面进行分析和识别。

危险、有害物质分为以下九类：

①易燃、易爆物质。极易引燃、引爆，在短时间内释放出大量能量的物质。由于其具有迅速地释放能量的性质而产生危害，或者是因其爆炸或燃烧而产生的物质造成危害。

②有害物质。通过皮肤接触、呼吸吸入、食入后，对健康产生危害的物质。

③刺激性物质。对皮肤及呼吸道有不良影响的物质。某些人对刺激性物质反应强烈，且可能引起过敏反应。

④腐蚀性物质。通过化学的方式伤害人体及材料的物质（如强酸、强碱等）。腐蚀性物质的危险有害因素包括两个方面：对人体的化学灼伤，作用于物质表面而造成的腐蚀、损坏。腐蚀性物质可分为无机酸、有机酸、无机碱、有机碱、其他有机或无机腐蚀性物质五类。腐蚀的种类包括电化学腐蚀和化学腐蚀两大类。

⑤有毒物质。是指以较小剂量作用于生物体，能使生物体的生理功能或机体正常结构发生暂时性或永久性病理改变甚至死亡的物质，如氯化物溶剂及重金属。有毒物质的毒性与物质的溶解度、挥发性和化学结构等有关，一般而言，物质的溶解度越高、挥发性越强、化学结构越复杂，其毒性就越大。

⑥致癌、致突变、致畸物质。阻碍人体细胞的正常发育生长。致癌物造成或促使不良细胞的发育，造成非正常胎儿的生长，致先天缺陷；致突变物质干扰细胞发育，造成后代的变化。

⑦造成缺氧的物质。蒸汽或其他气体，造成空气中氧气成分的减少或者阻碍人体有效地吸收氧气。

⑧麻醉物质，如有机溶剂等。麻醉作用使脑功能下降。

⑨氧化剂。在与其他物质，尤其是易燃物接触时，导致放热反应的物质。

2）生产性粉尘的识别

生产性粉尘主要产生在开采、破碎、筛分、包装、配料、混合、搅拌、散粉装卸、输送及除尘等生产过程中。如果长时间在粉尘作业环境中工作并吸入粉尘，就会引起肺部组织纤维化、硬化，丧失呼吸功能，导致肺病甚至尘肺病。粉尘还会引起刺激性疾病、急性中毒或癌症。

对生产性粉尘进行危险、有害因素识别，应包括以下内容：

①根据工艺、设备、物料、操作条件，分析可能产生粉尘的种类和部位。

②用已经投产的同类生产厂、作业岗位的检测数据或模拟实验测试数据进行类比。

③分析粉尘产生的原因、粉尘扩散传播的途径、作业时间、粉尘特性等，确定其危害方式和危害范围。

④分析是否具备形成爆炸性粉尘及其爆炸的条件。

3）爆炸性粉尘的识别

爆炸性粉尘在空气中达到一定的浓度时，遇到火源会发生爆炸。其危险性主要表现在以下几个方面：

①与气体爆炸相比，其燃烧速度和爆炸压力均较低，但因其燃烧时间长、产生能量大，

所以破坏力和损坏程度大。

②爆炸时粒子一边燃烧一边飞散，可使可燃物局部严重炭化，造成人员严重烧伤。

③最初的局部爆炸发生之后，会扬起周围的粉尘，继而引起二次爆炸、三次爆炸等，扩大伤害。

④与气体爆炸相比，易于造成不完全燃烧，从而使人发生一氧化碳中毒。

形成粉尘爆炸的四个必要条件是：粉尘的化学组成和性质；粉尘的粒度和粒度分布；粉尘的形状和表面状态；粉尘中的水分。

爆炸性粉尘爆炸的条件是：可燃性和微粉状态；在空气（或助燃气体）中搅拌；悬浮式流动；达到爆炸极限；存在引火源。

4）工业噪声与振动的识别

噪声能引起职业性耳聋或引起神经衰弱、心血管及消化系统疾病等的发生，会使操作人员的失误率上升，严重情况下会导致事故发生。

工业噪声可以分为机械噪声、空气动力性噪声和电磁噪声三类。

噪声危害的识别主要根据已掌握的机械设备或工作场所的噪声确定噪声源和声级。振动危害有全身振动和局部振动，可导致中枢神经、植物性神经功能紊乱及血压升高，也会导致设备、部件的损坏。振动危害的识别则应先找出产生振动的设备，然后根据国家标准参照类比资料确定振动的强度及范围。

5）温度与湿度危险、有害因素的识别

①温度、湿度的危险、有害性。温度、湿度的危害主要表现在以下方面：

a. 高温、高湿环境会引起中暑，加速有毒物质吸收，导致操作失误率升高，易发生事故；低温可引发冻伤。

b. 温度急剧变化时，因热胀冷缩造成材料变形或热应力过大，会导致材料破坏；在低温下金属会发生晶型转变，甚至引起破裂而引发事故。

c. 高温、高湿环境会加速材料的腐蚀。

d. 高温环境使火灾危险性增大。

②生产性热源。生产性热源主要包括以下几种：

a. 工业窑炉，如冶炼炉、焦炉、加热炉、锅炉等。

b. 电热设备，如电阻炉、工频炉等。

c. 高温工件（如铸锻件）、高温液体（如导热油、热水）等。

d. 高温气体、如蒸气、热风、热烟气等。

③温度、湿度危险、有害性的识别方法。温度、湿度危险、有害因素的识别，主要从以下几个方面进行：

a. 了解生产过程的热源、发热量，有无表面绝热层，表面温度，与操作者的接触距离等情况。

b. 了解是否采取了防热、防冻措施，是否采取了空调措施。

c. 了解是否采取了通风换气措施，是否有作业环境温度、湿度的自动调节、控制措施。

6）辐射危险、有害因素的识别

随着科学技术的进步，在化学反应、金属加工、医疗设备、测量与控制等领域，接触和使用各种辐射能的场合越来越多，存在着一定的辐射危害。辐射主要分为电离辐射（如α粒子、β粒子、γ粒子和中子等）和非电离辐射（如紫外线、射频电磁波、微波等）两类。

电离辐射伤害是由α、β、γ等粒子和中子极高剂量的放射性作用所造成的。射频辐射危险、有害因素主要表现为射频致热效应和非致热效应两个方面。

二、职业危害的防控与个体防护装备

1. 职业危害的预防与控制措施

控制职业危害的方法主要有工程控制技术、职业卫生管理及个体防护设施与用品等。在实际工作中，应综合采用上述方法，才能有效地控制职业危害。例如工业防毒技术是控制有毒有害气体的重要方法，可采用燃烧净化技术来处理有毒有害气体、蒸气或烟尘，使之变成无毒无害物质；用液体吸收剂有选择地吸收、清除某种有害气体等。但同时，还必须加强工业防毒制度化管理，提供配套的个体防护设施，佩戴个体防护用品，才能有效地控制职业病危害。

进行职业危害预防与控制时，应遵循以下几个基本原则：与经济效益相矛盾时，应优先考虑职业危害预防与控制措施上的要求；应具有针对性、可操作性和经济合理性；应符合国家职业卫生法律法规和标准规范等的要求。

生产经营单位在进行职业危害的预防与控制时，应充分认识职业病对职工的危害并给予高度重视，设置职业安全健康专业人员，定期对职业危害场所有毒有害物质进行检测，建立健全职业病管理制度，加强职业病宣传教育工作。根据工作场所职业危害的种类、性质、环境条件等，正确配备防护用品、用具；定期对进行有害作业的职工进行体检，发现有不适宜某种有害作业的疾病患者及时调换工作岗位。具体应从以下几个方面做起：

（1）坚持预防为主

企业在进行新建、扩建和技术改造、技术引进时，必须按照规定进行职业危害预评价。而建设项目在建设期如果不符合国家职业安全卫生标准和要求，就可能遗留下职业危害风险，损害劳动者身体健康，甚至危及生命。

（2）充分考虑特殊人群保护

作为生产经营单位，要坚持以人为本，不得隐瞒职业危害，不得安排未经职业健康检查、有职业禁忌的劳动者、未成年人或者孕期、哺乳期女职工从事接触职业危害作业或紧急作业。

（3）改进工作场所的劳动环境

生产企业工作场所必须符合职业安全健康要求，每年必须由资质认证的卫生服务机构定期对职业危害因素进行监测和评价，其浓度和强度不得超过国家卫生标准；必须提供符合职业病防护要求的设施和个人防护用品；在易产生严重职业危害的作业岗位，应该设置警示标识和警示说明。车间布局合理，符合无害和有害分开的要求。

（4）对员工实施定期的职业卫生培训

生产企业必须采取严格的管理措施和对劳动者进行定期的职业安全健康培训，督促劳动者使用防护措施和个体防护用品，使其遵守职业病防治的规章制度和操作规程等。

（5）落实职业安全健康检查措施

生产经营单位对生产活动中的职业安全健康工作，除了日常的检查以外，每年还应定期进行群众性的检查，包括普遍检查、专业检查和季节性检查。

2. 个体防护装备

无论职业安全健康管理多么完善，都不能完全消除职业危害对人员的伤害，生产过程中还是会有意外事故发生。按照规定佩戴和使用个体防护装备，是职业危害预防与控制过程中一个非常重要的环节。作业人员所佩戴的个体防护装备，是作业者安全和健康保护的最后一道防线。

个体防护装备（英文简称为 PPE），又称劳动防护用品，是指由生产经营单位为从业人员配备的，使其在劳动过程中免遭或减轻事故伤害及职业危害的防护用品。

劳动防护用品一般可分为两类：一类为普通劳动防护用品，如毛巾、手套、普通工作服、普通工作鞋等；另一类为特种劳动防护用品，不但具有普通劳动防护用品的功能，同时还具有一定的特殊防护功能，以保障劳动者在特殊作业条件下的人身安全与健康。

（1）个体防护装备的分类

我国对劳动防护用品采用以人体防护部位为法定分类标准（LD/T 75—1995《劳动防护用品分类与代码》），共分为九大类：头部防护用品、呼吸器官防护用品、眼（面）部防护用品、听觉器官防护用品、躯体防护用品、手部防护用品、足部防护用品、劳动护肤品、防坠落及其他劳动防护用品。

1）头部防护用品

头部防护用品是指为了防御头部不受外来物体打击和其他因素危害而配备的个体防护装备。根据防护功能要求，主要有安全帽、一般防护帽、防尘帽、防水帽、防寒帽、防静电帽、防电磁辐射帽、防昆虫帽等。其中安全帽作为一种重要的头部防护用品，在工业领域的应用十分广泛。

2）呼吸器官防护用品

呼吸器官防护用品也称呼吸防护用品，是为防御有害气体、蒸气、粉尘、烟、雾经呼吸道吸入，或直接向使用者供氧或清洁空气，保证尘、毒污染或缺氧环境中劳动者能正常呼吸的防护用具。按照防护对象，呼吸防护用品主要分为防颗粒物呼吸器（防尘口罩）和防毒呼吸器两类。按照防护原理，可分为过滤式和隔绝式两类。过滤式是指借助过滤材料，将空气中的有害物质去除后供呼吸使用，其中靠使用者吸气克服过滤阻力的称为自吸过滤式；靠动力（如电动风机）克服过滤阻力的称为动力送风过滤式。隔绝式是指将使用者的呼吸器官与有害空气环境隔绝，从本身携带的气源或导气管引入作业环境以外的洁净空气供呼吸。

3）眼面部防护用品

眼面部防护用品是预防烟雾、尘粒、金属火花和飞屑、热辐射、电磁辐射、激光、化学飞溅物等因素伤害眼睛或面部的个体防护用品。根据防护功能，眼面部防护用品大致可分为防尘、防水、防冲击、防高温、防电磁辐射、放射线、防化学飞溅、防风沙、防强光用品等。

4）听觉器官防护用品

听觉器官防护用品又可称为听力防护用品或护听器，是能阻止过量的声能侵入外耳道，使人耳避免噪声的过度刺激，减少听力损失，预防由噪声对人体引起的不良影响的个体防护用品。主要包括耳塞、耳罩等。

5）手部防护用品

手部防护用品是具有保护手和手臂功能的个体防护用品。按照功能可以分为一般防护手套、防水手套、防寒手套、化学品防护手套、防静电手套、防高温手套、防 X 射线手套、防油手套、防振手套、防切割手套、绝缘手套等。

6）足部防护用品

足部防护用品是防止生产过程中劳动者足部受到损伤的护具。按照防护功能可分为防水鞋、防寒鞋、保护足趾鞋、防静电鞋、防高温鞋、防酸碱鞋、耐油鞋、防滑鞋、防刺穿鞋、电绝缘鞋、防振鞋等。

7）躯体防护用品

躯体防护用品即防护服。根据防护功能，可分为一般防护服、防水服、防寒服、防砸背心、阻燃服、防静电服、防高温服、防电磁辐射服、化学品防护服、防油服、水上救生衣、防虫服、防尘服等。

8）护肤防护用品

护肤用品是用于防止皮肤（主要是面、手等外露部分）免受化学、物理等因素危害的个体防护用品。按照其防护功能，可分为防毒、防腐蚀、防射线、防油漆用品等。

9）防坠落用品

防坠落用品是防止人体受到高处坠落伤害的整体及个体防护用品，分为个人防护用品和作业面防护用品。个人防护用品主要有安全带、自锁器、速差器、缓冲器、缓降逃生器等；作业面防护用品是在工作场所的边缘或下方张网，以防人员不慎坠落或作业面落物对下方人员造成伤害，主要有安全平网、安全立网及密目式安全立网等。

（2）个体防护装备的配备程序

个体防护装备的配备程序可按照图 1—1 进行。

（3）生产经营单位配备个体防护装备的基本要求

各生产经营单位应根据本企业的具体情况、安全生产和防止职业性危害（职业病）的需要，按照不同工种、不同劳动环境和条件，为职工配备、发放相应防护功能的个体防护装备。

1）个体防护装备的配备和使用是生产经营单位实现安全生产和防止职业性危害的一项重要的预防性保护措施，不得随意变更发放范围和标准。

2）个体防护装备应由生产经营单位免费为职工配备、发放，严禁将个体防护装备折合为现金发给职工购买个体防护装备。

3）为职工所配备的个体防护装备应符合相应产品的国家标准或行业标准要求，并取得市场准入资质；对于无国家标准和行业标准的装备，应当通过国家相关授权的检验机构检验合格。

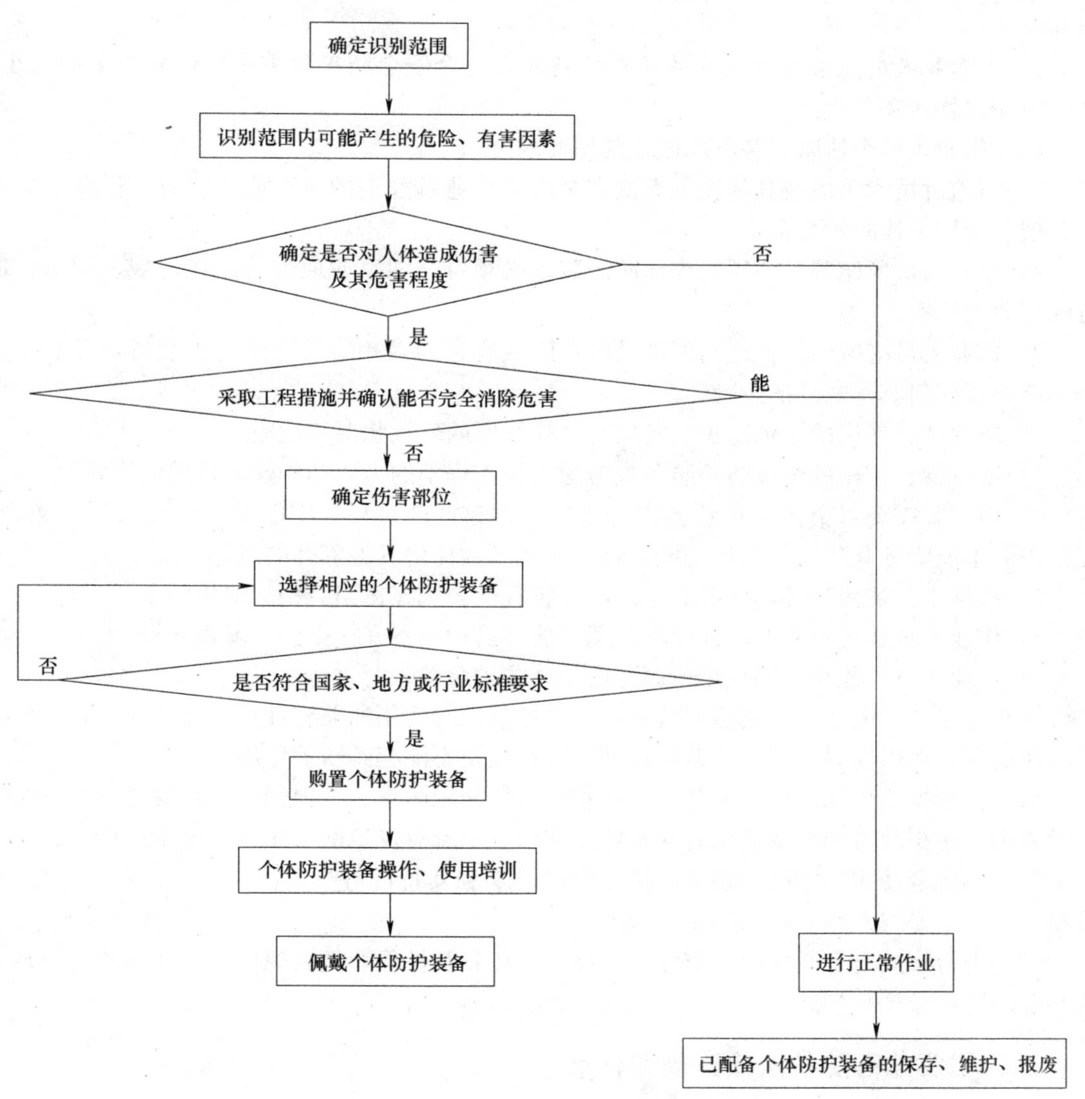

图 1—1 个体防护装备的配备程序

4）生产经营单位应根据个体防护用品的使用数量、有效使用时间及更换频率，按照合适的备份比（备份比＝投入使用量/备用量）配备个体防护装备。

5）生产经营单位应向职工和相关管理人员提供个体防护装备的正确使用、维护、保存的教育培训，经考核合格后，职工方能佩戴个体防护装备进行正常作业，管理人员方能参与个体防护装备的相关管理。

6）根据具体情况和要求，选择个体防护装备的管理方式，如相关管理部门统一管理或发放给职工各自管理。

7）相关管理部门应定期对个体防护装备的使用性能进行检查或验证，按照要求进行报废和换新。

8）为作业人员配备发放的个体防护装备应以符合安全防护要求为主，兼顾考虑大小、穿戴方便、款式和美观。

(4) 作业人员个体防护装备的佩戴使用要求

1）当通过技术手段或其他途径无法完全消除作业过程中的风险或危害时，作业人员必须佩戴、使用个体防护装备。

2）作业人员所佩戴、使用的个体防护装备必须符合国家或地方的法律法规及国家、地方或行业的标准。

3）作业人员应佩戴、使用与所涉及的危险或有害因素相应的个体防护装备，且装备本身不能导致任何其他额外的风险。

4）所佩戴、使用的个体防护装备应与工作场所的环境状况相适应。

5）所佩戴、使用的个体防护装备应考虑人体工程学的需要和作业人员的健康状况。

6）因实际需要对个体防护装备进行必要的调整或改进后，应能适合作业人员的佩戴、使用，但不能降低其相应的防护功能特性，不能导致任何其他额外的风险。

7）根据工作场所的环境状况和危险、有害程度，选择适当级别的防护装备。

8）作业人员在进行作业之前应先佩戴好所有防护装备并检查其功能良好性。

9）作业人员应能够正确使用所佩戴的个体防护装备。

10）对于同时配备的不同防护装备，应考虑其同时使用的兼容性和功能替代性，以免造成功能重复，或因同时使用的不兼容性而使防护装备不能起到防护作用。

11）应根据工作场所的环境状况、防护装备的使用频率、磨损情况、自身材质及以往使用经验确定防护装备的有效使用时间和使用期限，国家有规定的按照相关规定执行。

12）经佩戴使用后的防护装备，按照产品要求和其特性进行清洁、保存、维护或报废、换新。

13）进行事故应急救援时，应尽量选择具有比日常性作业更高规格防护性能的防护装备和必要的专用救援防护装备。

三、职业危害防护法律法规和标准

1. 职业危害防护法律法规体系

职业危害防护是一个系统工程，包括很多方面的工作。按照“安全第一，预防为主，综合治理”的安全生产基本方针，国家制定了一系列的安全生产、劳动保护的法律法规。中华人民共和国成立 60 年来，颁布并在用的有关安全生产、劳动保护的主要法律法规近 300 部，内容包括综合类、安全卫生类、三同时类、安全事故类、女工和未成年工保护类、职业培训考核类、特种设备类、防护用品类、检验检测类等。其中以法律条文出现的，对安全生产、劳动保护具有十分重要作用的有《中华人民共和国安全生产法》《中华人民共和国矿山安全法》《中华人民共和国劳动法》《中华人民共和国职业病防治法》等。此外，国家还制定和颁布了百余项安全卫生方面的国家标准。

根据我国立法体系的特点，其法律法规体系由若干层次构成。按层次由高到低为国家根本法、国家基本法、劳动综合法、安全生产与健康基本法、职业危害防护专门法、行政法规、安全标准。

2. 主要职业安全健康和职业危害防护法律法规内容简介

(1)《中华人民共和国劳动法》

《中华人民共和国劳动法》第五十二条规定：用人单位必须建立、健全职业安全卫生制度，严格执行国家职业安全卫生规程和标准，对劳动者进行劳动安全卫生教育，防止劳动过程中的事故，减少职业危害。

《中华人民共和国劳动法》第五十六条规定：劳动者在劳动过程中必须严格遵守安全操作规程。劳动者对用人单位管理人员违章指挥、强令冒险作业，有权拒绝执行；对危害生命安全身体健康的行为，有权提出批评、检举和控告。

(2)《中华人民共和国职业病防治法》

《中华人民共和国职业病防治法》分总则、前期预防、劳动过程中的防护与管理、职业病诊断与职业病人保障、监督检查、法律责任、附则，共七章七十九条。

该法规定，职业病防治工作采取预防为主、防治结合的方针，实行分类管理、综合治理。劳动者享有的 7 项职业卫生保护权利是：

1）获得职业卫生教育、培训的权利。

2）获得职业健康检查、职业病诊疗、康复等职业病防治服务的权利。

3）了解工作场所产生或者可能产生的职业病危害因素、危害后果和应当采取的职业病防护措施的权利。

4）要求用人单位提供符合防治职业病要求的职业病防治设施和个人使用的职业病防护用品，改善工作条件的权利。

5）对违反职业病防治法律、法规以及危及生命健康行为提出批评、检举和控告的权利。

6）拒绝完成违章指挥和强令及没有职业病防护措施的作业的权利。

7）参与用人单位职业安全卫生工作的民主管理，对职业病防治工作提出意见和建议的权利。

另外，为避免不符合职业安全卫生要求的项目上马后再走先危害后治理的老路，从根本上控制或消除职业危害，该法还规定，实行职业危害与评价制度。

(3)《中华人民共和国安全生产法》

其核心内容有：

1）两个目标：保障人民生命安全，保护国家财产安全。

2）五方运行机制：政府监管与指导，企业实施与保障，员工权益与自律，社会监督与参与，中介支持与服务。

3）两结合监管体制：国家安全生产综合监管和各级政府有关职能部门专项监管相结合。

4）七项基本法律制度：安全生产监督管理制度，生产经营单位安全保障制度，从业人员安全生产权利义务制度，生产经营单位负责人安全责任制度，安全中介服务制度，安全生产责任追究制度，事故应急救援和处理制度。

5）四个责任对象：政府责任方，生产经营单位责任方，从业人员责任方，中介机构责任方。

6）三套对策体系：事前预防对策体系，事中应急救援体系，事后处理对策系统。

7）生产经营单位的六项责任：建立健全安全生产责任制，组织制定安全生产规章制度和操作规程，保证安全生产投入，督促安全生产工作、及时消除安全生产事故隐患，组织制定并实施生产安全事故应急救援预案，及时报告并如实反映生产安全事故。

8）从业人员的八项权利：知情权，建议权，批评、检举、控告权，拒绝权，紧急避险权，依法向本单位提出要求赔偿的权利，获得符合国家标准或行业标准的劳动防护用品的权利，获得安全生产教育和培训的权利。

9）从业人员的三项义务：自觉遵规的义务，自觉学习安全生产知识的义务，危险报告义务。

10）四种监督方式：工会民主监督，社会舆论监督，公众举报监督，社区报告监督。

11）八十八种违法行为。该法明确了政府、生产经营单位、从业人员和中介机构可能产生的88种违法行为。

12）十三种处罚方式。

（4）《国务院关于特大安全事故行政责任追究的规定》

《国务院关于特大安全事故行政责任追究的规定》第二条规定：地方人民政府主要领导人和政府有关部门正职负责人对特大安全事故的防范、发生，依照法律、行政法规和本规定的规定，有失职、渎职情形或负有领导责任的，依照本规定给予行政处分；构成玩忽职守罪或其他罪的，依法追究刑事责任。

（5）《危险化学品安全管理条例》

《危险化学品安全管理条例》的基本宗旨是加强对危险化学品的安全管理，保障人民生命、财产安全，保护环境。其适用范围是在我国境内生产、经营、储存、运输、使用危险化学品和处置废弃危险化学品的各个环节和过程。

（6）《中华人民共和国突发事件应对法》

《中华人民共和国突发事件应对法》旨在预防和减少突发事件的发生，控制、减轻和消除突发事件引起的严重社会危害，规范突发事件应对活动，保护人民生命财产安全。该法规定，自然灾害、事故灾难、公共卫生事件发生后，履行统一领导职责的人民政府可以采取多项合适的应急处置措施。

3. 职业危害防护标准体系

建立适应社会主义市场经济体制的职业安全健康法规体系和标准体系，已成为保证安全生产和防治职业危害的重要内容之一。我国以国家标准为主体的职业安全健康标准体系框架已经形成。随着法制建设的日益完善，职业安全健康法规标准对减少职工伤亡事故和职业危害，保护劳动者的安全与健康，发展生产将显示出更加有效的作用。

我国的安全生产技术标准化工作，是在20世纪80年代初期起步的，目前已公布了近500个标准。这些标准大致分为以下几类：

（1）设计、管理类标准

这类标准主要是指一些为提高安全生产设计、监督和综合管理需要的标准，比较重要的有如下标准：

1）作业环境危害方面。《工业企业设计卫生标准》规定了111种毒物和9种粉尘在车间空气中的最高容许浓度。职业危害程度分级标准有《体力劳动强度分级》《冷水作业分级》《高温作业分级》《有毒作业分级》《职业性接触毒物危害程度分级》《生产性粉尘危害程度分级》等，以及车间空气中有毒、有害气体或毒物含量方面的数十种标准。

2）事故管理方面。主要有《企业职工伤亡事故分类》《企业职工伤亡事故调查分析规则》《火灾事故分类》《事故伤害损失工作日标准》等。

3）安全教育方面。为加强特种作业人员的安全技术培训、考核和管理，颁布了《特种作业人员安全技术考核管理规则》《起重机司机安全技术考核标准》《爆破作业人员安全技术考核标准》等。

（2）安全生产设备、工具类标准

这类标准主要是为了保证生产设备、工具的设计、制造、使用符合安全健康要求的标准，大致可分为以下几个方面：

1）《生产设备安全卫生设计总则》国家标准主要规定了设备设计中有关安全卫生的基本设计原则、一般要求、常见事故和职业危害的防护要求三个方面。

2）对一些容易发生事故的机器设备制订了专业的安全卫生标准，如《冲压车间安全生产通则》《塔式起重机安全规程》《起重机械危险部位与标志》等。

3）为减少压力机械产生的手指压伤、冲断等事故，颁布了《冲压车间安全生产通则》《压力机械安全装置技术要求》《压力机用手持电磁吸盘技术条件》《冷冲压安全规程》等。

（3）生产工艺安全卫生标准

这类标准主要是针对一些经常发生工伤事故和容易产生职业病的生产工艺，规定了基本的安全卫生要求。

1）预防工伤事故的生产工艺安全标准。如防止厂内运输事故的《工业企业厂内运输安全规程》，预防火灾爆炸事故的《粉尘防爆安全规程》《爆破作业安全规程》《氢气使用安全技术规程》《橡胶工业静电安全规程》等。

2）预防职业病的生产工艺劳动卫生工程标准。这类标准主要有《生产过程安全卫生要求总则》《玻璃生产配件防尘技术规程》《立窑水泥防尘规程》《橡胶加工配炼车间防尘规程》等。

（4）防护用品类标准

这类标准是为了控制防护用品质量，使其达到职业安全卫生要求。这些标准主要包括通用标准、产品技术要求标准和产品检验方法标准三类。通用标准包括名词术语、选用规范、检验规则等，如GB/T 12903—2008《个体防护装备术语》、GB/T 11651—2008《个体防护装备选用规范》、GB/T 29510—2013《个体防护装备配备基本要求》等；技术要求标准主要是指产品的技术性能标准，如GB 2811—2006《安全帽》、GB 14866—2006《个人用眼护具技术要求》、GB 21148—2007《个体防护装备 安全鞋》、GB 2890—2009《呼吸防护 自吸过滤式防毒面具》、GB 2626—2006《呼吸防护用品 自吸过滤式防颗粒物呼吸器》等；检验方法标准是指产品性能检验、测试类标准，如GB/T 6096—2009《安全带测试方法》、

GB/T20991—2007《个体防护装备　鞋的测试方法》等，总计约一百二十项。

目前列入工业产品生产许可证和劳动安全标识管理所涉及的主要产品及其相关标准分别见附录1和附录2。

第二节　工作场所职业危害个体防护装备的管理

个体劳动防护用品是一种关系到劳动者生命安全与健康的重要工业产品，国家有关部门对其实施严格的质量控制与管理。

一、全国工业产品生产许可证管理

工业产品生产许可证制度是国家质量监督检验检疫总局根据国家有关法律法规规定，对企业进行生产条件审查和产品质量检验，确认其具备持续生产合格产品的能力的一种资格认可制度。工业产品生产许可证制度具有强制性、核准性、评价性、准入性等性质。

我国2005年9月1日实施的《中华人民共和国工业产品生产许可证管理条例》中第二条规定，国家对生产下列重要工业产品的企业实行生产许可证制度：

（1）乳制品、肉制品、饮料、米、面、食用油、酒类等直接关系人体健康的加工食品。

（2）电热毯、压力锅、燃气热水器等可能危及人身、财产安全的产品。

（3）税控收款机、防伪验钞仪、卫星电视广播地面接收设备、无线广播电视发射设备等关系金融安全和通信质量安全的产品。

（4）安全网、安全帽、建筑扣件等保障劳动安全的产品。

（5）电力铁塔、桥梁支座、铁路工业产品、水工金属结构、危险化学品及其包装物、容器等影响生产安全、公共安全的产品。

（6）法律、行政法规要求依照本条例的规定实行生产许可证管理的其他产品。

个体劳动防护用品即为其中所指的保障劳动安全的产品，属于工业产品生产许可证的管理范畴。

工业产品生产许可证制度，是为了保证直接关系公共安全、人体健康、生命财产安全的重要工业产品的质量安全，贯彻国家产业政策，促进社会主义市场经济健康、协调发展，国务院工业产品生产许可证主管部门对涉及人体健康的加工食品、危及人身财产安全的产品、关系金融安全和通信质量的产品、保障劳动安全的产品、影响生产安全和公共安全的产品，以及法律法规要求依照条例的规定实行生产许可证管理的其他产品的生产企业，进行实地核查和产品检验，确认其具备持续稳定生产合格产品的能力，并颁发生产许可证证书，允许其生产的一种行政许可制度。该制度规定，生产企业必须具备保证产品质量安全的基本条件，并按规定程序取得生产许可证，方可从事相关产品的生产活动。任何企业未取得生产许可证，不得生产实行生产许可证制度管理的产品。任何单位和个人不得销售或者在经营活动中使用未取得生产许可证的产品。工业产品生产许可证证书分为正本和副本，具有同等法律效力。生产许可证证书载明企业名称、住所、生产地址、产品名称、证书标号、发证日期、有效期；生产许可证副本中载明产品明细，包括规格型号、安全等级等，证书有效期为五年。

获得工业产品生产许可证的个体防护装备生产企业，应在其产品上加贴“QS”标志（见图 1—2）。该标志由英文字母“QS”和“生产许可”中文字样组成。标志主色调为蓝色，字母“Q”与“生产许可”四个中文字样为蓝色；字母“S”为白色。

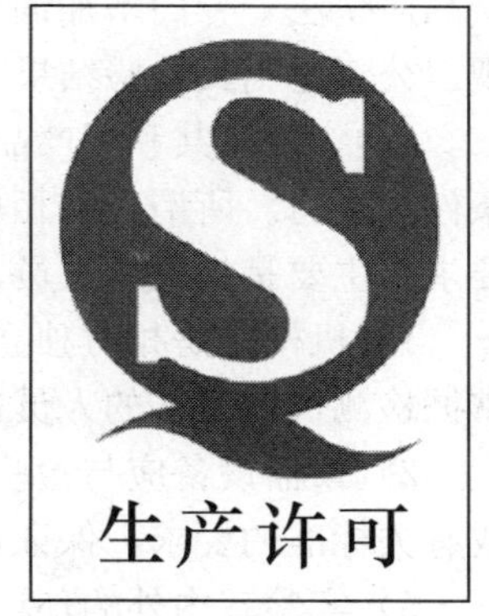

图 1—2　生产许可证标志

产品质量检验是许可证管理环节中十分重要的一个组成部分，只有经实地核查与产品检验合格的企业，才有取得生产许可证的资格。

二、特种劳动防护用品安全标志

特种劳动防护用品安全标志管理是国家安全生产监督管理总局为保障从业人员安全与健康所采取的一种强制性管理制度。

特种劳动防护用品安全标志管理工作由国家安全生产监督管理总局指定的特种劳动防护用品安全标志管理机构实施，并同时对其核发的安全标志负责。

特种劳动防护用品安全标志是确认特种劳动防护用品安全防护性能符合国家标准、行业标准，准许生产经营单位配发和使用该劳动防护用品的凭证。特种劳动防护用品安全标志由特种劳动防护用品安全标志证书和特种劳动防护用品安全标志标识两部分组成。特种劳动防护用品安全标志证书由国家安全生产监督管理总局监制，加盖特种劳动防护用品安全标志管理中心印章，证书的有效期为 4 年。特种劳动防护用品安全标志标识由图形和特种劳动防护用品安全标志编号构成（见图 1—3）。取得特种劳动防护用品安全标志的产品应在产品的明显位置加施特种劳动防护用品安全标志标识，标识加施应牢固耐用。

三、国家对检验机构的资质要求

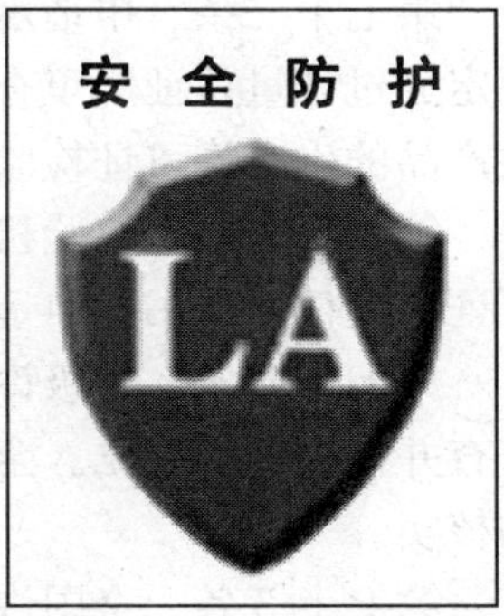

（1）产品质量检验机构

产品质量检验机构是指承担产品质量监督检验、仲裁检验等公证检验工作的技术机构。产品质量检验机构分为几类，一类是县级以上人民政府产品质量监督部门根据需要依法设置的检验机构；另一类是县级以上人民政府产品质量监督部门授权的其他单位的产品质量检验机构；此外，还有一类检验机构属于社会中介组织性质的，它们不隶属于任何政府部门和事业单位，依法设立，经有关部门考核合格后，依法独立承担产品质量检验任务。

安全防护

LA

图 1—3　特种劳动防护用品安全标志标识

产品质量检验机构的任务是，对产品是否合格或者是否符合标准进行检验，承担其他标准实施的监督检验。法定检验机构提供的检验数据具有法律效力，是判明产品是否合格以及解决产品质量纠纷的依据。

根据《中华人民共和国产品质量法》的规定，产品质量检验机构、认证机构必须依法按照有关标准，客观、公正地出具检验结果或者认证证明。

产品质量检验机构的作用和任务，决定了他们在产品质量监督管理中处于一种“中间人”“裁判员”的位置，它们能否依法客观、公正地履行职责，对于生产者、销售者，对于国家检验、认证制度，对于广大消费者都有着直接关系。因此，修改后的《中华人民共和国产品质量法》专门增加词条，要求产品质量检验机构、认证机构必须依法按照有关标准，客观、公正地出具检验结果或者认证证明。

《中华人民共和国产品质量法》第十九条规定，产品质量检验机构必须具备相应的检测条件和能力。所谓具备相应的检测条件和能力，符合 ISO/IEC 17025 中规定的基本条件和要求，主要是指机构人员、仪器设备、环境条件、管理制度等：

1）机构应是相对独立的专职机构，由熟悉产品标准、抽样方法，懂得生产工艺，熟练掌握检测仪器设备的人员进行工作。

2）仪器设备应与检验业务相适应，其性能和准确度应满足相应的国际标准、国家标准或有关标准的要求，保证检测数据准确可靠。

3）实验室内外的环境条件，如粉尘、振动、噪声、温湿度、电磁辐射等，均不得影响检测精度。

4）建立健全必要的管理制度，如工作计划、检查和总结制度，技术责任和岗位责任制度，检验报告审查制度，样品抽取、保管、处理制度，原始数据、技术资料档案制度等。

劳动防护用品直接关系到生产经营单位从业人员的人身安全和劳动保护，对劳动防护用品的检测检验非常重要。为了保证检验质量，应对承担检测检验业务的中介服务机构实施资质许可，防止不具备资质的检测检验机构违法违规进行劳动防护用品的检测检验活动。

（2）工业产品生产许可证检验机构

国家质量监督检验检疫总局 2005 年发布的《中华人民共和国工业产品生产许可证管理条例实施办法》中，关于全国工业产品生产许可证检验机构的规定如下：

第七十二条　申请承担生产许可证检验任务的检验机构必须按照国家法律、行政法规的规定通过计量认证、审查认可或者实验室认可，并经全国许可证办公室指定后，方可承担相关产品的生产许可证检验任务。

第七十三条　检验机构应当向省级许可证办公室或者审查机构提出承担相关产品生产许可证检验任务的书面申请。

第七十四条　省级许可证办公室或者审查机构对提出申请的检验机构以适当的方式进行审查并提出推荐意见。全国许可证办公室应当根据需要组织专家对检验机构的申请进行必要的核实。

第七十五条　全国许可证办公室按照保证工作质量和进度、方便企业送检、适度竞争的原则，对符合条件的检验机构进行指定，并公布其承担相关产品生产许可证检验任务的范围。

第七十六条　被指定的检验机构依据产品实施细则的要求，开展生产许可证产品检验工作，并出具检验报告。

检验报告需有检验人员、复核人员、检验机构负责人或者其授权人员签字。检验机构及其工作人员对检验报告负责。

第七十七条　检验机构应当按照国家规定的产品检验收费标准向企业收取检验费用。

第七十八条　检验机构应当建立生产许可证产品检验技术档案，并确保档案完整、真实、有效。

第七十九条 检验机构在从事生产许可证产品检验工作时，不得有下列行为：

（一）未按实施细则规定的标准、要求和方法开展检验工作；

（二）伪造检验结论或者出具虚假检验报告；

（三）从事与其指定检验任务相关的产品的生产、销售活动，或者以其名义推荐或者监制、监销上述产品；

（四）从事或者介绍企业进行生产许可的有偿咨询；

（五）超标准收取检验费用；

（六）违反规定强行要求企业送样检验；

（七）违反法律法规和规章的其他行为。

（3）劳动防护用品检测检验机构

国家安全生产监督管理总局发布的《劳动防护用品监督管理规定》中，对于劳动防护用品的检测检验机构做了如下规定：

第十一条 检测检验机构必须取得国家安全生产监督管理总局认可的安全生产检测检验资质，并在批准的业务范围内开展劳动防护用品检测检验工作。

第十二条 检测检验机构应当严格按照有关标准和规范对劳动防护用品的安全防护性能进行检测检验，并对所出具的检测检验报告负责。

按照《劳动防护用品监督管理规定》，劳动防护用品检测检验机构从事检测检验业务，必须符合下列要求：

1）检测检验机构必须取得资质

资质许可是市场准入的监管措施，是对检测检验机构实施行政审查的法律制度。国家安全生产监督管理总局或其授权的安全生产监督管理部门，是劳动防护用品检测检验机构资质许可和监督管理的主管机关。从事劳动防护用品检测检验业务的中介服务机构，必须具备相应的资质条件，取得资质认可后方可从事检测检验业务；未取得或者经审查不具备资质条件的，不得从事检测检验业务。

2）检测检验业务范围

劳动防护用品的品种、规格和安全防护性能的差异很大，对其进行检测检验的要求复杂，不同的检测检验机构只能承担相应的劳动防护用品的检测检验业务。检测检验业务范围既是对检测检验机构资质条件和业务能力的认可，又是对其检测检验活动进行监督检查的依据。因此，《劳动防护用品监督管理规定》第十一条关于检测检验业务范围的规定，要求检测检验机构应当严格在经批准的业务范围内从事检测检验业务。超出经批准的范围从事检测检验业务的，将受到查处。

3）检测检验依据

要保证劳动防护用品检测检验的真实性、准确性和可靠性，必须严格依据有关技术规范进行。国家和有关部门制定的有关劳动防护用品安全防护性能的标准、规范以及检测检验程序、方法和要求，是检测检验机构实施检测检验的主要技术依据，检测检验机构不得违反这些标准、规范的要求进行检测检验。

4）检测检验责任

检测检验劳动防护用品是一项责任重大的技术服务活动，检测检验机构必须遵循真实、诚信的原则，尊重科学、尊重事实，认真进行检测检验。任何违法违规操作、欺诈蒙骗、弄虚作假的行为，都是应当承担法律责任的违法行为。针对在检测检验中经常发生的出具虚假检测检验报告的行为，《劳动防护用品监督管理规定》强调权利、义务与责任的一致性，要求检测检验机构对其所出具的检测检验报告的真实性、准确性和可靠性负法律责任。

参考文献

[1] 国家安全生产监督管理总局安全生产协调司，中国安全生产科学研究院. 工作场所职业危害预防与管理［M］. 北京：中国劳动社会保障出版社，2005.

[2] 陈沅江，吴超，吴桂香. 职业卫生与防护［M］. 北京：机械工业出版社，2009.

[3] 于维英，张玮. 职业安全与卫生［M］. 北京：清华大学出版社，2008.

[4] 陈卫红，陈镜琼，史廷明. 职业危害与职业健康安全管理［M］. 北京：化学工业出版社，2006.

[5] 邢娟娟，陈江. 劳动防护用品与应急防护装备实用手册［M］. 北京：航空工业出版社，2007.

[6] 佘启元. 个体防护装备技术与检测方法［M］. 广州：华南理工大学出版社，2006.

[7] GB/T 29510—2013 个体防护装备配备基本要求［S］. 北京：中国标准出版社，2013.

第二章　有毒气体的个体防护

有毒气体，是对生物体有害的天然毒气和化学毒气的统称，其中天然毒气主要有一氧化碳、一氧化氮、硫化氢、二氧化硫、氯气等，化学毒气主要有光气、双光气、氰化氢、芥子气等。目前世界上大约有800万种化学物质，其中常用的化学品就有7万多种，每年还有上千种新的化学品问世。在品种繁多的化学品中，有许多是（或者产生）有毒有害的毒气或蒸气，其在生产、使用、储存和运输过程中有可能对人体产生危害，甚至危及人的生命，造成巨大灾难性事故。因此，了解和掌握有毒气体及其个体防护知识，对于加强有毒气体的管理，防止其对人体的危害和中毒事故的发生，保护人体健康安全都是十分必要的。

第一节　有毒气体及其危害

一、有毒气体的分类

有毒气体包括刺激性气体和窒息性气体两大类。

1. 刺激性气体

刺激性气体是指对眼、呼吸道黏膜和皮肤具有刺激作用，引起机体以急性炎症、肺水肿为主要病理改变的一类气态物质。此类气态物质多具有腐蚀性，在化学工业生产中最常见。

刺激性气体的种类甚多，包括在常态下的气体，以及在常态下虽非气体，但可以通过蒸发、升华或挥发后形成蒸气或气体的液体或固体。最常见的刺激性气体可分为以下几类：

（1）酸类和成酸化合物

无机酸类：硫酸、盐酸、硝酸等。

有机酸类：甲酸、丙酸、乙二酸、丙烯酸等。

成酸氧化物（酸酐）：二氧化硫、三氧化硫、二氧化氮、五氧化二氮、五氧化二磷等。

成酸氢化物：氟化氢、氯化氢、溴化氢、硫化氢等。

（2）氨和胺类化合物

氨、甲胺、乙胺、乙二胺、乙烯胺等。

（3）卤素及卤素化合物

以氯气及含氯化合物（如光气）最为常见。近年有机氟化物中毒亦有增多，如八氟异丁烯、二氟一氯甲烷裂解气、氟利昂、聚四氟乙烯热裂解气等。

（4）金属或类金属化合物

如氧化镉、五氧化二钒、硒等。

（5）酯、醛、酮、醚等有机化合物

酯、醛刺激性尤强，如硫酸二甲酯、乙酸甲酯、甲醛、乙醛、羰基镍等。

（6）军用毒气

如刺激性毒剂（苯氯乙酮、亚当气）、糜烂性毒剂（芥子气、氮芥气）等。

（7）其他

如臭氧等。

2. 窒息性气体

窒息性气体是指被机体吸入后，可使氧的供给、摄取、运输和利用发生障碍，使全身组织细胞得不到或不能利用氧，而导致组织细胞缺氧窒息的有害气体的总称。窒息性气体中毒后可表现为多个系统受损，但首先是神经系统，且最为突出。窒息性气体中毒常发生于有限空间工作场所。有限空间由于其空间小，进出口小而少、通风差，很容易形成缺氧，导致作业人员缺氧窒息。

窒息性气体按其作用机制不同分为两大类：

（1）单纯窒息性气体

单纯窒息性气体本身无毒，或毒性很低或属惰性气体，但由于它们的存在可使空气中氧含量降低，引起肺泡内氧分压下降，随后动脉血氧分压和血红蛋白（Hb）氧饱和度也降低，导致机体缺氧窒息。例如氮气、甲烷、二氧化碳等惰性气体。单纯性窒息气体所致危害与氧分压降低程度成正比，仅在高浓度时，尤其在有限空间内才有危险性。在 101.325 kPa 气压下，空气中氧含量为 20.96%。若低于 16%即可致缺氧、呼吸困难；若低于 6%可迅速导致惊厥、昏迷，甚至死亡。

（2）化学窒息性气体

化学窒息性气体是指不妨碍氧进入肺部，但能对血液或组织产生特殊的化学作用，使血液运送氧的能力或组织利用氧的能力发生障碍，引起组织细胞缺氧窒息的气体。按中毒机制不同分为两类：

1）血液窒息性气体

阻止 Hb 与氧结合，或妨碍 Hb 向组织释放氧，影响血液对氧的运输功能，造成组织供氧障碍而窒息。如一氧化碳、一氧化氮、苯胺等苯的氨基和硝基化合物蒸气等。

2）细胞窒息性气体

抑制细胞内呼吸酶，使细胞对氧的摄取和利用障碍，发生所谓的细胞“内窒息”。如硫化氢、氰化氢等。

二、有毒气体的危害

1. 有毒气体进入人体的途径

在工业生产中，有毒气体主要经呼吸道和皮肤进入体内。

（1）经呼吸道进入体内

因肺泡呼吸膜极薄，扩散面积大（50～100 m^2），供血丰富，有毒气体可经呼吸道迅速进入人体而导致中毒。经呼吸道吸收的毒物，未经肝脏的生物转化解毒过程即直接进入人体循环系统并分布于全身，故其毒作用发生较快。

有毒气体经过呼吸道吸收受许多因素的影响，主要与毒物在空气中的浓度或分压有关，浓度高的毒物在呼吸膜内外的分压差大，进入机体的速度就较快；其次与毒物的分子量及其血/气分配系数有关，分配系数大的毒物易吸收。有毒气体进入呼吸道的深度取决于其水溶性，水溶性较大的毒气如氨气，易在上呼吸道吸收，除非浓度较高，一般不宜到达肺泡；水溶性较小的毒气如光气、氮氧化物等，因其对上呼吸道的刺激较小，故易进入呼吸道深部。此外，劳动强度、肺通气量与肺血流量，以及生产环境的气象条件等因素也可影响毒气在呼吸道中的吸收。

（2）经皮肤进入体内

皮肤对外来化合物具有屏障作用，但却有不少毒物可经皮肤吸收，如汞蒸气、芳香族氨基和硝基化合物、有机磷酸酯类化合物、氨基甲酸酯类化合物等。毒物可通过表皮细胞，也可通过皮肤的附属器，如毛囊、皮脂腺或汗腺进入真皮而被吸收。经皮肤吸收的毒物也不经过肝脏的生物转化解毒过程即直接进入人体循环系统。

有毒气体经皮肤吸收，要经过穿透皮肤角质层和由角质层进入真皮而被吸收进入血液两个阶段。脂溶性毒气可透过角质层，而水溶性毒气则难以进入。但是毒物到达真皮后，如不具有一定的水溶性，亦很难进入真皮的毛细血管，故经皮肤易吸收的毒气往往是脂、水两溶性物质。

2. 毒物在体内的过程

毒物被吸收后，随血液循环（部分随淋巴液）分布到全身，当在作用点达到一定浓度时，就可发生中毒。毒物在体内各部位分布是不均匀的，同一种毒物在不同的组织和器官分布量有多有少。有些毒物相对集中于某些组织或器官中，例如，苯多分布于骨髓及类脂质。

毒物吸收后受到体内生化过程的作用，其化学结构发生一定改变，称为毒物的生物转化，其结果可使毒性降低（解毒作用）或增加（增毒作用）。毒物的生物转化可归结为氧化、还原、水解及结合，经转化形成毒物代谢产物排出体外。

毒物在体内可经转化后或不经转化而排出。毒物可经肾、呼吸道及消化道途径排出，其中经肾随尿排出是最主要的途径。尿液中毒物浓度与血液中的浓度密切相关，常通过测定尿中毒物及其代谢物，以监测和诊断毒物吸收和中毒。毒物进入体内的总量超过转化和排出总量时，体内的毒物就会逐渐增加，这种现象称为毒物的蓄积。此时毒物大多相对集中于某些部位，毒物对这些蓄积部位可产生毒作用。毒物在体内的蓄积是发生慢性中毒的基础。

3. 有毒气体对人体各系统的危害

有毒气体对人体的危害主要为引起中毒。中毒分为急性、亚急性和慢性。毒气一次短时间内大量进入人体后可引起急性中毒；小量毒气长期进入人体所引起的中毒称为慢性中毒；介于两者之间者，称为亚急性中毒。接触毒气不同，中毒后的病状不一样，现将中毒后的主要症状分述如下：

（1）呼吸系统

在工业生产中、呼吸道最易接触毒气，特别是刺激性气体，一旦吸入，轻者引起呼吸困难，重者发生化学性肺炎或肺水肿。能引起呼吸系统损害的毒气有氯气、氨、二氧化硫、光气、氮氧化物，以及某些酸类、酯类、磷化物等，可引起各种急慢性中毒。

1）急性中毒

如急性呼吸道炎、化学性肺炎、化学性肺水肿等。

①急性呼吸道炎。刺激性气体可引起鼻炎、喉炎、气管支气管炎等，症状有流涕、喷嚏、咽痛、咯痰、胸痛、气急、呼吸困难等。

②化学性肺炎。肺脏发生炎症，比急性呼吸道炎更严重。患者可能的症状包括剧烈咳嗽、咳痰（有时痰中带血丝）、胸闷、胸痛、气急、呼吸困难、发热等。

③化学性肺水肿。患者肺泡内和肺泡间充满液体，多为大量吸入刺激性气体引起，是最严重的呼吸道病变，抢救不及时可造成死亡。患者有明显的呼吸困难，皮肤、黏膜青紫，剧咳，带有大量粉红色沫痰，烦躁不安等。

2）慢性中毒

长期接触铬及砷化合物，可引起鼻黏膜糜烂、溃疡甚至发生鼻中隔穿孔。长期低浓度吸入刺激性气体或粉尘，可引起慢性支气管炎，严重时可发生肺气肿。某些对呼吸道有致敏性的毒物，如甲苯二异氰酸酯（TDI）、乙二胺等，可引起哮喘。

（2）神经系统

神经系统由中枢神经（包括脑和脊髓）和周围神经（由脑和脊髓发出，分布于全身皮肤、肌肉、内脏等处）组成。有毒气体可损害中枢神经和周围神经。主要侵犯神经系统的毒物称为“亲神经性毒物”，如正己烷、丙烯酰胺、部分烯烃等。

一些有毒气体可引发中毒性脑病。中毒性脑病多是由能引起组织缺氧的毒气和直接对神经系统有选择性毒性的毒物引起，前者如一氧化碳、硫化氢、氰化物、氮气、甲烷等；后者如铅、四乙基铅、汞、锰、二硫化碳等。急性中毒性脑病是急性中毒中最严重的病变之一，常见症状有头痛、头晕、嗜睡、视力模糊、步态蹒跚、烦躁等。慢性中毒性脑病有痴呆型、精神分裂症型、震颤麻痹型、共济失调型等。

（3）血液系统

在工业生产中，有许多毒物能引起血液系统损害。例如，苯、砷、铅等能引起贫血；苯、巯基乙酸等能引起粒细胞减少症；苯的氨基和硝基化合物（如苯胺、硝基苯）可引起高铁血红蛋白血症，患者突出的表现为皮肤、黏膜青紫；氧化砷可破坏红细胞，引起溶血；苯、三硝基甲苯、砷化合物、四氯化碳等可抑制造血机能，引起血液中红细胞、白细胞和血小板减少，发生再生障碍性贫血；苯可致白血病已得到公认，其发病率为0.14/1 000。

（4）消化系统

有毒物质对消化系统的损害很大。如汞蒸气可致毒性口腔炎，氟可导致“氟斑牙”，黄磷、砷化合物、四氯化碳、苯胺等物质可致中毒性肝病。

（5）循环系统

有机溶剂中的苯、有机磷农药以及某些刺激性气体和窒息性气体会对心肌造成损害，表现为心慌、胸闷、心前区不适、心率过快等，急性中毒可出现休克；长期接触一氧化碳可促进动脉粥样硬化等。

（6）泌尿系统

经肾随尿排出是有毒物质排出体外的最重要的途径，加之肾血流量丰富，易受损害。有些毒气对肾有毒性，尤以卤代烃最为突出，如四氯化碳、六氟丙烯、二氯乙烷、溴甲烷、溴乙烷、碘乙烷等。

(7) 视觉系统

生产性毒物引起的眼损害分为接触性和中毒性两类。接触性眼损害主要是指酸、碱及其他腐蚀性毒物引起的眼灼伤。眼部的化学灼伤救治不及时可造成终生失明。引起中毒性眼病最主要的毒物为甲醇和三硝基甲苯。甲醇急性中毒者的眼部表现为视物模糊、眼球压痛、畏光、视力减退、视野缩小等症状，严重中毒时可导致复视、双目失明。慢性三硝基甲苯中毒的主要临床表现之一为中毒性白内障，即眼晶状体发生混浊，混浊一旦出现，停止接触不会自行消退，晶状体全部混浊时可导致失明。

(8) 皮肤损伤

职业性疾病中常见、发病率最高的是职业性皮肤病，其中由化学性因素引起者占多数。能够通过皮肤损害的化学性物质分为原发性刺激物、致敏物和光敏感物。常见的有毒气体包括氨气、氟化氢、氯化氢、甲醇、苯及其同系物、甲醛等。

第二节　有毒气体的个体防护

在工业生产中，有毒气体的防护是保证安全生产的重要环节。其防护/预防措施主要包括：一是以无毒、低毒物料代替有毒、高毒物料；二是在选择新工艺或者改造旧工艺时，尽量选用不产生或者少产生有毒物质或者将有毒物质消除在此生产过程中的工艺路线；三是利用通风排毒。然而通过这些技术手段或工程措施仅能在一定程度上减少，但是却很难消除有毒气体的威胁。另外，在抢险救灾、应急救援中，有毒气体很难控制。这些都使得有毒气体的个体防护显得格外重要。

一、有毒气体个体防护用品的分类

有毒气体主要通过呼吸系统和皮肤进入人体从而造成伤害，因此，对于有毒气体的个体防护主要围绕这两个方面进行。

1. 呼吸系统的个体防护

呼吸防护用品是防止缺氧空气和有毒、有害物质被吸入呼吸器官时对人体造成伤害的个人防护装备。呼吸防护用品的分类方法很多，主要可以归纳为以下几种。

(1) 按防护原理分类

按防护原理分类，呼吸防护用品分为过滤式和隔绝式两类，见表 2—1。

表 2—1　　呼吸防护用品分类

过滤式			隔绝式			
自吸过滤式		送风过滤式	供气式		携气式	
半面罩	全面罩		正压式	负压式	正压式	负压式

1）过滤式

借助过滤材料，将空气中的有害物质去除后供呼吸使用。其中靠使用者吸气克服过滤阻力的称为自吸过滤式，如自吸过滤式防毒面具；靠动力（如电动风机）克服阻力的称为动力送风过滤式，如动力送风过滤式防毒面具。过滤式呼吸防护用品主要由过滤件和头罩两部分组成，有些还在过滤部件与面罩之间加呼吸管连接。

过滤式呼吸防护用品的优点是结构简单，质量较轻，携带方便。但是其不产生氧气，因此不能在缺氧环境中使用，而且过滤件的容量有限，需要定期更换。

2）隔绝式

隔绝式呼吸防护用品是根据隔绝的原理，使佩戴人员的呼吸器官、眼睛和面部与外界受污染环境隔绝，依靠自身携带的气源或依靠导气管引入洁净空气为气源供气，保障佩戴人员的正常呼吸，如长管呼吸器和自给开路式压缩空气呼吸器。过滤式呼吸防护用品的使用要受环境的限制，当环境中存在着过滤材料不能滤除的有害物质、氧气含量低于19.5％或高于23％、有毒有害物质浓度较高时，均不能使用，这种环境下应使用隔绝式呼吸防护用品。

隔绝式呼吸防护用品适用于各类空气污染物存在的情况，但使用时间有限，使用时间只与气源容量和使用者呼吸量有关，与有害物质浓度无关，所以使用时间比较确定。

（2）按供气原理和供气方式分类

按供气原理和供气方式主要分为自吸式、自给式和动力送风式三类。

1）自吸式

指靠佩戴者自主呼吸克服部件阻力的呼吸防护用品，如过滤式防毒面具、自吸式长管呼吸器。其特点是结构简单、质量轻、不需要动力消耗。缺点是由于吸气时防护用品与呼吸器官之间空间形成负压，气密性和安全性相对较差；另外，需要自主克服部件阻力，耗能多，不适合长时间作业。

2）自给式

指以压缩气源供气，保障人员正常呼吸的呼吸防护用品，如自给开路式压缩空气呼吸器、高压送风式长管呼吸器、氧气呼吸器和化学生氧呼吸器。其特点是以压缩气体（一般为高压气体）为气源，使用时不受外界环境中毒物种类、浓度的限制；但质量较大，结构复杂，使用、维护不便，费用也较高。

3）动力送风式

指依靠动力克服部件阻力、提供气源，保障人员正常呼吸的呼吸防护用品，如连续送风式长管呼吸器、动力送风过滤式防毒面具。其特点是以动力克服吸气阻力，人员在使用中的体力负荷小，适合作业强度较大、环境气压较低及情况危急、人员心理紧张等环境和场合使用。

（3）按人员吸气环境分类

按人员吸气环境可分为正压式和负压式两类。

1）正压式

指使用时呼吸循环过程中，面罩内压力均大于环境压力的呼吸防护用品。隔绝式和动力送风式呼吸防护用品多采用高压钢瓶或专用供气系统供气，一般为正压式。正压式呼吸防护用品可避免外界受污染或缺氧空气的漏入，防护安全性更高，当外界环境危险程度较高时，一般应优先选用。

2）负压式

指使用时呼吸循环过程中，面罩内的压力在吸气阶段均小于环境压力的呼吸防护用品。过滤式呼吸防护用品多靠自主呼吸，一般为负压式。负压式呼吸防护用品在吸气时面罩内为负压，这就增加了有毒气体进入面罩的风险，泄漏率相对较大，防护安全性较低，一般在危险程度较低、有毒气体浓度不高的环境下使用。

（4）按气源携带方式分类

按气源携带方式可分为携气式和长管式两类，前者使用者随身携带气源（如储气钢瓶、生氧装置），机动性较强，但身体负荷较大；后者以移动供气系统为气源，通过长导气管输送气体供人员呼吸，不需自身携带气源，使用中身体负荷小，但机动性受到一定程度的限制。

（5）其他分类

按呼出气体是否直接排出到外界，可分为闭路式和开路式两类。前者呼出气体不直接排出到外界，而是经净化和补氧后供循环呼吸，安全性更高，但结构复杂，如氧气呼吸器、化学生氧呼吸器；后者呼出气体排放到外界，结构较前者简单，但安全性及防护时间常会受到一定影响。

呼吸防护用品的主要分类如图 2—1 所示。

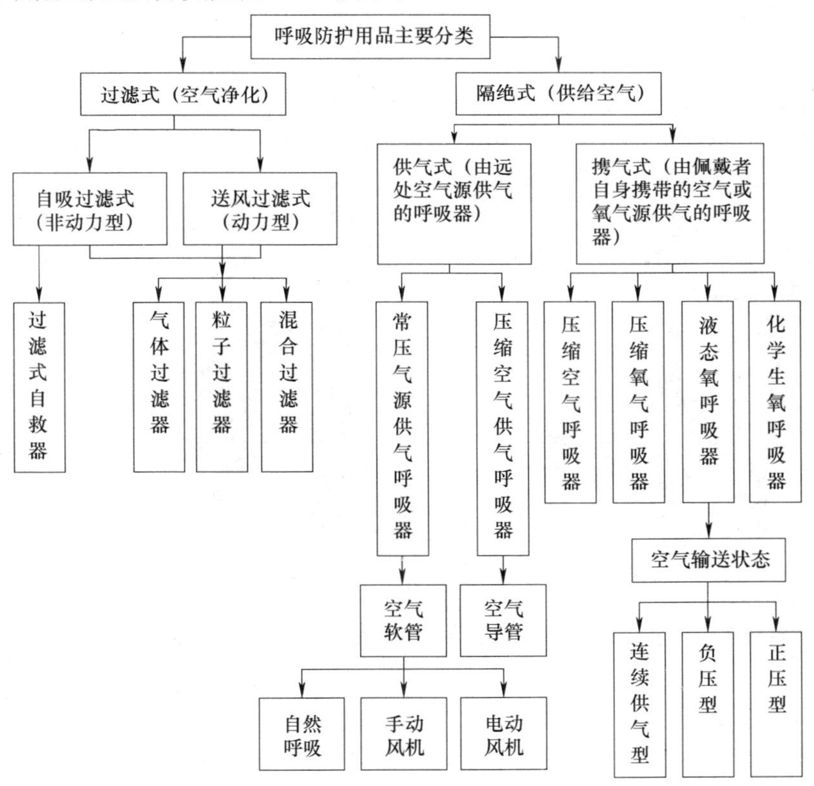

图 2—1　呼吸防护用品的分类

2. 皮肤的个体防护

有毒气体进入人体的另一个重要途径是经过皮肤。皮肤是人体面积最大的器官，总面积为 1.5～2 m^2。

能够防止有毒气体通过皮肤进入人体的防护装备主要有酸碱类化学品防护服（非织物类）、防化服、防冲击眼护具、耐酸碱手套、浸塑手套、耐油手套、耐化学品的橡胶靴、耐化学品的工业用塑料模压鞋、职业/安全/防护鞋（Ⅱ类）、劳动护肤品等。

二、自吸过滤式防毒面具

自吸过滤式防毒面具是靠佩戴者呼吸克服附件阻力，防御有毒、有害气体或蒸气、毒烟毒雾等颗粒物危害的防护用品。自吸过滤式防毒面具的防护原理是利用面罩与人面部周边形成密合，使佩戴者的眼睛、鼻子、嘴巴和面部与周围染毒环境隔离，同时依靠过滤件［滤毒罐（盒）］中吸附剂的吸附、吸收、催化作用和过滤层的过滤作用将外界染毒空气净化，提供给佩戴者洁净空气。

1. 自吸过滤式防毒面具的分类

自吸过滤式防毒面具按照结构不同，分为以下两类：

（1）导管式

由全面罩、过滤件和导气管组成，如图 2—2 所示。其特点是防护时间较长，一般由专业人员使用。

（2）直接式

由全面罩或半面罩直接与过滤件相连接，如图 2—3 所示。特点是体积小、质量轻、便于携带、使用简便。

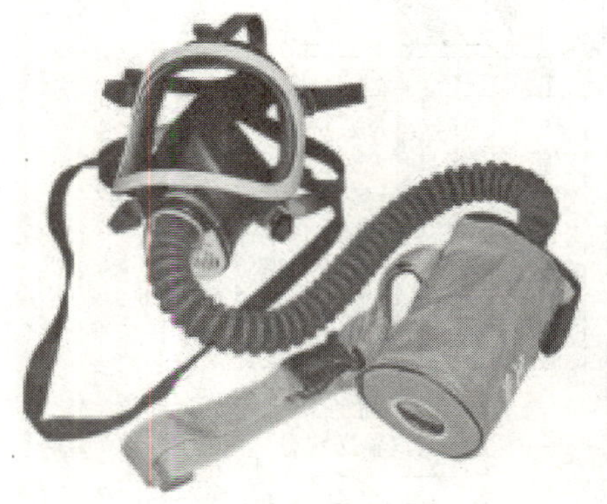

图 2—2　导管式防毒面具

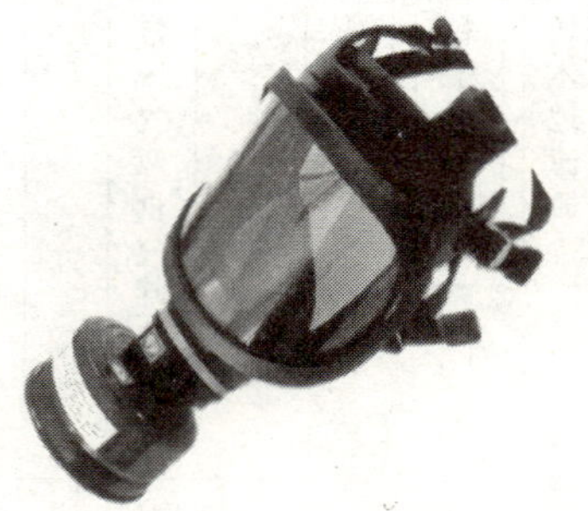

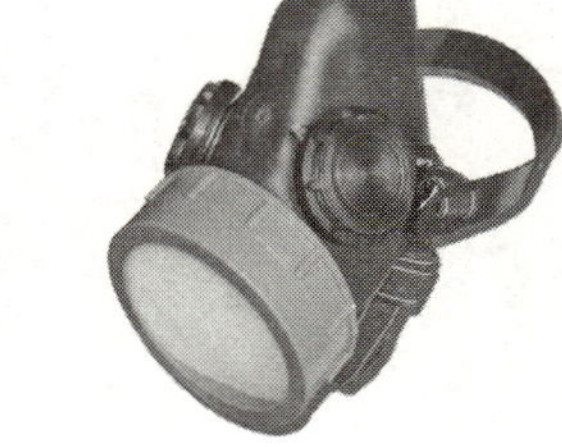

图 2—3　直接式防毒面具

2. 自吸过滤式防毒面具——面罩

（1）面罩的分类

1）按结构分为全面罩和半面罩。

①全面罩指与面部密合，能遮盖住眼、面、鼻、口和下颌等的面罩，如图 2—4 所示。

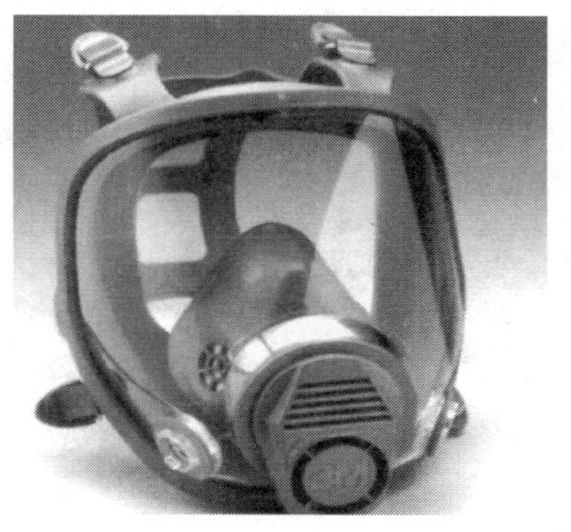

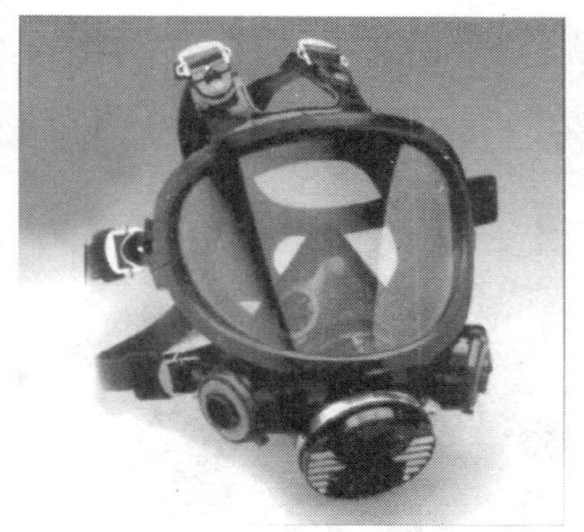

图 2—4　全面罩

②半面罩指与面部密合，能遮盖口和鼻，或覆盖口、鼻和下颌的面罩，如图 2—5 所示。

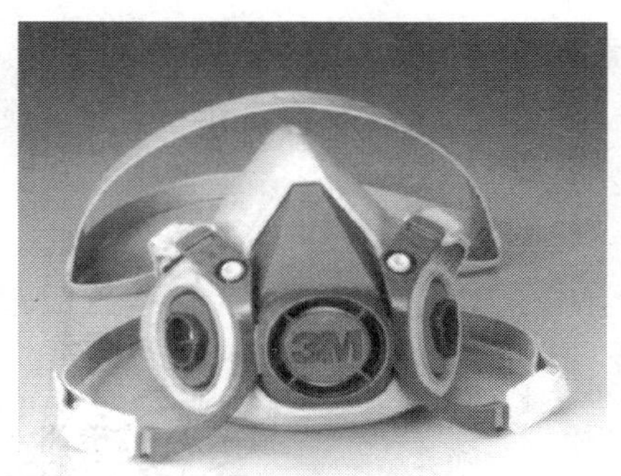

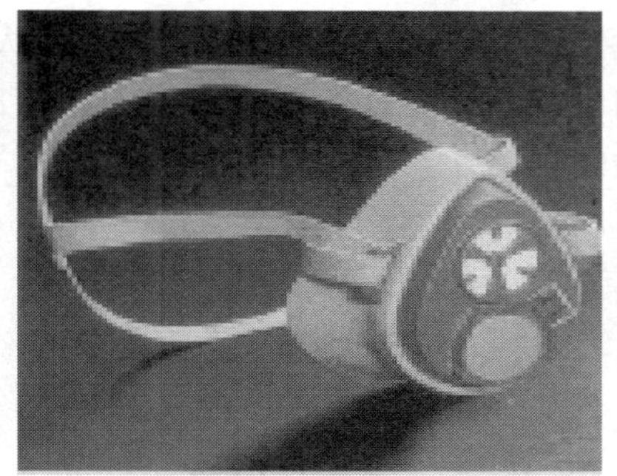

图 2—5　半面罩

2）根据装配在同一面罩上的过滤件的数量不同，分为单盒（罐）、双盒（罐），如图 2—6、图 2—7 所示。

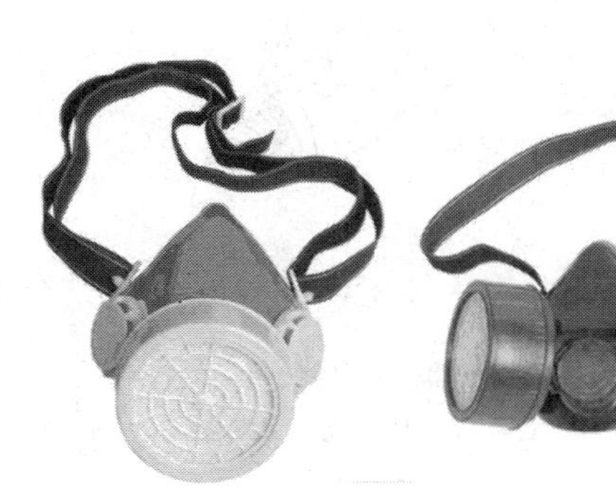

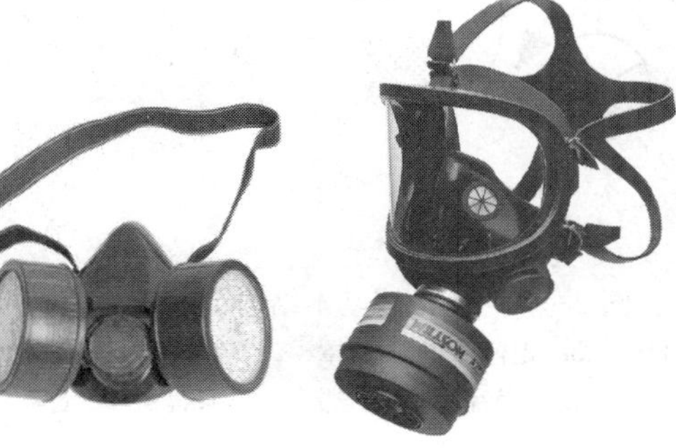

图 2—6　单盒、双盒半面罩

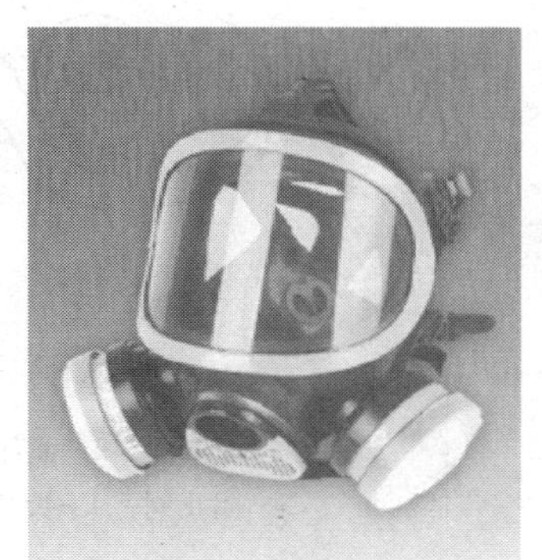

图 2—7　单罐、双盒全面罩

3）根据眼窗的数量和大小，分为单眼窗面罩和双眼窗面罩两种，如图 2—8、图 2—9 所示。

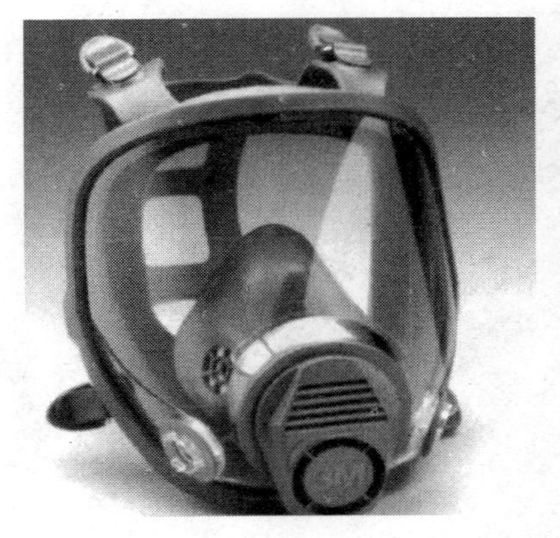

图 2—8　单眼窗面罩

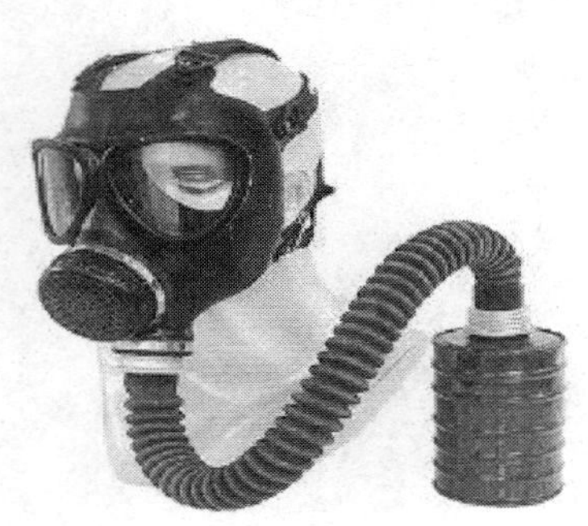

图 2—9　双眼窗面罩

（2）面罩的结构

面罩是防毒面具重要的组成部分，是使人员面部与外界染毒空气隔离的部件。面罩一般由罩体、阻水罩（导流罩）、眼窗、通话器、呼（吸）气活门及头带组成，有的还根据需要设置有视力矫正镜片。面罩的构造如图 2—10 所示。

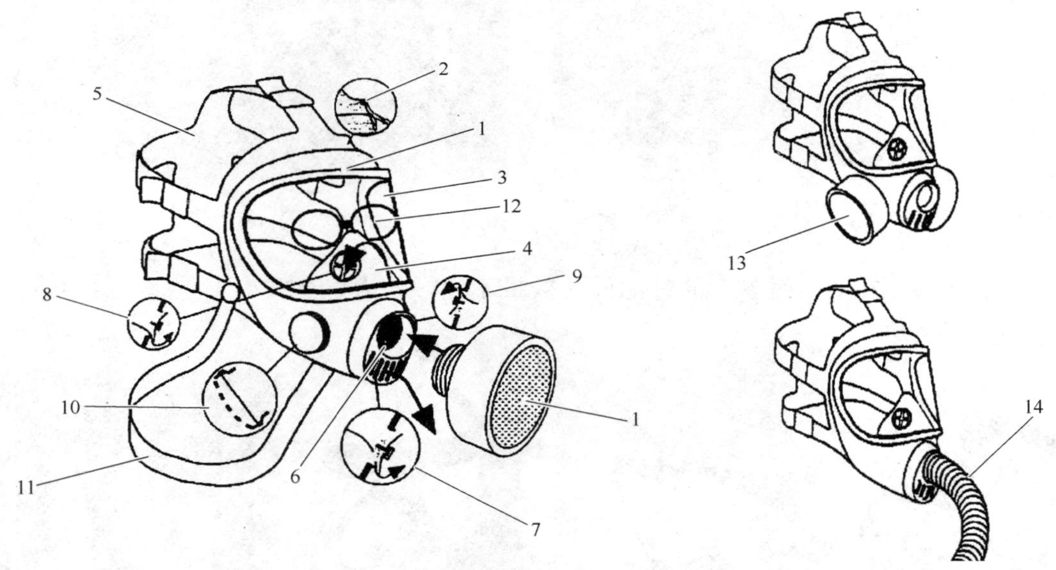

图 2—10　全面罩基本结构示意图

1—面罩框　2—面部密封件　3—视窗　4—内鼻罩　5—头带　6—部件连接器　7—呼气阀　8—阻止阀　9—吸气阀　10—语音膜片　11—颈带　12—眼镜　13—过滤件　14—导气管

（3）面罩的防护原理

面罩的防护效果取决于面罩各个接口的气密性，如眼窗、通话器、过滤罐等部位接口的气密性。另外，可以将面罩密合框与人员头面部的密合部位也看作一个接口，这就是面罩最大接口的气密性问题，也是面罩在使用时最重要的佩戴气密性问题。

在面罩罩体的内侧周边有密合框，它是面罩与佩戴者面部贴合的部分或部件，由橡胶材料制成。在双目式和单目式面罩结构中，密合框与罩体主体是一个整体部件；在全脸式面罩结构中，密合框是一个独立的部件。密合框的功能是将面罩内部空间与外部空间隔绝，防止有毒、有害气体漏入面罩内部空间，保障防毒面具的呼吸系统正常工作，确保防毒面具的防护性能。密合框根据结构可分为单片型密合框、反折边型密合框（又称T型密合框）、双反折边型密合框（又称双T型密合框）、气垫管型密合框、海绵塑料垫密合框、波纹状密合框六种。设计合理、性能优良的密合框能适应人头面型的变化，使绝大多数人佩戴面具后既达到气密的要求，又满足长期佩戴舒适性的要求。

3. 自吸过滤式防毒面具——过滤件

过滤件又称滤毒罐或滤毒盒，是防毒面具的核心部分，是指自吸过滤式防毒面具使用的，可滤除吸入空气中有毒、有害物质的过滤组件。

（1）过滤件的分类

按照过滤件的防护对象不同对过滤件进行分类，简述如下：

1）普通过滤件

①A型：用于防护有机气体或蒸气。

②B型：用于防护无机气体或蒸气。

③E型：用于防护二氧化硫和其他酸性气体或蒸气。

④K型：用于防护氨及氨的有机衍生物。

⑤CO型：用于防护一氧化碳气体。

⑥Hg型：用于防护汞蒸气。

⑦H_2S型：用于防护硫化氢气体。

2）多功能过滤件

用于防护两种或两种以上类型的过滤件。

3）综合过滤件

带有滤烟功能的普通过滤件或多功能过滤件。

4）特殊过滤件

用于标准中没有规定的、由制造商特别指明气体或蒸气的过滤件。

（2）过滤件级别

在过去过滤件是以大小分类的，防护时间从低到高为盒、小罐、中罐和大罐，这在很大程度上限制了过滤材料的发展。在现标准中，取消了以形分级，而是按照防护时间分级，生产者可按照产品性能的好坏检测产品，为其选定级别，从而可不受产品形状的限制，使防毒产品更加多样化。

1）过滤件按照防护时间的不同分级

①1级：一般能力的防护时间。

②2级：中等能力的防护时间。

③3级：高等能力的防护时间。

④4 级：特等能力的防护时间。

2）综合过滤件的滤烟性能按照滤烟效率不同分级

①P1：一般能力过滤效率。

②P2：中等能力过滤效率。

③P3：高等能力过滤效率。

综合过滤件的滤烟性能见表 2—2。

表 2—2　　过滤件的滤烟性能

级别	P3	P2	P1
效率（%）	≥99.99	≥99.0	≥95.0

（3）过滤件标色及防护时间

防毒面具类型较多，不同类型对应防护不同气体，通过过滤件的标色能够直观快速地辨识其类型。标准规定过滤件标色色条要环绕过滤件一周，色条宽度不应小于 3 mm。普通过滤件的标色应符合表 2—3 的规定；多功能过滤件应标识每种防护气体在表 2—3 中规定的相应标色，两色条间无间隔；综合过滤件的标色要在表 2—3 规定的标色基础上加粉色色条，两色条间无间隔；特殊过滤件的标色应为紫色。过滤件防护时间见表 2—3。

表 2—3　　过滤件的标色及防护时间

过滤件类型	标色	防护对象举例	测试介质	4 级		3 级		2 级		1 级		穿透浓度（mL/m³）
				测试介质浓度（mg/L）	防护时间（min）≥	测试介质浓度（mg/L）	防护时间（min）≥	测试介质浓度（mg/L）	防护时间（min）≥	测试介质浓度（mg/L）	防护时间（min）≥	
A	褐	苯、苯胺类、四氯化碳、硝基苯、氯化苦	苯	32.5	135	16.2	115	9.7	70	5.0	45	10
B	灰	氯化氰、氢氰酸、氯气	氢氰酸（氯化氰）	11.2（6）	90（80）	5.6（3）	63（50）	3.4（1.1）	27（23）	1.1（0.6）	25（22）	10①
E	黄	二氧化硫	二氧化硫	26.6	30	13.3	30	8.0	23	2.7	25	5
K	绿	氨	氨	7.1	55	3.6	55	2.1	25	0.76	25	25
CO	白	一氧化碳	一氧化碳	5.8	180	5.8	100	5.8	27	5.8	20	50
Hg	红	汞	汞	—	—	0.01	4 800	0.01	3 000	0.01	2 000	0.1
H_2S	蓝	硫化氢	硫化氢	14.1	70	7.1	110	4.2	35	1.4	35	10

①C_2N_2 有可能存在于气流中，所以（C_2N_2＋HCN）总浓度不能超过 10 mL/m³。

（4）过滤件防护原理

过滤件（滤毒罐）内的装填物由吸附剂层和过滤层两部分构成。其中，吸附剂层是过滤有毒蒸气的，过滤层是过滤有害气溶胶的。

1）吸附剂层的防护原理

过滤件（滤毒罐）的吸附剂层，采用的是载有催化剂或化学吸着剂的活性炭。这种活性炭通常称为浸渍活性炭或浸渍炭，或称为防毒炭或催化炭。活性炭是浸渍炭的基础，浸渍炭的防毒性能在很大程度上取决于活性炭的性能与质量。在活性炭的过渡孔和大孔表面上，载有铜、银、铬或钼、锌等金属氧化物，这就是浸渍活性炭。这些金属氧化物的加入数量，对防毒性能影响较大。

浸渍活性炭通过如下三种作用来达到防毒目的。

①物理吸附作用。吸附是指流体分子在固体表面增稠或凝聚的现象。物理吸附是由吸附质与吸附剂分子之间的力相互吸引发生的，被吸附分子保持着原来的化学性质，吸附热较低，无选择性，吸附和脱附速度较快，例如活性炭对沙林、芥子气、氯等毒剂蒸气就是物理吸附作用。

②化学吸附作用。化学吸附是由吸附质与吸附剂分子之间以类似化学链的力相吸发生的，吸附质与吸附剂形成表面化合物，吸附热较高，有选择性，通常不可逆。浸渍炭借助于添加金属氧化物来提高对难吸附毒剂的防毒能力。

③催化作用。催化作用是指某些难被物理吸附和化学吸附的有毒蒸气，采用催化剂使之发生催化反应，可以显著提高化学反应速度，例如铜和铬的氧化物与难以吸附的氯化氰、砷化氢等起水解反应。浸渍炭上发生的催化反应，主要是空气中的氧和水在催化剂的作用下与毒剂发生反应。

2）过滤层的防护原理

过滤层是专门用来过滤有害气溶胶的。生产过程中产生的毒烟（固体微粒）、毒雾（液体微粒）、放射性灰尘和含细菌、病毒的微粒等，称为有害气溶胶。过滤层对有害气溶胶的过滤过程与气溶胶微粒的化学性质关系不大，主要与其物理性质、运动特性有关。

①过滤层过滤气溶胶的过程。目前常用的玻璃纤维过滤层是由许多层纵横交错的纤维网格组成，气溶胶微粒通过时，总有机会接触到纤维而被阻留。发生这种接触的诸多效应中，主要是截留效应、惯性效应、扩散效应和静电效应四种，其中起主要作用的是前三种效应。

②过滤层的防毒性能。气溶胶和蒸气是两种不同的物态，其物理和运动特性也不尽相同，所以，过滤层过滤气溶胶和吸附剂层吸着毒剂蒸气，具有完全不同的特点。吸附剂层吸着毒剂时，一开始在吸附剂层的尾气流中没有毒剂分子透过，一段时间以后，尾气中开始有毒剂分子出现，毒剂浓度由小变大，逐渐增加，最终达到防护的阈值而穿透过滤件。而气溶胶通过过滤层时，一开始就有烟雾透过，发生瞬时穿透，并且在通常情况下穿透浓度基本不变，不随时间的延长而增大。

4. 自吸过滤式防毒面具依据标准

自吸过滤式防毒面具所依据的标准是 GB 2890—2009《呼吸防护　自吸过滤式防毒面具》。该标准对自吸过滤式防毒面具的两个重要组成部分——面罩和过滤件分别进行了要求。为了进一步理解该标准，现将主要技术指标加以解析，结合产品的选择、使用、维护和管理，使作业者能够正确的选择和使用防毒面具，更好地保护作业人员的身体健康。

（1）面罩高低温适应性

面罩耐高低温适应性的技术指标是考虑了面罩在实际使用中，高低温对面罩材料老化的影响，要求面罩经预处理后做相关性能测试。符合要求的面罩应经预处理后无明显变形，螺纹连接部分能与过滤件很好地连接。预处理要依次经过高温、湿热、低温三个环节的检测，具体条件见表2—4。

表2—4　　预处理条件要求

预处理条件	温度（℃）	相对湿度（%）	放置时间（h）
高温	70±3	20	72±3
湿热	70±3	95～100	72±3
低温	−30±3	—	24±1

注：在进行每一步骤前，应在样品温度恢复室温后至少4 h，再进行后续测试。

（2）面罩阻燃性

使用自吸过滤式防毒面具的从业人员，其作业环境十分复杂，多数为有毒有害场所。因产品在实际应用中可能会遇到火花或火源，为保障使用者的安全，标准规定了对面罩阻燃性测试的要求，参照欧洲标准的有关要求，引用了GB 2626—2006《呼吸防护用品—自吸过滤式防颗粒物呼吸器》中面罩阻燃性测试方法，将面罩佩戴在金属头模上，使燃烧器顶端与面罩最下端的垂直距离为（20±2）mm，维持燃烧器火焰高度为（40±4）mm，保证距离燃烧器顶端（20±2）mm处的火焰温度为（800±50)℃，启动金属头模运动控制装置，让面罩每个部件都通过火焰1次，续燃时间要求不超过5 s。

（3）面罩泄漏率

某些呼吸防护面罩使用后内部有明显的颗粒物，出现此种现象的原因是面罩的密合性较差，使颗粒物从滤料或呼吸气阀、密合框进入呼吸区，降低了面罩的防护性能，影响使用者健康。由此可见，面罩泄漏率是决定面罩防护性能的一项重要指标。标准中采用油雾法测试面罩泄漏率，测试浓度为150～200 mg/m^3，规定全面罩的泄漏率不大于0.05%，半面罩的泄漏率不大于2%。

（4）面罩死腔

面罩死腔是指从前一次呼气中被重新吸入的气体体积。呼吸防护用品的死腔直接影响作业人员的作业能力以及佩戴时的舒适感。标准规定，检测前一次呼气中被重新吸入的气体的体积，用吸入气体中二氧化碳的体积百分含量表示，并规定死腔检测结果的平均值应不大于1%。

（5）面罩吸气阻力和呼气阀阻力

面罩吸气阻力和呼气阀阻力是佩戴者呼吸时需克服的面罩阻力，若阻力过大，会影响面罩的舒适性，因此应尽量减小面罩阻力。标准中规定，全面罩的吸气阻力和呼气阀阻力应分别小于等于40 Pa和100 Pa，半面罩应分别小于等于20 Pa和50 Pa。

（6）面罩头带强度

标准中包括了头带式面罩，并对头带强度进行了规定。全面罩头带应能够经受 150 N 的拉力持续时间 10 s，不发生破断；半面罩头带应能够经受 50 N 的拉力持续时间 10 s，不发生破断。

（7）过滤件通气阻力

过滤件是产生呼吸阻力的主要部分，阻力过大会降低佩戴者的舒适感。由于佩戴者在不同强度工作环境中的呼吸量不同，为了更好地评价过滤件阻力，标准用高低两种气体流量（分别为 95 L/min 和 30 L/min）来评价过滤件的通气阻力。具体指标见表 2—5。

表 2—5　　过滤件的通气阻力　　Pa

过滤件级别	4 级		3 级		2 级		1 级	
测试条件	30 L/min	95 L/min	30 L/min	95 L/min	30 L/min	95 L/min	30 L/min	95 L/min
普通过滤件	≤180	≤640	≤200	≤770	≤120	≤560	≤80	≤400
综合过滤件	≤200	≤770	≤220	≤820	≤140	≤610	≤120	≤560
多功能过滤件	≤180	≤640	≤200	≤770	≤120	≤560	≤80	≤400
特殊过滤件	≤180	≤640	≤200	≤770	≤120	≤560	≤80	≤400

（8）标识

自吸过滤式防毒面具过滤件种类较多，不同类型过滤件防护不同有害气体，正确牢固的标识是防毒面具防护有效性的重要保证。标准中规定，产品标识由产品永久性标识和产品说明构成。永久性标识应包括产品执行的标准号，过滤件标记或型号，防护气体种类，面罩类型、型号及号型，制造商名称、厂址，生产日期，过滤件的有效期，商标和国家有关法律法规规定应用的其他标识。标准要求每个防毒面具均应在其销售的最小包装内附加产品说明，可以使用印刷品、图册等，应包括制造商厂名、厂址和联系资料；适用及不适用条件；佩戴指导说明；防护气体种类的详细说明，包括气体举例；装配、使用、清洁、消毒的说明和建议；制造商建议的储存条件；使用的附件和备件的详细说明；为合格品的声明及资料等内容。

三、电动送风过滤式呼吸器

电动送风过滤式呼吸器（PAPR）是指靠电动风机提供气流克服部件阻力的过滤式呼吸器。与自吸过滤式呼吸器不同的是，电动送风过滤式呼吸器增加了以电为动力的送风装置，该送风装置用于克服各类过滤元件的通气阻力，降低使用者的呼吸负荷以改善其舒适度，更加适合较高劳动强度的作业需求。同时，在较高的送风量条件下，可使呼吸器面罩内维持正压的呼吸环境，起到阻止吸气过程中外部污染空气漏入面罩，从而提高了防护的可靠性；此外，还增加了使用不需要和脸部密合的松配合面罩（如开放式面罩和送气头罩）的可能，进而提高了呼吸器与人员的适配性和使用性。

1. 产品的基本构成和分类

PAPR 产品一般由送风机、电池、充电器、连接导管、过滤元件、头/面罩、身体佩戴固定装置等组成。该类产品包含的种类较多，通常可按面罩类型和送风效应进行分类。按面罩类型，PAPR 可分为密合型面罩、开放型面罩和送气头罩三类，其中开放型面罩和送风头罩又可统称为松配合型面罩。开放型面罩或送气头罩还可以含硬的头盔或面屏，以提供头面部抗机械冲击危害或焊接防护。按照送风效应（即呼吸器面罩内压力模式）分类，可分为正压式和负压式。PAPR 具体分类和标记见表 2—6。

表 2—6　　PAPR 的分类和标记

FAPR 类别	PAPR 面罩类别			
	密合型面罩		开放型面罩	送气头罩
	半面罩	全面罩	—	—
正压式 PAPR 标记	PHF	PFF	PLF	PLH
负压式 PAPR 标记	NHF	NFF	不适用	

（1）密合型面罩

面罩可以是全面罩也可以是半面罩，将头部或口鼻遮盖住，经过滤后的清洁空气进入面罩内供吸入，而呼出的气体和多余的气体需经呼气阀排出罩外，如图 2—11 所示。

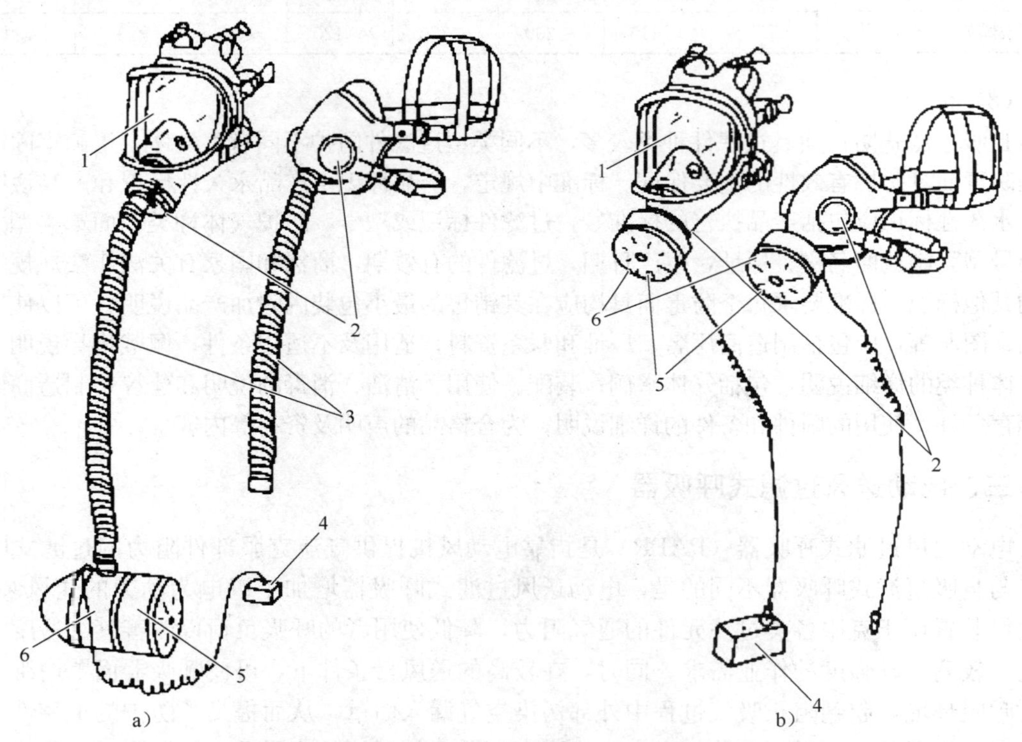

图 2—11　密合型电动送风过滤式呼吸器

a）分离式　b）一体式

1—目镜　2—排气阀　3—导气管　4—电池　5—过滤器　6—电动风机

（2）开放型面罩

除具有电动风机和过滤器外，面罩与颜面之间不密合，佩戴者的呼气和剩余的气体从面罩与颜面之间的孔隙排出罩外，而由于内部是正压，外部污染的空气不能从孔隙进入，如图2—12所示。

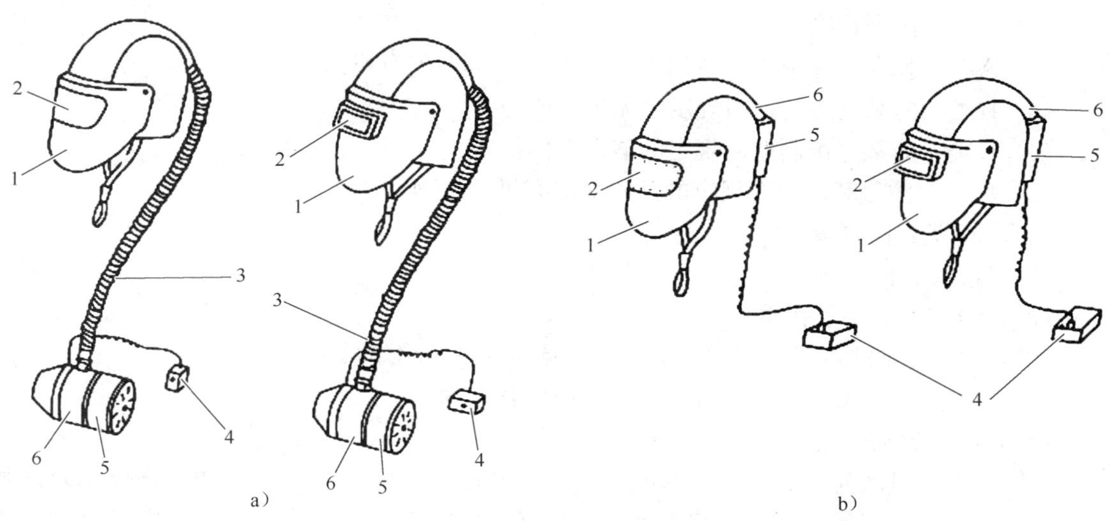

图2—12　开放型电动送风过滤式呼吸器

a）分离型　b）一体型

1—面罩　2—目镜　3—导气管　4—电池　5—过滤器　6—风机

（3）送风头罩

头罩能将整个头部覆盖直到颈肩部，佩戴者呼出的气体从人体与头罩之间的缝隙或排气阀排出，而污染的空气不能进入，如图2—13所示。

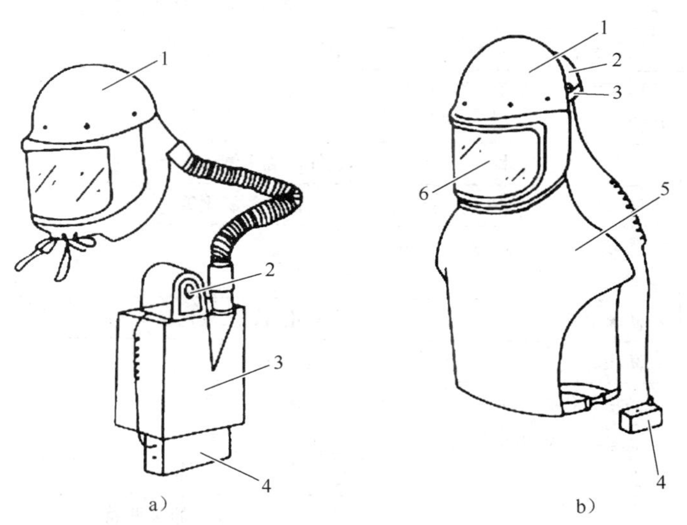

图2—13　头罩型电动送风过滤式呼吸器

a）头后供气分离型　b）一体型

1—帽壳　2—风机　3—过滤器　4—电池　5—保护罩　6—目镜

2. 过滤元件的分类和标色

过滤元件分为防颗粒物、防毒和综合防护三大类。过滤元件的分类如下：

（1）P类：防颗粒物。

（2）A类：防某些由制造商规定的、沸点大于65℃的有机蒸气。

（3）B类：防某些由制造商规定的无机气体。

（4）E类：防某些由制造商规定的酸性气体。

（5）K类：防氨和制造商规定的某些氨的有机衍生物。

（6）NO类：防氮氧化物。

（7）Hg类：防汞蒸气。

（8）CO类：防一氧化碳气体。

（9）AX类：防某些由制造商规定的、沸点不大于65℃的有机蒸气。

（10）SX类：防某些由制造商规定的特殊的化合物。

（11）以上类别的任意组合。

PAPR各类过滤元件的标记、标色和防护污染物举例见表2—7。防颗粒物过滤元件和综合防护过滤元件对颗粒物的过滤效率分为95.00%和99.97%两个级别，分别对应P95和P100标记。A、B、E和K类防毒过滤元件按防护容量分为三个级别，1级代表低防护容量，2级代表中等防护容量，3级代表高防护容量；其他类防毒过滤元件（如SX、CO、AX、NO等）不分级。综合防护过滤元件中所包括的A、B、E、K的分类方法与其单独防护过滤元件的分级相同，见表2—7示例中最后一行。

表2—7　　PAPR过滤元件分类、标记、标色和防护污染物举例

类型标记	标色	过滤元件类型	防护污染物举例	标记举例
P	白	防颗粒物	粉尘、烟、雾及微生物	P95，P100
A	褐	防某些沸点大于65℃的有机蒸气	苯、甲苯、环己烷	A1，A2，A3
B	灰	防某些无机气体	氯气、硫化氢	B1，B2，B3
E	黄	防某些酸性气体	二氧化硫、氯化氢	E1，E2，E3
K	绿	防氨和某些氨的有机衍生物	氨气、甲胺	K1，K2，K3
NO	蓝	防氮氧化物气体	一氧化氮、二氧化氮	NO
Hg	红	防汞蒸气	汞蒸气	Hg
CO	黑	防一氧化碳气体	一氧化碳	CO
AX	褐	防某些沸点不大于65℃的有机蒸气	二甲基醚、异丁烷	AX
SX	紫	防某些特殊化合物	以上分类不包括的某些特殊化合物，如氰化氢、环氧乙烷、氟化氢、甲醛、磷化氢、砷化氢、光气、二氧化氯等	SX（特殊化合物的中文名称）

续表

类型标记	标色	过滤元件类型	防护污染物举例	标记举例
以上任意组合	以上组合	—	—	A1B2E1P95① A2B2E1K1 B2E2AXP100① A2B1E1K1NOP100①

①应先标记防毒类型与容量级别，并按本表“类型标记”栏目所提供的顺序排序，最后标记防颗粒物的效率级别。

四、长管呼吸器

1. 长管呼吸器分类

长管呼吸器指使佩戴者的呼吸器官与周围空气隔绝，并通过长管输送清洁空气供呼吸的防护用品。分为自吸式长管呼吸器、连续送风式长管呼吸器和高压送风式长管呼吸器，见表2—8。

表 2—8　　长管呼吸器分类及组成

长管呼吸器种类	系统组成主要部件及次序					供气气源
自吸式长管呼吸器	面罩①	导气管①	低压长管①	低阻过滤器①	大气①	
连续送风式长管呼吸器		导气管①＋流量阀①	低压长管①	过滤器①	风机①	大气①
高压送风式长管呼吸器		导气管①＋供气阀①	中压长管②	高压减压器③	过滤器③	高压气源③
所处环境	工作现场环境			工作保障环境		

①承受低压部件。

②承受中压部件。

③承受高压部件。

（1）自吸式长管呼吸器是指靠佩戴者自主呼吸得到新鲜、清洁空气的长管呼吸器，如图 2—14 所示。

（2）连续送风式长管呼吸器是指以风机或空压机供气，为佩戴者输送新鲜、清洁空气的长管呼吸器，如图 2—15 所示。

（3）高压送风式长管呼吸器是指以压缩空气或高压气瓶供气，为佩戴者输送清洁空气的长管呼吸器，又称为压力需求式长管呼吸器，如图 2—16 所示。

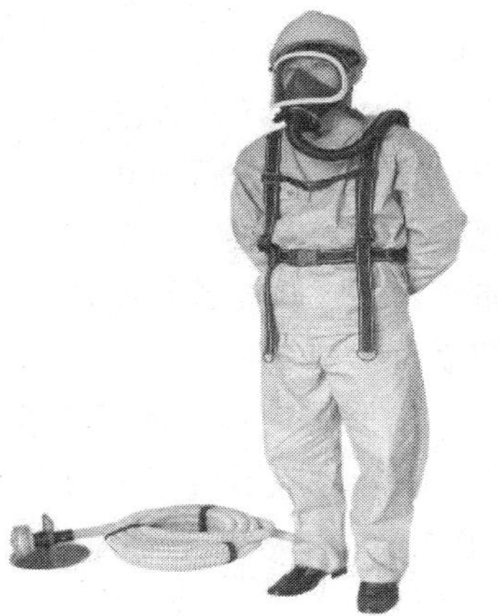

图 2—14　自吸式长管呼吸器

2. 长管呼吸器特点

（1）自吸式长管呼吸器由面罩、吸气软管、背带和腰带、导气管、空气输入口（过滤器）和警示板等部分组成。其特点是将导气管的一端固定于空气清新无污染的场所，而另一端与面罩连接，依靠佩戴者自己的肺动力将清洁的空气经导气管、吸气软管吸进面罩内。由于这种呼吸器是靠自身的肺动力，因此在呼吸的过程中不能总是维持面罩内的微正压，如果在面罩内压力下降为微负压时，就有可能造成外部污染的空气进入面罩内，所以这种呼吸器不宜在毒物危害大的场所使用。

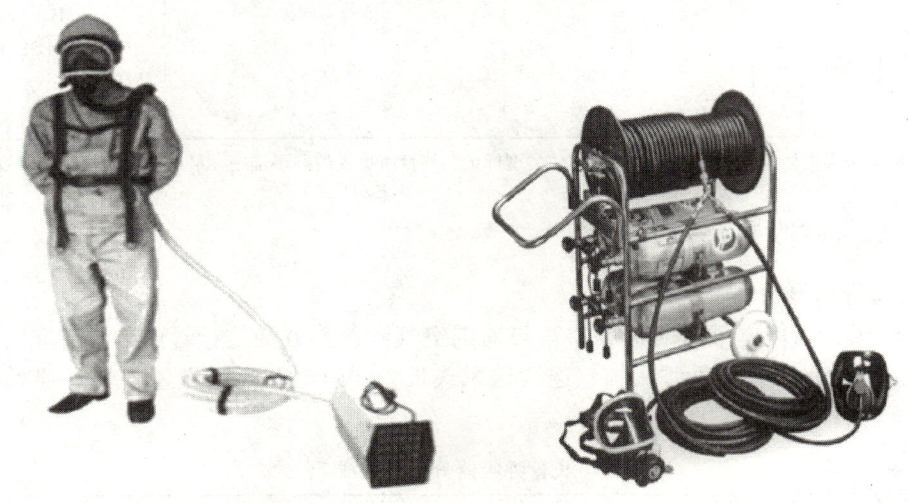

图 2—15　连续送风式长管呼吸器　　　　图 2—16　高压送风式长管呼吸器

（2）连续送风式长管呼吸器由全面罩、吸气软管、背带和腰带、空气调节袋、流量调节装置、导气管、风量转换开关、电动送风机、过滤器和电源线等部件组成。其特点是使用时间不受限制，供气量较大。电动风机分防爆型和非防爆型，在使用时应将风机放在清洁和含氧量大于 18%的地点；非防爆型不能用于有甲烷气体、液化石油气及其他浓度可能超过爆炸下限的危险场所。

（3）高压送风式长管呼吸器又分为恒量式压气呼吸器和复合式压气呼吸器。恒量供气式呼吸器由面罩、吸气软管、流量调节装置、腰带、过滤器、油水分离器和压缩气源等组成，是以压缩空气为气源，经过呼吸软管和流量调节装置连续不断地向佩戴者提供可呼吸空气，适用于缺氧和不立即危害人体生命安全和健康（即非 IDLH）的环境。使用这种呼吸器时，应对压缩空气进行净化处理，除去其中的油分和水分，保证气源清洁，不缺氧。复合供气式呼吸器有两路供气气源，一路通过吸气长管供气，另一路为使用者可随身携带的小型高压气瓶。这种呼吸器具有比较高的使用可靠性，当长管气路由于某种原因发生供气故障时，可立即改由小型气瓶供气，确保使用者的生命安全。

3. 长管呼吸器依据标准

长管呼吸器所依据的标准是 GB 6220—2009《呼吸防护　长管呼吸器》。该标准替代了 GB 6220—1986《长管面具》、GB 6221—1986《长管面具性能试验方法》，为强制性国家标准。

在该标准中，对长管呼吸器的结构和总体性能进行了规定，并将长管呼吸器的结构按照承压能力分为低压部件、中压部件和高压部件三部分，其中低压是指高于大气压力且不超过 6 kPa 的压力，中压是指介于 6 kPa 和 1 MPa 之间的压力。高压是指气压大于或等于10 MPa

的绝对压力。

（1）结构

在标准中规定，部件应不易产生结构性破损，其设计、组成和安装不应对使用者造成任何危险；头带应可调，应能将面罩牢固地固定在脸上，且佩戴时不应出现明显的压迫或压痛现象；面罩应视野开阔，视物真实无畸变，镜片不应出现结雾等影响视觉的情况；导气管及送气面罩不应限制使用者的头部活动或行动；风机送风供气装置停止工作时应能切换到备份供气装置或改为自吸工作方式，并向监护者报警。长管长度不应大于 80 m。正常工作时，呼吸器应设计成每根长管只能为一个面罩供气；特殊情况下，每根长管最多只能为两个面罩供气。自吸式长管呼吸器应设置防止异物进入的低阻过滤器；使用压力范围不同的连接件应不能互换；不允许将空气过滤器设计及安装在腰部或面罩上。

（2）总体性能

面罩的设计应避免由于空气流速或分布不当而引起佩戴者任何紧张或不适；佩戴者蹲伏姿态或在空间受限的环境中作业时，长管不应妨碍其活动；在需要戴安全帽的工作场所，长管呼吸器面罩不应妨碍安全帽的佩戴；固定带应能将导气管或中压管固定在佩戴者身后或侧面而不影响操作，宽度不应小于 40 mm；呼吸器上需佩戴者操作的部件应触手可及，并可通过触摸加以识别；所有可调节的部件在使用中不应出现意外变动；长管的抗拉强度应大于 1 kN。

（3）低压部件

低压部件是直接对人体进行气体供给的部分，是呼吸器整体性能的主要体现，主要包括面罩和流量阀，另外在标准中将送风机也归为低压部件。自吸式长管呼吸器和连续送风式长管呼吸器中的部件都属于低压部件。

面罩是与人体接触的主要组件，标准中对面罩的呼吸阻力、密合型面罩泄漏率、面罩呼吸阻力、面罩腔体内的静态压力、面罩入口最低送风量、面罩死腔、面罩视野、面罩观察视窗、头带强度等性能进行了规定，其中呼吸阻力是最关键的性能指标，其技术要求见表 2—9。

表 2—9　　长管呼吸器呼吸阻力要求

测试项目	供气方式		
	自吸式	连续送风式	高压送风式
吸气阻力	面罩 内压力＞－300 Pa	面罩 内压力＞－100 Pa	面罩 内压力＞0 Pa
呼气阻力	＜1 kPa		

流量阀是佩戴者用于调节吸气风量的装置，仅存在于送风式长管呼吸器中，自吸式长管呼吸器中没有流量阀。流量阀在最小开度时，通气流量应大于 30 L/min；用于开放型面罩的流量阀在最小开度时，通气流量应大于 115 L/min。同时规定，流量阀在最大开度及最小开度时应满足呼吸阻力的要求。这是确保调节阀在全部调节范围内，佩戴者能够正常呼吸。该指标既是对流量阀的检验，也是对送风机送风性能的检验。

关于送风机，标准中要求其能连续运转 24 h，测试期间送风机应能正常工作，无异常现象。风机送风流量，长管入口风量应大于 100 L/min，风压应大于 1.3 kPa。

（4）中压部件

中压部件是连接低压部件和高压部件的装置，主要是指中压长管，也包括一些耦合器和连接器，只存在于高压送风式长管呼吸器。标准中规定连接到供气阀的管线（包括连接件）应能承受减压器泄压阀的 2 倍工作压力或至少 3 MPa 的压力，取两者数值高者为测试压力，持续 15 min。

（5）高压部件

高压部件是承压能力最高的部件，承受高压的金属部件至少承受 1.5 倍气瓶工作压力，承受高压的非金属部件至少承受 2 倍气瓶工作压力。主要部件包括警报器、压力表、减压器、气瓶等。

1）警报器

为保证佩戴者安全，当供气压力不足时，呼吸器应能发出清晰的报警信号。标准中对警报器的报警压力、警报声强和频率、警报时间、警报耗气量等性能进行了规定：

①在任何情况下，警报器和压力表所提供的信息应是互补的。

②长管呼吸器应设置合适的警报器，当气瓶压力下降到预定值时可向监护者发出警报。

③警报器应在打开气瓶阀时自动启动。

④当气瓶内压力下降至（5.5±0.5）MPa，或当气瓶中剩余气体至少为 200 L 时，警报器应启动报警。

⑤警报器启动后，应发出连续声响警报或间歇声响警报，声强应不小于 90 dB（A），声响频率范围应在 2 000～4 000 Hz 之间。连续声响警报的持续时间应不少于 15 s，间歇警报声响应不少于 60 s。之后，警报器应继续报警，直至气瓶压力降至 1 MPa 为止。

⑥警报器启动后，佩带者应能继续正常使用长管呼吸器。

⑦气动警报器从启动至气瓶压力降至 1 MPa 为止，警报器的平均耗气量应不大于5 L/min。

2）压力表

压力表是佩戴者用于及时了解气瓶容量、安排工作时间的测压装置。标准中对压力表的位置、量程、精度、漏气量等性能进行了规定：

①压力表外壳应装橡胶防护套。压力表在气瓶阀打开时，应能读出气瓶中的压力，以便能分别测量单瓶压力和平衡压力。

②压力表的位置应能方便地读出压力值。

③压力表量程的最低值为 0，最高值应比气瓶额定工作压力高至少 5 MPa，精度应不低于 2.5 级，最小分格值应不大于 1 MPa。

④压力表上的压力值在光照不良的条件下应明显易读。

⑤当从长管呼吸器上拆除压力表和连接管后，在 20 MPa 的压力下泄漏气流量不应大于 25 L/min。

3）减压器和卸压阀

减压器是将高压气体降为低压气体、并保持输出气体的压力和流量稳定不变的调节装置。一般情况下，减压器后都要配卸压阀，其作用是当减压器失去对高压空气的减压作用（如减压弹簧或膜片、阀门损坏）时，卸压阀开启，高压空气经卸压阀泄压后再保持较低压力输出，避免高压空气直接输出而发生意外。

标准中对减压器和卸压阀的性能进行了规定：

①长管呼吸器设置有减压器时，则中压段任一可调节的部件应牢固地锁紧，并采取适当的密封措施，使得能够观察出非法的调节。

②长管呼吸器的下游部件不能承受气瓶内的全部压力时，则应当设置卸压阀。

③带减压器卸压阀的长管呼吸器，在输入不超过 3 MPa 的压力下，减压器卸压阀应能通过 400 L/min 的气流；减压器卸压阀启动后，吸气阻力和呼气阻力应不大于 2.5 kPa。

五、自给开路式压缩空气呼吸器

自给开路式压缩空气呼吸器是利用面罩与佩戴人员面部周边密合，使人员呼吸器官、眼睛和面部与外界染毒空气或缺氧环境完全隔离，具有自带压缩空气源供给人员呼吸所用的洁净空气，呼出的气体直接排入大气中的一种呼吸器，如图 2—17 所示。自给开路式压缩空气呼吸器供消防、抢险、救护人员在浓烟、毒气、缺氧等环境或有毒物质环境中安全有效地进行灭火、抢险、救护工作。

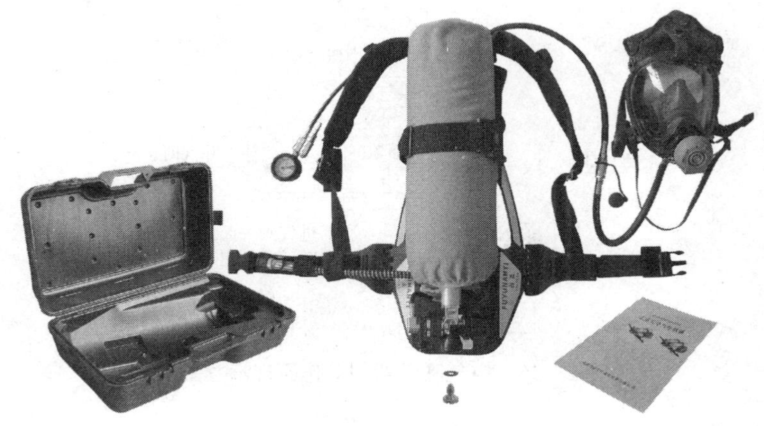

图 2—17　自给开路式压缩空气呼吸器

1. 自给开路式压缩空气呼吸器分类

（1）按使用场所分类

1）工业用空气呼吸器，标记代号：G。

2）消防和应急用空气呼吸器，标记代号：X。

（2）按额定储气量分类

在 0.1 MPa、20℃下的额定储气量为 Q，空气呼吸器分为：

1）600 L$\leqslant Q<$800 L，标记代号：6。

2）800 L⩽Q<1 200 L，标记代号：8。

3）1 200 L⩽Q<1 600 L，标记代号：12。

4）1 600 L⩽Q<2 000 L，标记代号：16。

5）2 000 L⩽Q<2 400 L，标记代号：20。

6）Q⩾2 400 L，标记代号：24。

2. 自给开路式压缩空气呼吸器基本结构

自给开路式压缩空气呼吸器由气瓶、气瓶阀、背具、供气阀、压力指示器、报警器、呼吸软管和全面罩组成，也可包括减压器、减压器卸压阀、辅助气源、中压辅助接头、环境空气旁通装置或终点时间指示器、报警显示器以及其他功能部件。

3. 自给开路式压缩空气呼吸器工作原理

自给开路式压缩空气呼吸器的工作原理是：压缩空气由高压气瓶经高压快速接头进入减压器，减压器将输入压力转为中压后经中压快速接头输入供气阀。当人员佩戴面罩后，吸气时在负压作用下供气阀使洁净空气以一定的流量进入人员肺部；当呼气时，供气阀停止供气，呼出气体经面罩上的呼气活门排出。这样形成了一个完整的呼吸过程，呼吸循环流程如图 2—18 所示。

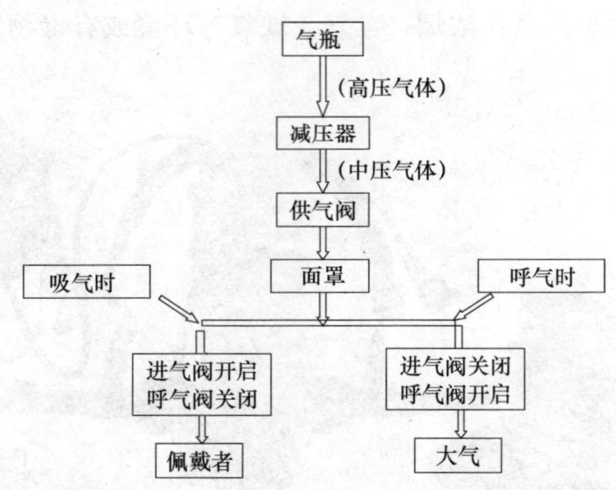

图 2—18　空气呼吸器的工作原理示意图

4. 自给开路式压缩空气呼吸器依据标准

自给开路式压缩空气呼吸器所依据的标准是 GB/T 16556—2007《自给开路式压缩空气呼吸器》。在标准中，对自给开路式压缩空气呼吸器各部件性能及实用性能进行了规定，其中面罩、报警器、压力表、减压器的性能指标与 GB 6220—2009《呼吸防护　长管呼吸器》标准中的要求基本一致，同时还对自给开路式压缩空气呼吸器的整体设计求和两项重要的性能指标（温度和火焰适应性，呼吸阻力）进行了规定。

（1）整体设计要求

标准中给出了自给开路式压缩空气呼吸器设计的基本要求，佩戴者可以根据这些要求，通过目测初步判断空气呼吸器的质量优劣。具体要求如下：

呼吸器应无凸出零件，佩戴者通过狭窄的通道时，其突出部位应不被攀挂；可能与佩戴者接触的零件表面应无锐边和毛刺；需要佩戴者操作的部件应触手可及，并便于通过用手触摸加以识别；所有可调节的部件和控制阀在使用中不应出现意外变动；佩戴者在卸除其背具而仍戴着面罩时，应能继续从空气呼吸器上进行呼吸；处于任何方向时应能保持其全部功能；气瓶阀的安装位置应能使佩戴者在佩戴状态下自行开关气瓶；同一类别的空气呼吸器使用不同规格的气瓶时，应不使用专用工具即可更换气瓶；配置一个以上气瓶的空气呼吸器，可在每个气瓶上设置独立的气瓶阀；同一台空气呼吸器上不能同时装配额定工作压力不同的气瓶；不能将额定工作压力较低的空气呼吸器配备到较高额定充气压力的气瓶上；应急空气呼吸器应采用复合气瓶，额定使用时间应不小于 30 min。

（2）温度和火焰适应性

温度和火焰适应性是考察自给开路式压缩空气呼吸器在恶劣的温度条件、接触火焰以及火灾现场高温热辐射等情况下能否正常工作。标准中分为三部分进行规定。

1）温度适应性

空气呼吸器置于－30℃和 60℃数小时（其中钢质气瓶 4 h，复合气瓶 12 h 以上）后，应能无故障地工作。用于特殊温度区间的空气呼吸器，应按规定进行试验并标出温度条件。测试期间能保持正压，且呼气阻力不大于 1 kPa。

2）部件火焰适应性

背具带和带扣材料在（800±50）℃下燃烧 12 s 后，其续燃时间不超过 5 s，织物材料平均损毁长度不大于 100 mm；面罩、呼吸软管（连到面罩上）、中压软管、供气阀所用材料在（950±50）℃下燃烧 5 s 后，其续燃时间不超过 5 s；燃烧后，整机保持气密，符合呼吸阻力的要求，不出现供气中断现象。

3）耐热辐射性能

该性能仅适用于消防和应急空气呼吸器。主要对面罩、呼吸软管（连到面罩上）、中压软管和供气阀进行测试。在 7.8～8.0 kW/m^2 热辐射通量下测试 20 min，试验后允许有变形，但应保持密封，并符合呼吸阻力要求，不出现供气中断现象。

（3）呼吸阻力

呼吸阻力是表征呼吸器对人体耗能情况的重要指标。由于是以气瓶作为气源，随着使用时间的增长，气瓶压力会逐渐减小，虽然有减压阀的稳压作用，但是中压管路的压力还是会有波动，这样产生的结果是面罩内的压力会发生变化。为了防止这种变化对佩戴者造成伤害，在标准中以气瓶压力为条件，对呼吸器的呼吸阻力进行了规定。

1）吸气阻力

空气呼吸器面罩呼吸腔体内应保持不超过 500 Pa 的正压。当气瓶压力为 2 MPa 以上时，以呼吸频率 40 次/min、呼吸流量 2.5 L/次呼吸，空气呼吸器的面罩腔体内应保持正压，吸气阻力应不大于 500 Pa；当气瓶压力为 1～2 MPa 时，以呼吸频率 25 次/min、呼吸流量 2 L/次呼吸，空气呼吸器的面罩腔体内仍保持正压，吸气阻力应不大于 500 Pa。

2）呼气阻力

当道以 10 L/min 的连续气流时，呼气阻力应不大于 600 Pa；当气瓶压力为 2 MPa 以上时，以呼吸频率 40 次/min、呼吸流量 2.5 L/次呼吸，呼气阻力应不大于 1 kPa；当气瓶压力为 1～2 MPa 时，以呼吸频率 25 次/min、呼吸流量 2 L/次呼吸，呼气阻力应不大于 700 Pa。

六、氧气呼吸器

氧气呼吸器的气源有压缩氧气、液氧、化学吸附氧。液氧呼吸器具有储存压力容器体积小，在不使用冷却剂的情况下也能建立舒适的、微气候的呼吸条件等优点；缺点是储存、运输液氧比较困难，必须在临使用前现装液氧并且立即在整个保护作用时间内使用。化学吸附氧呼吸器中，吸附氧为碱金属超氧化物（KO_2、NaO_2）基的粒状物或片状物，与呼气中二氧化碳和水蒸气发生反应而分离出氧。这种呼吸器的优点是：单位保护作用时间长、氧消耗少、能建立良好的微气候呼吸条件。采用这种呼吸器使用单位不需要气瓶、氧气充填泵或低温汽化站。这种呼吸器的缺点是：没有可靠的指示计用来标定仪器的保护作用时间何时终结；不能长时间中断工作；呼吸阻力较大；使用费用高。

1. 基本结构

所有的氧气呼吸器包括的基本部件有全面罩或口鼻罩和鼻夹、口具、呼吸软管或压力软管、背具、呼吸袋、氧气瓶（生氧瓶）。

2. 主要产品

（1）压缩氧呼吸器

1）压缩氧呼吸器的种类

压缩氧呼吸器分为负压氧气呼吸器（见图 2—19）和正压氧气呼吸器（见图 2—20）。我国从 20 世纪 50 年代开始研制生产氧气呼吸器。当时生产的氧气呼吸器是负压氧气呼吸器，这种呼吸器一般采用口具、鼻夹方式进行呼吸，吸气时在呼吸系统可能产生负压，外界有毒有害气体可能进入人体而造成人员伤亡。目前，我国已经掌握了正压氧气呼吸器的技术，国内已经有十多个企业在生产正压氧气呼吸器。正压氧气呼吸器的主要特点是呼吸系统始终保持正压，能有效防止环境中有毒有害气体进入人体。特别重要的是，正压氧气呼吸器采用了带扩音装置的硅橡胶全面罩，完全克服了鼻夹、口具脱落所造成的危害；这种面罩与人的面部贴合紧密，漏气系数小，能防止烟雾及其他气体刺激人的眼睛，避免了热辐射危害佩戴人员的脸部皮肤；这种面罩还能进行通话。国产的正压氧气呼吸器一般都配置铝合金内胆碳纤维缠绕气瓶，这样不仅减轻了整机质量，而且提高了安全系数，即使气瓶意外爆炸也不会造成人员伤亡；均有冷却装置，使吸气温度更低；背挂系统和外壳等非金属材料采用阻燃材料制作，使得呼吸器能短时在火灾环境工作；一般均配备有报警器，能及时提醒佩戴人员撤离灾区；整机的质量分布更符合人机工效学原理，使得佩戴更舒适，减轻佩戴人员的疲劳程度，提高抢险救灾的工作效率。

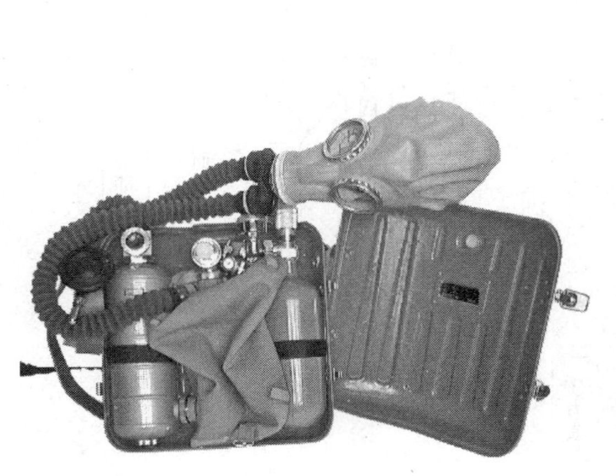

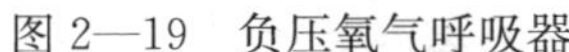

图 2—19　负压氧气呼吸器

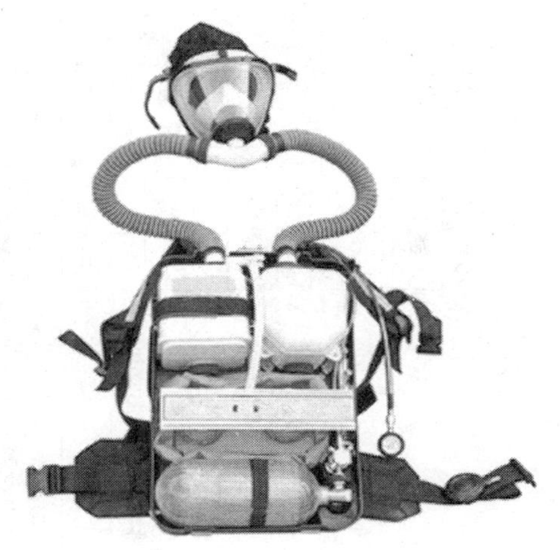

图 2—20　正压氧气呼吸器

2）压缩氧呼吸器的组成

压缩氧呼吸器主要由以下几部分组成：储存氧气的气瓶（钢质无缝气瓶或铝合金内胆碳纤维缠绕气瓶），储存压力为 20 MPa；减压器；供氧装置，包括定量供氧阀、手动补给阀、自动补给阀；冷却装置（有的型号没有这种装置）；呼吸阀；口具、鼻夹或面罩；净化装置；储气袋或储气仓；压力指示器；报警器（有的型号没有）；正压弹簧（负压型没有）；呼吸软管。

3）压缩氧呼吸器的工作原理

打开瓶阀，呼吸器由自动补给阀或手动进行瞬间充氧，以后压缩氧气经减压器由定量供氧装置向储气袋内定量供氧；吸气时，氧气从储气袋经冷却装置（若有）、吸气软管、吸气阀、口具或面罩进入人体；呼气时，气体经呼气阀、呼气软管、经净化装置吸收二氧化碳后进入储气袋，完成一个呼吸循环。当储气袋中气体减少到一定量的时候，自动补给阀会自动以大于 80 L/min 的流量向储气袋中补充氧气；若自动补给供氧量仍满足不了需要或者自动补给装置出现故障，可以用手动补给装置进行补给供氧。相反，当储气袋中气体过多，压力达到多余气体排气阀的设计排气压力时，呼吸器能自动排除多余的气体。有报警器的呼吸器在气瓶中压力下降到设定报警压力时会自动报警，提醒作业人员尽快撤离灾区。压缩氧呼吸器呼吸流程如图 2—21 所示。

（2）化学氧呼吸器

化学氧呼吸器采用碱金属的氧化物与人体呼出的水蒸气和二氧化碳起化学反应产生氧气满足人的吸气需要，由产氧剂、产氧药罐、呼吸软管、气囊和排气阀等组成。化学氧呼吸器主要有两种类型：隔绝式化学氧自救器和作业型化学氧呼吸器。

1）隔绝式化学氧自救器

隔绝式化学氧自救器由呼吸软管、产氧药罐、气囊等组成，其结构如图 2—22 所示。

化学氧自救器是以装超氧化钾或超氧化钠生氧剂的药罐为核心，在药罐上有连接呼吸道

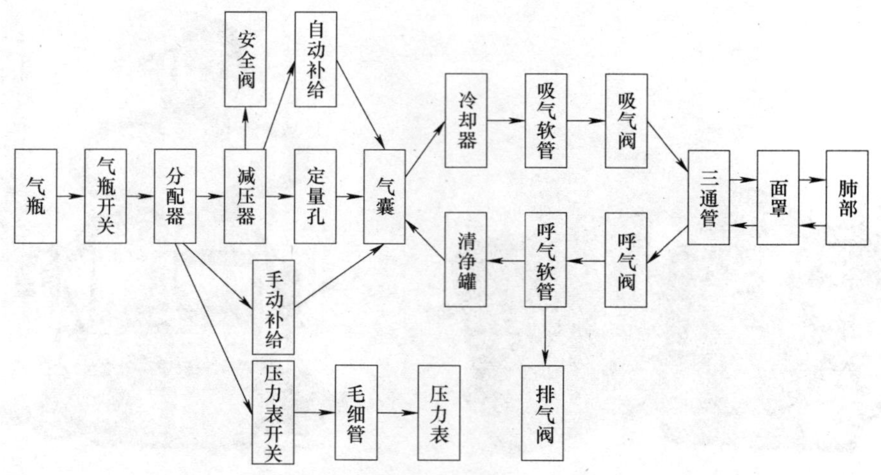

图 2—21　压缩氧呼吸器呼吸流程

的连接件、口具、储存气体的气囊，以及用来控制气流流向的阀门和温湿度交换的降温器件。当人的口腔与自救器的口具连接后，人的呼吸系统便与整个自救器的气路及药罐形成闭路系统，人的呼吸随之也与外部气体隔绝。当人呼出的水蒸气和二氧化碳通过连接件进入药罐后便与药罐中的药剂反应放出氧气，同时吸收二氧化碳，从而使人的呼气得到净化。

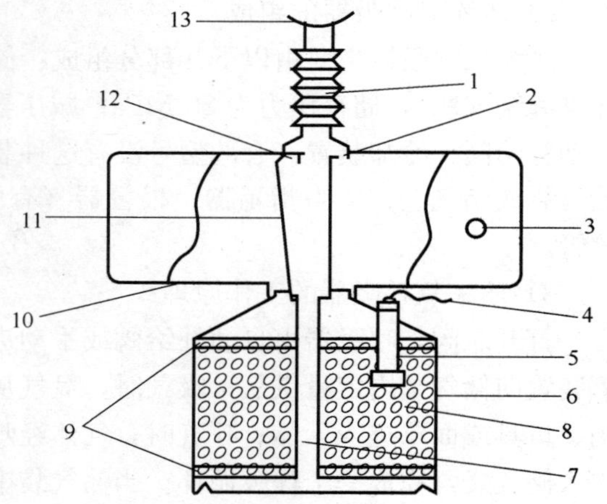

图 2—22　隔绝式化学氧自救器的结构
1—呼吸软管　2—吸气阀　3—排气阀　4—拉绳
5—启动装置　6—药罐体　7—呼气导管　8—生氧剂
9—上下隔板　10—气囊　11—呼气软管　12—呼气阀
13—口具

化学氧自救器按照防护时间分为 15 型、20 型、30 型、40 型、60 型五种，其防护时间分别为 15 min、20 min、30 min、40 min、60 min。

2）作业型化学氧呼吸器

作业型呼吸器是煤矿救护队员在从事救护工作时对其呼吸器官保护的主要仪器之一；也可用于消防、石油、化工、冶金、船舶和地下工程等部门，受过专业训练的人员在有毒有害气体环境中，从事预防或事故处理工作时使用。

作业型呼吸器按使用时间分为一小时型、两小时型、三小时型和四小时型，最常见的是两小时型和四小时型。

两小时型氧气呼吸器是辅助工作型，主要用于伤员救护，所以，在行业标准 MT 867—2000 和 AQ 1053—2008 中没有大功量要求。而四小时型氧气呼吸器是基本工作型，主要用于救护队员在从事救护工作时使用。所以，在行业标准 MT 867—2000 和 AQ 1053—2008

中有大功量要求。

化学氧呼吸器的整个工作流程如图 2—23 所示，人经过面罩呼出的气体，经过呼气软管进入产氧装置，呼出的水蒸气和二氧化碳与产氧剂反应产生氧气，剩余的呼出气体与反应生成的氧气混合后进入气囊，混合气体又经冷却器冷却，经吸气软管供人呼吸。

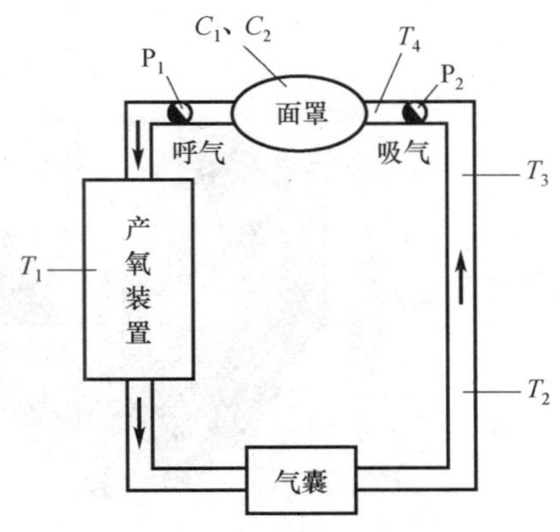

图 2—23　作业型化学氧呼吸器工作流程
T_1—产氧装置中心温度　T_2—气囊出口温度（冷却前气体温度）　T_3—冷却后气体温度　T_4—人呼吸端气体温度　C_1—氧浓度　C_2—二氧化碳浓度　P_1，P_2—单向阀

七、自救逃生用呼吸器

逃生自救型呼吸器主要用于矿山、消防、船舶等行业，其类型有化学氧逃生呼吸器（见图 2—24）、矿用过滤式自救器（见图 2—25）、消防过滤式自救器（见图 2—26）、压缩氧逃生呼吸器（见图 2—27）、压缩空气逃生呼吸器（见图 2—28）、压风自救器（见图 2—29）等。

矿山使用的自救器有化学氧自救器、过滤式自救器、压缩氧自救器、压风自救器。其中压风自救器安装在硐室、有人工作的场所、人员流动的井巷及掘进和回采工作面，当发生煤与瓦斯突出或有突出前预兆时，工作人员就近进入自救装置，打开压气阀避灾。化学氧自救器是用片状 KO_2 作为氧气吸附剂，人呼气中的水蒸气和二氧化碳与 KO_2 反应释放出氧气，满足人吸气需要。压缩氧自救器是用压缩氧气作为氧源满足人吸气需要，这种自救器的主要优点是能重复使用，有压力指示，能提示大概剩余使用时间。矿用过滤式自救器，是一种专门过滤一氧化碳的自救器。使用时外界环境中氧气浓度不能低于 18%，一氧化碳浓度不能大于 1.5%。过滤式自救器的过滤罐由滤尘垫、干燥剂（浸有 $CaCl_2$ 和 LiCl 的柱状活性炭）、一氧化碳触媒（又称为霍加拉特剂，由 MnO_2 和 CuO 组成）组成。过滤式自救器的主要缺点是使用环境受到限制，不适用于具有瓦斯突出危险的矿井。

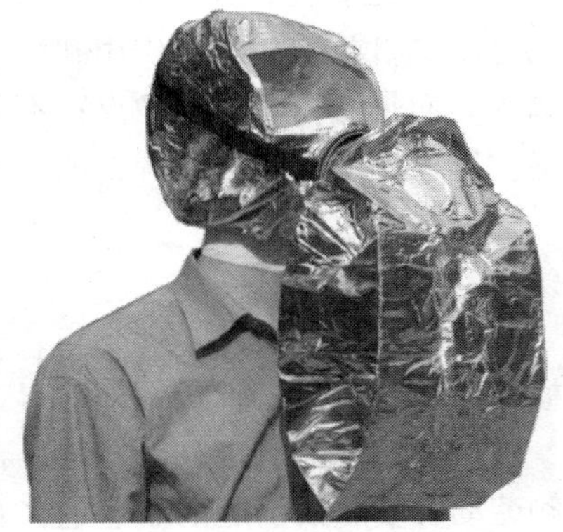

图 2—24　化学氧逃生呼吸器

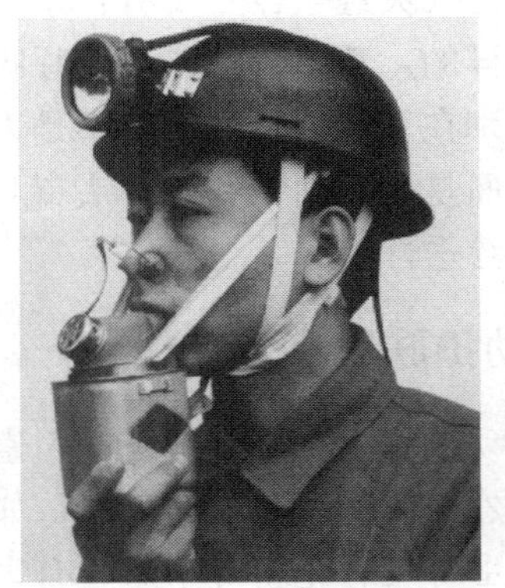

图 2—25　矿用过滤式自救器

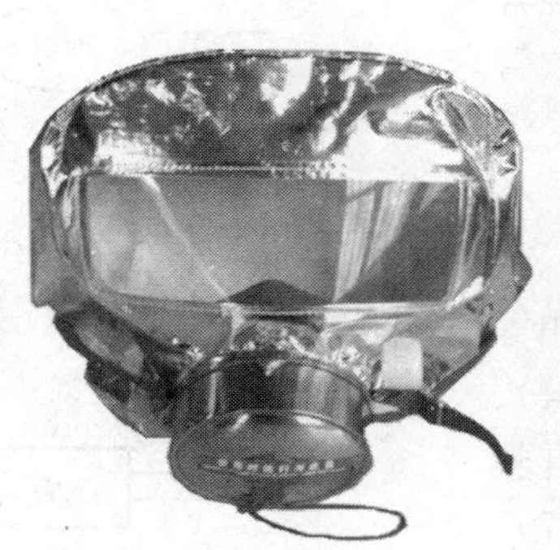

图 2—26　消防过滤式自救器

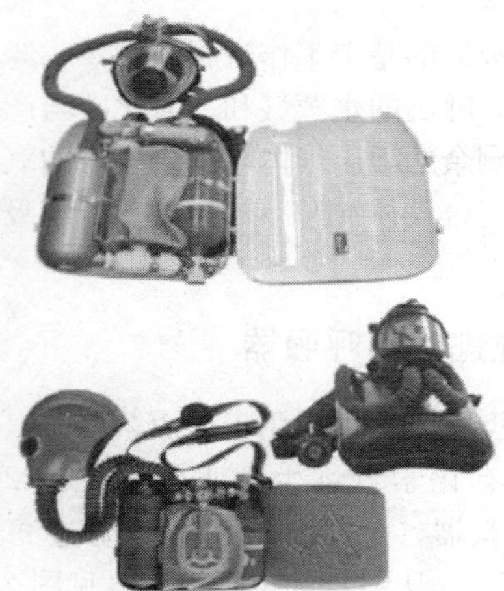

图 2—27　压缩氧逃生呼吸器

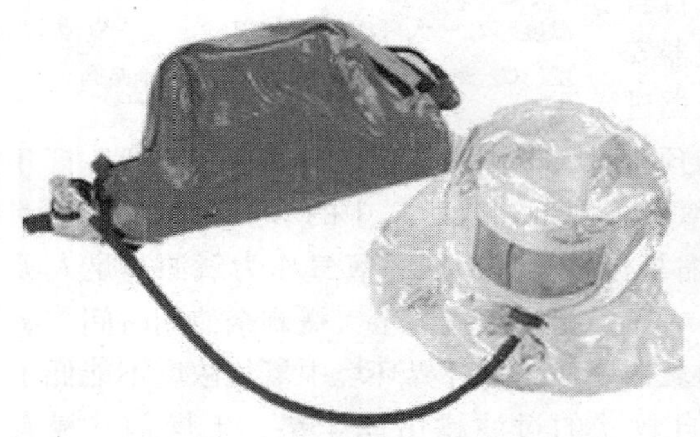

图 2—28　压缩空气逃生呼吸器

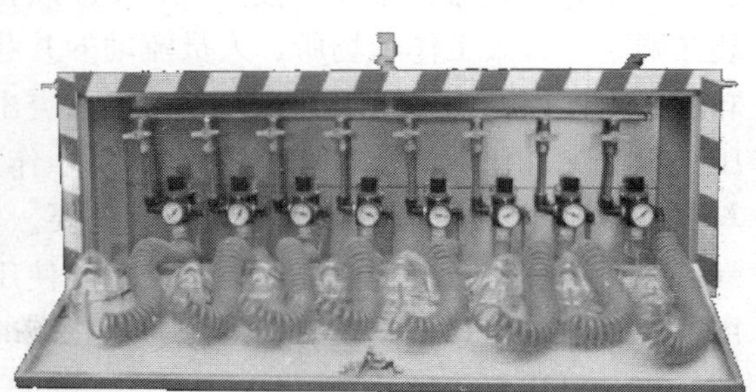

图 2—29　压风自救器

消防使用的火灾逃生器主要有化学氧和过滤式两种。化学氧消防自救呼吸器的原理与矿用自救器是一样的，消防过滤式自救呼吸器与矿用过滤式自救器相同。矿用和消防用自救呼吸器的主要区别在于，该种呼吸器不是人员随身佩带，而是储存于固定地点；不采用口鼻夹与外界隔绝，而是采用面罩和防护头罩与外界隔绝，以适用于所有的人群；消防自救呼吸器具有抗辐射热渗透性能。

八、劳动护肤用品

在生产劳动过程中对皮肤有害的因素很多，概括起来有以下三种：物理因素，如放射性辐射、电光、烈日照射等；化学因素，如煤焦油、石油分馏产品、铬、铁、砷、石棉等；生物因素，如昆虫叮咬、花粉等。这些有害因素接触劳动者皮肤而引起的职业危害有两类：一是直接污染、侵袭皮肤，引起表皮或真皮细胞的损坏，即职业性皮肤病；二是经皮肤吸收，通过全身循环引起急性或慢性职业中毒。

预防职业性皮肤损害的基本原则是防止皮肤与可能存在的有害因素接触。防止这种接触的理想方法是在可能的场所，将有危险的工序全部封闭或全部自动化。然而有许多工序不能全部封闭或全部自动化，有许多操作过程穿戴防护衣服和手套也不现实，而由于有害因素的存在，对劳动者皮肤的保护又显得必不可少。在这种情况下，使用护肤物对提供足够及必要的保护将起很大作用。将护肤膏或护肤液涂于皮肤上，形成一层薄膜，其作用是作为一种护肤用品以防止皮肤受到损害。在我国称这样一类护肤用品为劳动护肤剂，劳动护肤剂是防御物理、化学、生物等有害因素损伤劳动者皮肤或经皮肤引起疾病的护肤用品。

暴露在有害环境中的皮肤，如刺激不太强烈时，涂抹皮肤护肤剂可起一定的隔离作用。劳动护肤用品适用于电镀、电解、油漆、印染以及带刺激性粉尘作业。劳动护肤用品根据防护性能主要分为以下几种：

1. 劳动护肤用品护肤剂

护肤剂是指涂抹在皮肤上，能阻隔有害因素的护肤用品。护肤剂用于防止皮肤免受化学、物理等因素的危害，如各种漆类、酸碱溶液、紫外线、微生物等的刺激作用。外界环境有害因素强烈时，应采取专门的防护器具。护肤剂一般在整个劳动过程中使用，涂用时间长，上岗时涂抹，下班后清洗，可起一定隔离作用，使皮肤得到保护。主要分为：

（1）劳动护肤用品遮光型护肤剂——防御紫外线等辐射对皮肤的伤害。

（2）劳动护肤用品洁肤型护肤剂——清除皮肤上的油、尘、毒等，使皮肤免受损害。

（3）劳动护肤用品驱避型护肤剂——能驱避蚊、蠓、蚋等对皮肤的刺叮，防止皮肤受损或由此引起疾病。

劳动护肤剂是直接擦在皮肤上的化学品，应具有以下特性：应符合皮肤不会受有害微生物、有毒化学物质污染的卫生要求；应具有不对皮肤产生毒性、刺激、变态、光毒等毒理学作用的安全性能；酸碱性不会对皮肤产生刺激和损伤；使用时能黏附在皮肤上，没有黏腻等不适感，散发使人愉悦的气味；使用后易于清洗。

2. 劳动护肤用品护肤膏

化学毒物不但常引起职业性皮肤病，而且能经皮肤进入人体内。护肤膏应具备不损坏皮肤，不引起皮肤过敏，能防止有害物质对皮肤的伤害；能保持在皮肤上且易清洗，舒服、经济等特点。

护肤膏根据防护有害物质的不同，有许多种类，如有防水溶性刺激物的，有防脂溶性刺激物的，有防油溶性刺激物的，有防沥青的，有防有机溶剂、油漆、胶类的，有防石墨、环氧树脂的，使用时须对症选用。对护肤膏的基本要求为：

（1）劳动护肤用品不损伤皮肤，不引起皮肤过敏。

（2）劳动护肤用品能充分防止生产中各种物质对皮肤的危害。

（3）劳动护肤用品能轻抹在皮肤上，能保持在皮肤上且容易洗掉。

（4）劳动护肤用品与人体组织和加工的物质原料不起作用，在使用时不裂化和变质。

（5）劳动护肤用品配制原料来源广泛且经济。

3. 劳动护肤用品皮肤清洁剂

为了清洗沾染在皮肤或工作服上的尘毒等有害物质，需要及时清理除去附着在皮肤和工作服上的毒物。清洁剂应易溶于水，能洗净污染物而不伤皮肤和纤维织物，不含粗糙刺激物质等。清洁剂除一般配方外，还应有去油污、除有机物（如硝基苯）、除放射性物质等特种污染物的配方。

第三节　有毒气体个体防护用品的选择、使用和维护

一、呼吸防护用品的选择

1. 选择程序

呼吸防护用品的选择程序如图 2—30 所示。

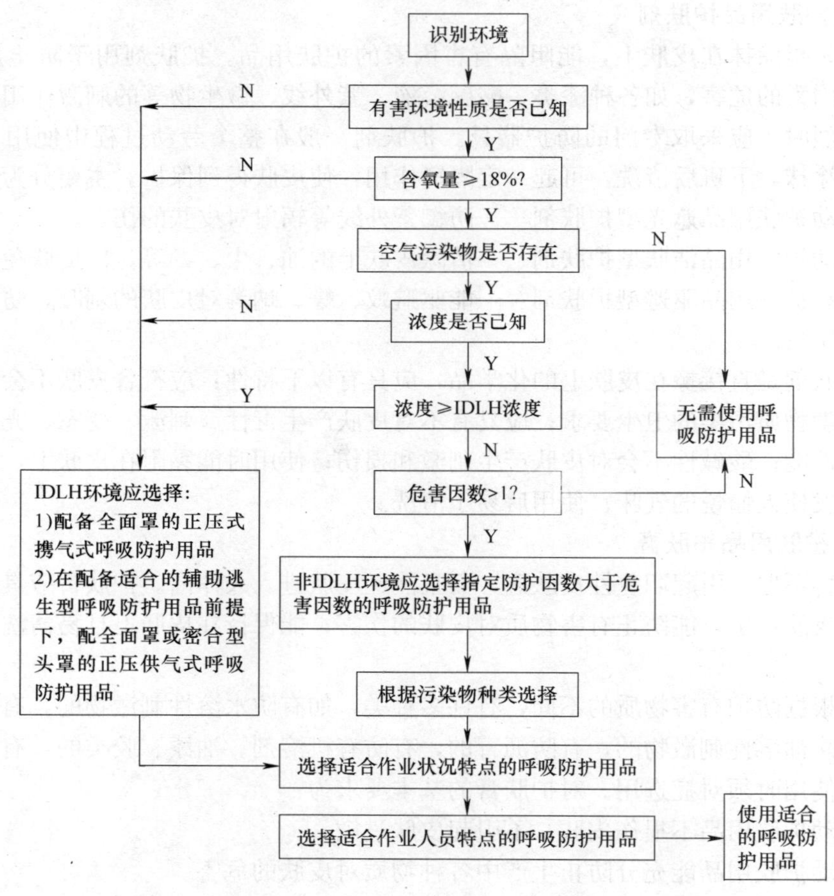

图 2—30　呼吸防护用品选择

（1）识别有害环境

如果有害环境性质未知，缺氧（氧含量小于 18%），空气污染物浓度未知、达到或超过 IDLH（立即威胁生命和健康）浓度时，应选择配备全面罩的正压式携气式呼吸防护用品，

或在配备适合的辅助逃生型呼吸防护用品前提下，配全面罩或密合型头罩的正压式呼吸防护用品。

（2）判定危险程度

空气污染物浓度符合国家职业卫生标准限值时，无须使用呼吸防护用品；空气污染物超标时，选择防护因数大于危害因数的呼吸防护用品。

（3）选择合适的呼吸防护用品

根据空气污染物种类为有毒气体和蒸气、颗粒物，以及危害因数的范围来选择呼吸防护用品。

2. 选择原则

在选择呼吸防护用品时，应考虑有害化学品的性质、工作场所污染物可能达到的最高浓度、工作场所的氧含量、使用者的面部形状和环境条件等因素。

常用的呼吸防护用品分为过滤式（净化式）和隔离式（供气式）两种类型。过滤式呼吸器只能在不缺氧的劳动环境（即环境空气中氧气含量不低于18%和低浓度毒污染环境）中使用，一般不能用于罐、槽等密闭狭小容器中作业人员的防护。

过滤式防毒呼吸器用以防止有毒气体、蒸气、烟雾等经呼吸道吸入产生危害，通常称为防毒面具和防毒口罩，目前使用的主要是自吸式防毒面具。当作业环境中氧气浓度高于18%（一般为开放空间）并且有毒有害气体性质明确时，可选择过滤式防毒面具，但由于有毒有害气体浓度不同，在选择上也要加以注意。一般情况下，当环境中有毒有害气体或蒸气浓度低于0.1%时，可选择全面具或半面具配1级过滤件；当环境中有毒有害气体或蒸气浓度低于0.3%时，可选择全面具配2级过滤件；当环境中有毒有害气体或蒸气浓度低于0.5%时，可选择全面具配3级过滤件。过滤件（滤毒盒或滤毒罐）的防护性能针对性较强，不能乱用或混用，一定要根据环境中的有毒有害气体或蒸气的性质进行选用。

隔离式呼吸器能使戴用者的呼吸器官与污染环境隔离，由呼吸器自身供气（空气或氧气），或从清洁环境中引入空气维持人体的正常呼吸，可在缺氧、尘毒严重污染、情况不明的有生命危险的工作场所使用，一般不受环境条件限制。自给式呼吸器自备气源，属携带型，根据气源的不同又分为氧气呼吸器、空气呼吸器和化学氧呼吸器。长管式呼吸器需借助肺力或机械动力经气管引入空气，属固定型，只适用于定岗作业和流动范围小的作业。

当有下列情况之一时不能使用过滤式防毒面具，只能使用隔离式防毒面具：

（1）空气中氧气浓度低于18%时。

（2）作业环境中的污染物性质不清楚或污染物浓度未知时。

（3）在井下等相对封闭的空间作业应选择隔离式防毒面具。作业时，一般选择长管呼吸器，它是通过一根长管使作业者呼吸井外清洁空气，保证作业安全；抢险时，一般选择空气呼吸器。

3. 呼吸防护用品的使用

（1）一般使用原则

1）任何呼吸防护装备的功能都是有限的，使用者应了解所用的呼吸防护装备的局限性。

2）使用任何一种呼吸防护装备都应仔细阅读产品说明书，并严格按要求使用。

3）对于比较复杂的呼吸防护装备，使用前应接受使用方法培训，如使用逃生型呼吸器应接受正确佩戴的方法和注意事项指导；使用携气式呼吸器应进行专门的培训。

4）使用前应检查呼吸防护装备的完整性、过滤元件的适用性、电池电量、气瓶气量等，符合有关规定才允许使用。

5）进入有害环境前，应先佩戴好呼吸防护装备。对于密合型面罩，使用者应做佩戴气密性检查，以确认密合。

6）在有害环境作业的人员应始终佩戴呼吸防护装备。

7）不允许单独使用逃生型呼吸器进入有害环境，只允许从中离开。

8）当使用中感到异味、咳嗽、恶心等不适症状时，应立即离开有害环境并检查呼吸防护装备，确定并排除故障后方可重新进入有害环境；若无故障应更换失效的过滤元件。

9）当呼吸防护装备同时使用数个过滤元件，应同时更换。

10）当新过滤元件在某种场合迅速失效，应考虑所用过滤元件是否适用。

11）除通用的部件外，在未得到产品制造商认可的前提下，不应将不同品牌的呼吸防护装备的部件拼装或组合使用。

12）所有使用者应定期体检，评价是否使用呼吸防护装备。

13）在缺氧危险作业中使用呼吸防护装备应符合 GB 8958—2006《缺氧危险作业安全规程》的规定。

14）在空间允许的条件下，应尽可能由两人同时进入危险环境作业，并配备安全带和救生索；在作业区外至少应留一人与进入人员保持联系，并应备有救生和急救设备。

15）在低温条件下，全面罩镜片应具有防雾或防霜的功能。

16）在低温条件下，供气式或携气式呼吸器使用的压缩空气或氧气应干燥；使用者应了解携气式呼吸器低温环境下的操作注意事项。

（2）自吸过滤式防毒面具的佩戴方法

佩戴防毒面具时，使用者首先要根据自己的头型大小选择合适的面具。佩戴防毒面罩时，将中、上头带调整到适当位置，并松开下头带，用两手分别抓住面罩两侧，屏住呼吸，闭上双眼，将面罩下巴部位罩住下巴，双手同时向后上方用力撑开头带，由下而上戴上面罩，并拉紧头带，使面罩与脸部确实贴合，然后深呼一口气，睁开眼睛。

检查面罩佩戴气密性的方法是：用双手掌心堵住呼吸阀体进出气口，然后猛吸一口气，面罩紧贴面部、无漏气即可，否则应查找原因，调整佩戴位置直至气密。

佩戴时应注意不要让头带和头发压在面罩密合框内，也不能让面罩的头带爪弯向面罩内。另外，使用者在佩戴面具之前应当将自己的胡须剃刮干净。

（3）防毒过滤件（滤毒罐或滤毒盒）的更换

防毒过滤件的使用寿命受空气污染物种类及浓度、使用者呼吸频率、环境温度和湿度条件等因素的影响。一般按照下述方法确定更换过滤元件的时间：

1）使用者感觉到空气污染物味道或刺激性时，应立即更换。

2）对于常规作业，应根据经验、试验数据或其他客观方法，确定过滤件更换时间，定期更换。

3）每次使用后记录使用时间，帮助确定更换时间。

4）普通有机气体过滤件对低沸点有机化合物的使用寿命通常会缩短，每次使用后应及时更换；对于其他有机化合物的防护，若两次使用时间相隔数日或数周，重新使用时应考虑更换。

（4）过滤式自救器的使用

1）所使用的自救器必须是符合呼、吸气阻力、气密性等技术要求的合格品。

2）戴上自救器后，过滤器逐渐变热，吸气温度逐渐升高，这证明周围空气中确有一氧化碳存在，自救器工作正常。吸气越热，说明一氧化碳浓度越高。绝不能因为吸气温度高而将自救器拿掉，也不能因热得难以忍受而偷吸外界冷空气，遭受一氧化碳的毒害。

3）行走时绝不要惊慌、乱跑，以免吸气急促、滤毒不彻底而中毒，或者呼吸阻力增大影响呼吸。脱险时最好按 4～5 km/h 的速度行走。

4）在未到达安全可靠地点前，绝不要取下自救器。

5）佩戴过程中口腔产生的唾液可以咽下，但决不可取下口具往外吐。

6）过滤式自救器只能过滤一氧化碳，不能消除其他有毒气体，更不能用于其他作业。

（5）供气式呼吸器的使用

1）使用前应检查供气源的质量，气源不应缺氧，空气污染物浓度不应超过国家有关的职业卫生标准或供气空气质量标准。

2）供气管接头不允许与工作场所其他气体导管接头通用。

3）应避免供气管与作业现场其他移动物体相互干扰，不允许碾压供气管。

（6）自给开路式空气呼吸器的使用

1）面罩的检查

①目视检查。面罩清洁，无划痕，无裂纹；橡胶收紧带无松动断裂；锁簧安全好用。

②面罩气密检查。将面罩与需求阀连接好（不打开空气瓶），将面罩与面部完全吻合，深吸气，面罩贴向面部为气密良好。

2）气瓶压力的检查

打开气瓶阀，系统中的压力上升，能听到警报器发出的短暂声响，气瓶开关开足两圈以上，读取压力表数值。

3）整体气密性的检查

打开气瓶阀，观察压力表，待压力表指针稳定后关闭气瓶阀，1 min 内压力下降应小于 2 MPa。

4）检查报警器

用左手捂住需求阀出气口，用右手打开需求阀开关，然后慢慢松开左手掌放气，观察压力表，当压力降到 5 MPa 时（压力表的红色区域）报警器报警，声音应不小于 90 dB。

5）背具的检查

检查背板、肩带、腰带接头有无断裂和损坏。

6）呼吸性能检查

将面罩与需求阀连接后，关闭需求阀，打开气瓶开关两圈以上，将面罩紧贴面部，深吸气，需求阀自动打开，感觉呼吸顺畅，证明呼吸性能良好。

打开气瓶的阀门，确定胸前压力表指针在绿色格子之内。将需供阀从腰部固定器中取出塞入面具上的机构内（听到“咔嗒”声表示需供阀连接面具到位），做一急促的深呼吸打开呼吸阀，反复呼吸 12 次检查空气流量。快速转动红色圆钮时会感觉空气的气流有所增加。以上检测完全通过，即可使用。

7）使用注意事项

①自给式空气呼吸器使用期间，应注意观察压力表。气瓶压力低于（5.5±0.5）MPa 时，报警笛开始鸣叫，在鸣叫开始时人员应尽快撤离危险区域。

②蓄有虬髯胡须的人不得使用自给式空气呼吸器。

③如果因为面部形状或有很深疤痕，以至在佩戴时无法保证面罩的气密性，则不得使用自给式空气呼吸器。

④切勿使头发卡在面罩和脸部之间，以免影响密封性。

⑤在使用过程中如发现面罩或与之相连的呼吸保护装置的性能有问题，应立即离开工作区域。

⑥在离开工作区域时，切勿将面罩退下。

⑦退下面罩时，使束带放松，再将拇指插入面罩和下颚之间，从下颚处开始逐步脱开。在退下面罩时要非常谨慎，防止将附着在面罩表面的有害灰尘和其他有害物质吸入。

⑧在紧急情况下（如有人员受伤、呼吸困难或佩戴者需要额外空气补给时），按下供气阀上的额外空气补给按钮，空气流量将会增大。

4. 呼吸防护用品的维护与保存

呼吸防护用品的种类较多，要充分发挥各种呼吸防护用品的功能作用，除了正确选择、使用外，对可重复性使用的呼吸防护装备进行正确的维护、保持原有的功能作用也是很重要的。

（1）检查

呼吸器在每次佩戴前和使用后应检查防护用品部件是否齐全，是否有老化、损坏现象，及时更换失效的呼吸气阀、头带、密封垫圈等；面罩破损应及时更换；不允许自行装填活性炭过滤件（滤毒盒、滤毒罐）；不允许自行组装呼吸防护用品。

（2）使用后的处理

对呼吸器的管理是极其重要的一项工作，无论时间早晚或疲劳程度如何，均应先将呼吸器恢复到工作准备状态，并注意以下要求：

1）使用过的净化罐必须更换吸收剂，净化罐可以不清洗，以免加快腐蚀。

2）氧气瓶应重新充填氧气。

3）对面具、呼吸软管等要进行清洗、消毒。

4）清洗外壳，但必须严防水进入减压器。

5）使用中存在或发现的疑问要提出修理或仔细检查。

6）安装各部件时，仔细检查各接头垫圈是否存在或损坏。

7）清洗各部件时应严防碰撞，避免损坏造成气密不良。

(3) 日常保管的注意事项与保存

要根据使用说明书中的要求，定期检查、维护呼吸防护用品，并进行清洗和消毒，放入密封袋内储存。过滤器不允许清洗，且不应敞口存放；过滤器失效后，注意及时更换，保证过滤的有效性。

1）呼吸器及备件应避免日光的直接照射，以免橡胶件老化。

2）从卫生角度和延长防护用品寿命角度出发，应经常清洗橡胶面罩，注意使用温和的洗涤剂，不能用有机溶剂清洗面罩；任何过滤材料都不能水洗。

3）呼吸器与人体呼吸器官发生直接关系，因此要求保持清洁；呼吸器应防止粉尘或其他有毒有害物质的污染。

4）呼吸器严禁沾染油脂。

5）呼吸器的储存温度应为5～30℃，相对湿度在40%～80%，储存室的空气中不得有腐蚀性气体。呼吸器离取暖设备的距离应大于1.5 m。不使用的过滤件应在密封容器内保存，防止受潮。

6）氧气瓶的保管和操作人员必须严格遵守有关规章制度，严禁沾染油脂。夏季不要放在日光曝晒的地方，离明火的距离一般不小于10 m。气瓶内的氧气不能全部用完，应留有0.05 MPa的剩余压力。

二、皮肤防护用品的选择

对皮肤的防护原理一般是隔绝式，即采用不透气的非织物、带有涂覆层的织物、塑料、橡胶、橡塑等材料制成的防护用品覆盖防护部位，或利用劳动护肤品涂抹皮肤与有毒气体隔离，从而达到防护目的。

在选择皮肤防护用品时，可以选择连体式，即全包覆式；也可以采用组合式，即将各部位的防护用品人为组合起来使用，这时要特别注意结合部位的气密性，以及各防护功能的协调性。对于污染较为严重或潜在危害较大的场所，建议采用连体式。

在选择防化服来防护有毒气体时，一般选用气密性化学防护服。该防护服是采用全包覆式化学防护服设计，能够提供对穿着者躯干、头部、眼面部、手臂、手部、腿部和脚的整体防护，并能通过自携式或其他外部供气装置给人员提供呼吸用清洁气源。在该防护服中，安装了两个以上单向排气阀，当从化学防护服内部向环境排气时，能完全阻止外部气体逆向流入；另外在眼面部设计具有化学防护功能的透明视窗，以满足穿着者的观察需求。

酸碱类化学品防护服设计的目的是防护酸碱腐蚀的，但是有些材质制成的服装（如不透气的非织物、带有涂覆层的织物）也可以用来防护有毒气体。在选择该服装时，首先要注意材料，一定要是不透气的，服装结构应有利于穿着者的安全与卫生，服装应便于穿脱并利于作业时的肢体活动。分身式防护服上衣应“领口紧、袖口紧和下摆紧”，裤子应为直筒裤；连体式防护服应“领口紧、袖口紧、裤脚紧”，服装应尽可能轻便并易于活动、穿脱。防护服各部分的结合部位应严密、合理，防止毒气侵入；防护服的结构应考虑与其他防护装备的搭配使用，如上衣袖子与防护手套、裤子与防护鞋（靴）之间等的结合部位应严密、合理，防止毒气侵入。

在选择手部防护用品时，应不影响手的灵活性。在选择足部防护用品时，一般选用高筒靴。

参考文献

[1] 国际劳工局. 职业卫生与安全百科全书 [M]. 北京：中国劳动社会保障出版社，2000.

[2] GB 2890—2009 呼吸防护　自吸过滤式防毒面具 [S]. 北京：中国标准出版社，2009.

[3] GB 6220—2009 呼吸防护　长管呼吸器 [S]. 北京：中国标准出版社，2009.

[4] GB 16756—2007 自给开路式压缩空气呼吸器 [S]. 北京：中国标准出版社，2007.

[5] GB 23394—2009 自给闭路式压缩氧气呼吸器 [S]. 北京：中国标准出版社，2009.

[6] GB/T 18664—2002 呼吸防护用品的选择、使用与维护 [S]. 北京：中国标准出版社，2002.

第三章　粉尘的个体防护

粉尘（尤其是工业粉尘）是指直径大于 0.1 μm 且能较长时间悬浮于空气中的固体颗粒，是对人体健康造成严重职业危害的重要因素之一（见图 3—1）。按胶体化学的观点，粉尘是一种气溶胶，其分散介质是空气，分散相是固体微粒。国际标准化组织规定，粒径小于 75 μm的固体悬浮物定义为粉尘。在大气中粉尘的存在是保持地球温度的主要原因之一，大气中过多或过少的粉尘将对环境产生灾难性的影响。在生活和工作中，粉尘是人类健康的天敌，是诱发多种疾病的主要原因。

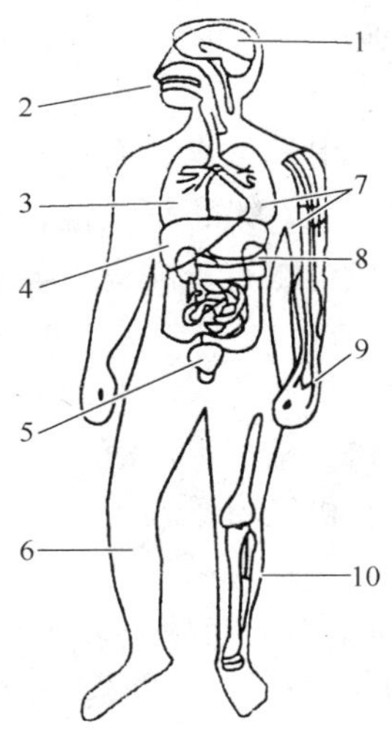

图 3—1　粉尘、烟雾、病毒等中有害化学元素和化合物引起健康损害的主要器官和组织

1—头部（中枢神经系统），如铅、汞及其化合物　2—鼻，如镍、铬及其化合物等　3—肺，如硅尘、煤尘、石棉尘、氨、氧气、光气等　4—肝，如有机溶剂等　5—膀胱，如金胺、2-甲萘胺和邻苯胺等　6—皮肤，如强酸、强碱、煤焦油、沥青砷等　7—肺及皮肤，如甲苯二异氰酸酯等　8—肾，如汞及其化合物，氯化碳酸氢盐等　9—神经系统，如汞、镉及其化合物等　10—骨骼，如氟及其化合物等

第一节　粉尘的分类及危害

一、粉尘的分类

1. 粉尘的产生

生产性粉尘是由以下过程产生的：

（1）生产过程中对固体物质进行机械性破碎、研磨等产生粉尘。如煤的粉碎。

（2）金属冶炼或者对物体进行加热时，物理化学过程产生的升华或者蒸气，在空气中凝结或氧化形成微小尘粒。如焦炉装煤或推焦的过程。

（3）有机物质燃烧或不完全燃烧时，排放物中含有大量微小的尘粒和烟雾。如煤的自燃或者燃烧时因氧气供应不足等其他原因不能充分燃烧，烟气排出物质中含有多种形式的尘粒。

（4）在对粉状物料的混合、转运、筛分、包装、卸料等生产过程中，有大量尘粒从设备缝隙中逸出。

（5）矿石开采和冶炼、铸造工艺、耐火材料等工业原料的加工。

（6）物质的不完全燃烧。

（7）煤炭不完全燃烧的烟尘。

（8）蒸气的冷凝或氧化。

2. 粉尘的分类

按粉尘的性质的不同，可将其划分为无机粉尘、有机粉尘和混合性粉尘。

（1）无机粉尘

1）矿物性粉尘。如石英、石棉、滑石、煤、石墨、岩石等。

2）金属性粉尘。如铁、铝、锡、铜、铅、锌、锰、稀土等。

3）人工无机粉尘。如水泥、人造金刚石、陶瓷、玻璃、合金材料等。

（2）有机粉尘

1）动物性粉尘。如毛、羽、丝、骨质等。

2）植物性粉尘。如棉、麻、谷物、枯草、蔗渣、木、茶、花粉、孢子等。

3）人工有机性粉尘。如炸药、有机染料等粉尘。

（3）混合性粉尘

混合性粉尘指无机粉尘和有机粉尘中的两种或多种混合。这类粉尘在生产环境中最为常见，如清砂车间的粉尘含有金属和型砂尘。要判断混合性粉尘对人体的危害的大小，必须先查明其化学成分及所占的比重，取其危害程度大、占比重大的粉尘为主要危害物。

二、粉尘的危害

1. 无机粉尘对呼吸系统的危害

（1）粉尘在呼吸道的沉积（见图 3—2）

粉尘可随呼吸进入呼吸道，进入呼吸道内的粉尘并不全部进入肺泡，可以沉积在从鼻腔到肺泡的呼吸道内。影响粉尘在呼吸道不同部位沉积的主要因素是尘粒的物理特性（如尘粒的大小、形状及密度等），以及与呼吸有关的空气动力学条件（如流向、流速等），不同粒径的粉尘在呼吸道不同部位沉积的比例也不同。尘粒在呼吸道内的沉积机理主要有以下几种。

1）截留

主要发生在不规则形的粉尘（如云母片状尘粒）或纤维状粉尘（如石棉、玻璃棉等），它们可沿气流的方向前进，被接触表面截留。

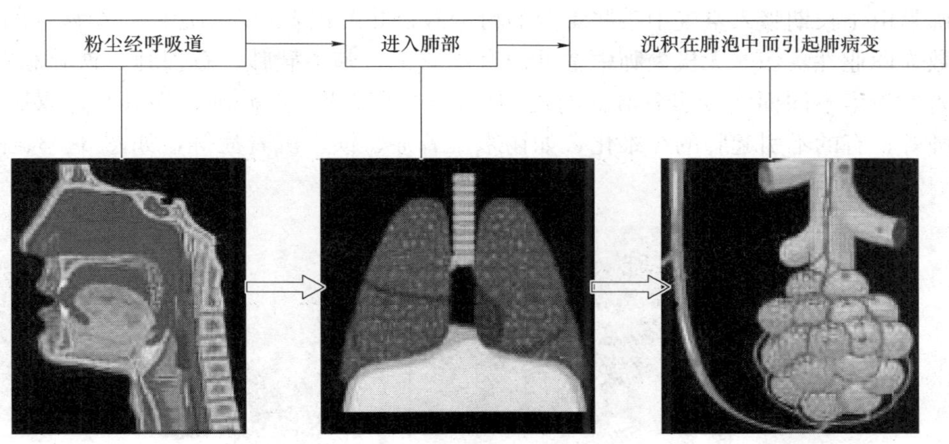

图 3—2 粉尘在呼吸道的沉积

2）惯性冲击

当人体吸入粉尘时，尘粒按一定方向在呼吸道内运动，由于鼻咽腔结构和气道分叉等解剖学特点，当含尘气流的方向突然改变时，尘粒可冲击并沉积在呼吸道黏膜上，这种作用与气流的速度、尘粒的空气动力学粒径有关。冲击作用是较大尘粒沉积在鼻腔、咽部、气管和支气管黏膜上的主要原因。在这些部位上沉积下来的粉尘如不及时被机体清除，长期慢性作用就可能引起慢性炎症及病变。

3）沉降作用

尘粒可受重力作用而沉降，沉降的速度与粉尘的密度和粒径有关。粒径或密度大的粉尘沉降速度快，当吸入粉尘时，首先沉降的是粒径较大的粉尘。

4）扩散作用

粉尘粒子可受周围气体分子的碰撞而形成不规则的运动，并引起在肺内的沉积。受到扩散作用的尘粒一般是指 0.5 μm 以下的尘粒，特别是小于 0.1 μm 的尘粒。

尘粒在呼吸系统的沉积可分为三个区域：上呼吸道区（包括鼻、口、咽和喉部）；气管、支气管区；肺泡区（无纤毛的细支气管及肺泡）。一般认为，空气动力学粒径在 10 μm 以上的尘粒大部分沉积在鼻咽部；10 μm 以下的尘粒可进入呼吸道的深部；而在肺泡内沉积的粉尘大部分是 5 μm 以下的尘粒，特别是 2 μm 以下的尘粒。进入肺泡内粉尘空气动力学粒径的上限是 10 μm，这部分进入到肺泡内的尘粒具有重要的生物学作用，因为只有进入肺泡内的粉尘才有可能引起肺尘埃沉着病。

目前对于沉积在呼吸系统不同区域的粉尘有不同的定义。如吸入性粉尘是指从鼻、口吸入整个呼吸道内的全部粉尘，这部分粉尘可引起整个呼吸系统的疾病；可吸入性粉尘是指从喉部进入到气管、支气管及肺泡区的粉尘，这部分粉尘除有可能引起肺尘埃沉着病外，还有可能引起气管和支气管的疾病；呼吸性粉尘是指能进入肺泡区的粉尘，是引起肺尘埃沉着病的病因。

（2）尘肺

尘肺是由于长期吸入空气中某些难溶的粉尘微粒并沉积于肺内引起肺组织病变的一类疾病，多数为职业性疾病。无机尘肺中常见的有煤矿工人肺、硅肺、石棉肺、铁肺和铅肺等。由于吸入的粉尘不同而病变也各异。有的引起肺的纤维化，如硅肺、煤硅肺、煤肺、石棉肺、铍肺等；有的不引起肺的纤维化，如锡末沉着症、钡末沉着症等，如图 3—3、图 3—4 所示。

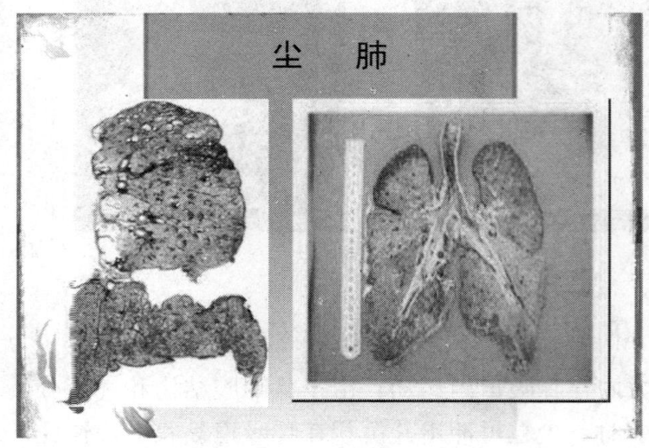

图 3—3　矿工的尘肺

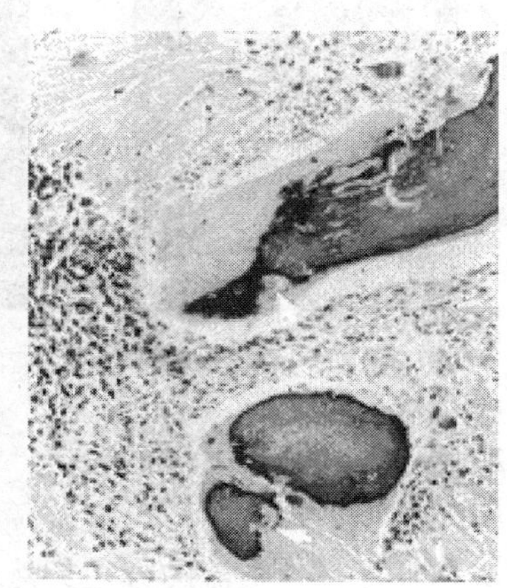

图 3—4　矿工的变异肺部细胞

我国的《职业病目录》列入了硅肺、煤工尘肺、石墨尘肺、炭黑尘肺、石棉肺、滑石尘肺、水泥尘肺、云母尘肺、陶工尘肺、铝尘肺、电焊工尘肺、铸工尘肺，以及根据《尘肺病诊断标准》和《尘肺病理诊断标准》可以诊断的其他尘肺，共计十三种，现简介如下：

1）硅肺

硅肺病是由于长期过量吸入含结晶型游离二氧化硅的岩尘所引起的尘肺病。硅肺患者一般在早期无症状或症状不明显，随着病变发展，症状增多，主要表现如下：

①咳嗽、咯痰。由于粉尘刺激和呼吸道炎症而咳嗽，或有反射性咳嗽。咳嗽的程度和痰量的多少与支气管炎或肺部继发感染密切相关，但与硅肺病变程度并无太大关联。少数患者咳血痰。如有反复大量咯血，则应考虑合并肺结核或支气管扩张。

②胸痛。40%～60%患者有针刺样胸痛，多位于前胸中上部的一侧或两侧，与呼吸、体位及劳动无关，常在阴雨天和气候多变时出现。

③胸闷、气急。程度与病变范围和性质有关。病变广泛且进展快，则气急明显，并进行性加剧。这是由于肺组织广泛纤维化，肺泡大量破坏，支气管狭窄以及胸膜增厚和粘连，导致通气和换气功能损害。患者有头昏、乏力、心悸、胃纳减退等症状。早期硅肺患者体检常无异常发现。重度硅肺时，由于结节融合，肺组织收缩，可有气管移位和浊叩音。

硅肺是尘肺中最常见、进展最快、危害最严重的一种类型。据全国尘肺流行病学调查，到 1986 年我国县及县以上全民和集体所有制企业接尘工人尘肺患病率为 4.1%。其中硅肺患者占尘肺的 48.3%，居第一位。

接触硅尘作业的工种主要有：采矿业的凿岩工、放炮工、支柱工、运输工及煤矿的岩石掘进工等，开山筑路、隧道和涵洞的风钻工、爆破工等，钢铁冶金业的原料破碎工等，机械制造业的翻砂、清砂、喷砂工等，耐酸、耐火材料业的制造、焙烧等工种，玻璃、搪瓷、陶瓷业的原料破碎、研磨、运输等工种。

硅肺发病与作业人员接触石英粉尘游离二氧化硅含量、粉尘浓度、时间有密切关系。一般发病比较缓慢，多在接触粉尘5～10年开始发病。接触含二氧化硅量较高，粉尘浓度大，缺乏个人防护措施，接触粉尘1～2年就发生硅肺，称为“速发性硅肺”。有的作业人员接触过一定量的石英粉尘，当时并没有查出患有硅肺，而在脱离粉尘若干年后才查出硅肺，称为“晚发性硅肺”。

由于硅尘吸入刺激呼吸道引起反射性咳嗽，但咳嗽的程度和痰量的多少与呼吸道感染密切相关，而与硅肺病变程度并不一致。少数患者咳有痰血。若有反复大咯血，应考虑合并肺结核或支气管扩张。早期常感前胸中上部与呼吸体位及劳动无关的针刺样疼痛，常在气候多变时发生。胸闷和气急的程度与病变范围及性质有关。病变广泛且进展快，则气急明显，并进行性加重。患者尚可有头昏、乏力、失眠、心悸、胃纳不佳等症状。

硅肺的发病机制是：游离二氧化硅颗粒进入肺泡后，被聚集在肺淋巴管起始部位的肺巨噬细胞所吞噬，游离二氧化硅对巨噬细胞有极强的毒性作用，可致其自溶死亡。二氧化硅被吞噬后，被包裹在吞噬细胞溶酶体中，由于石英表面的羟基和巨噬细胞溶酶体膜脂蛋白结构上的氢原子受体（氧、氮及硫原子）间形成氢键，引起细胞膜的改变和通透性的变化，导致巨噬细胞溶酶体崩解，并释放出酸性水解酶进入细胞内，继而导致巨噬细胞死亡，并再次将石英粒子释放，形成恶性循环，造成更多的细胞受损。受损的巨噬细胞释放出非脂类“致纤维化因子”，刺激成纤维细胞，导致胶原纤维增生，形成以胶原纤维为中心的病灶结节——硅结节。硅结节向全肺扩展并相互融合，造成双肺弥漫性损害。纤维化不仅局限于肺内，也存在于巨噬细胞所迁移到的淋巴结内。在许多硅肺病人中已发现血清γ球蛋白水平增高，自身抗体的存在，以及在硅肺病变中存在γ球蛋白，故提出了硅肺发生的免疫学机制，但免疫成分似乎不参与对巨噬细胞的杀伤和纤维化形成，因此为次要发病机制。

硅肺是尘肺中最为严重、也是我国目前最为常见、影响面最为广泛的一种职业病。硅肺常见的并发症有：肺结核，由于患者抵抗力降低，易受结核菌感染；自发性气胸，常在剧咳或用力憋气后发生；肺气肿。

2）煤工尘肺

煤工尘肺是指煤矿工人长期吸入生产性粉尘所引起的尘肺的总称，是由于作业人员长期吸入较高浓度的煤尘或煤硅尘所致。因煤尘中游离二氧化硅含量不同，煤工尘肺可分为硅肺、煤硅肺和煤肺。

煤工尘肺的发病工龄一般较长，均在15～20年或者更长，病程发展比较缓慢，患者早期多无症状。随着年龄增长及尘肺病变的进展，加之合并呼吸道感染，逐渐会出现咳嗽、咳黑痰、胸闷、胸痛、气急等症状。

3）石墨尘肺

石墨尘肺是指长期吸入较高浓度石墨粉尘导致的肺部呈弥漫性纤维化和肺气肿病变的尘肺。在石墨矿的开采、碎矿、浮选、烘干、筛粉和包装各工序；以石墨为原料制造各种石墨制品，如坩埚、滑润剂、电极、耐腐蚀管材等；使用石墨作为钢锭涂复剂、铸模涂料等生产过程中，均可发生石墨尘肺。石墨尘肺可分为两类：二氧化硅含量在5%以下的石墨粉尘所致的尘肺为石墨肺；二氧化硅含量在5%以上的石墨粉尘所致的尘肺为石墨硅肺。

石墨分为天然石墨和人工合成石墨两种。天然石墨矿石是混有各种矿物质的结晶碳元素，游离二氧化硅含量有较大差异。石墨主要用于制造电极、石墨炉、石墨坩埚、原子反应堆的中子减速器、铅笔芯等，钢铁浇铸、机械润滑、铸模的涂面等也需用石墨。作业人员如果长期吸入大量高浓度的石墨粉尘，所患尘肺多是混合性尘肺。

石墨尘肺发病工龄一般较长，多在15～20年，表现症状也较轻，一般无明显症状，一部分患者可有轻度咽部发干、咳嗽、咳黑色黏痰，劳动后可出现胸闷、气急等症状。石墨尘肺患者病情发展较缓慢。

4）炭黑尘肺

生产和使用炭黑的工人长期吸入较高浓度的炭黑粉尘所引起的尘肺称为炭黑尘肺。炭黑多半是以石油、天然气、松脂、焦炭等为原料，经炉内燃烧后取其烟尘制成，多用于制造轮胎、电极、塑料、油漆、印刷油墨、颜料、墨汁、唱片等，还用于脱色剂、净化剂、助滤器、炭黑纸的制造。

炭黑尘肺病症状多不明显，仅有部分患者有胸闷、气短、咳嗽、咳痰等症状，多数患者一般都能参加一定的生产劳动，病程发展也较缓慢，发病工龄多在15年以上。

5）石棉肺

石棉肺是指在生产过程中长期吸入石棉粉尘所引起的以肺组织纤维化病变为主的疾病。

石棉是含有铁、镁、镍、铝、钙等硅酸盐的纤维状矿物，我国是世界上盛产石棉的国家之一。石棉还是一种致癌物，石棉肺患者易并发恶性肿瘤。石棉多用于建筑、造船、航天和交通机械中的隔热、保温、防火、制动材料等。

石棉肺的发病与生产环境中的石棉粉尘浓度密切相关，一般发病工龄在10～15年。石棉肺发病早期症状很轻，仅有轻微咳嗽，无痰或少量黏液痰。到晚期可出现气短、胸闷等症状。石棉肺患者在晚期易并发较严重的肺心病，肺癌和胸膜间皮瘤是石棉肺的严重并发症。

6）滑石尘肺

滑石尘肺是长期吸入滑石粉尘而引起的以慢性肺组织纤维增生为主要损害的疾病。

滑石常用于造纸业、陶瓷业、纺织业、化工生产、医药工业等。

滑石尘肺的发病多缓慢，发病工龄多在10年以上。滑石尘肺发病症状一般都较轻，病情较重的患者可出现呼吸困难等症状。滑石尘肺的常见并发症有慢性支气管炎和肺气肿等，进入晚期的少数患者可并发肺心病。

7）水泥尘肺

水泥尘肺是指长期吸入高浓度水泥生产过程中所产生的粉尘（包括生料、熟料和成品）而引起的尘肺。

水泥是由石灰石、黏土、矿渣、煤粉、铁粉、石膏等原材料在一定温度及条件下组成的混合物，水泥尘中的游离二氧化硅含量一般为2%～5%。

水泥尘肺发病工龄一般在10～20年。水泥尘肺发病慢，病情进展也较缓慢，症状表现多不明显。水泥尘肺的常见并发症有慢性支气管炎、支气管哮喘等。

8）云母尘肺

云母尘肺是指长期吸入云母粉尘而引起的以慢性肺组织纤维增生为主的疾病。

云母为天然的铝、铁、钾的硅酸盐，广泛应用于电器工业和国防工业。在开采、加工云母矿的过程中会产生大量的云母粉尘，尤其是在开矿时粉尘中往往含有一定量的游离二氧化硅。

云母尘肺发病缓慢，发病工龄一般在 15 年以上，病情进展一般较缓慢，临床症状主要表现为气短、咳嗽、咳痰、胸痛。此外，云母粉尘对上呼吸道有刺激作用，可表现为鼻腔干燥、鼻塞等症状。云母尘肺患者一般多患有慢性鼻炎、慢性支气管炎等并发症。

9）陶工尘肺

陶工尘肺是指瓷土采矿工人和陶瓷制造工人长期吸入大量陶土粉尘而引起的尘肺。瓷土开采、原料粉碎、配料、制坯、成型、烘干、修坯、施釉、焙烧等各工序均可产生粉尘。

陶工尘肺临床症状表现较轻，患者早期有轻度咳嗽，咳少量痰，在爬坡、劳动时可感到胸闷、气急。陶工尘肺患者易并发肺结核病和肺炎，病情严重者还会出现呼吸困难、心慌等症状。

10）铝尘肺

铝尘肺是指长期吸入较高浓度金属铝尘或氧化铝粉尘所致的尘肺。

铝为银白色轻金属。铝矾土是铝在自然界中存在的主要矿石，从铝矾土中提取三氧化二铝，再制取金属铝。铝合金密度小、强度大，作为轻型材料被广泛应用于航空、船舶、建筑材料及电器工业，金属铝粉可用于制造炸药、导火剂等。

铝尘肺患者发病最短工龄为 3 年，最长工龄可在 37 年。患者临床表现一般不十分明显，可有咳嗽、咳痰、胸痛、胸闷、气短、乏力等症状。

11）电焊工尘肺

电焊工尘肺是长期吸入高浓度的电焊烟尘而引起的以慢性肺组织纤维化增生为主的一种尘肺。

焊接是工业生产中使用非常广泛的一种技术。在焊接过程中，不同材料制成的焊条及被焊物件，在高温下均会逸散出大量烟尘和有毒气体。焊条由焊芯和药皮组成。焊芯除含有大量铁外，还有碳、锰、硅、铬、镍、硫、磷等。药皮内的材料则主要含有大理石、萤石、金红石、淀粉、水玻璃、锰铁、硅铁、铬铁等。在焊接作业产生的烟尘中，含有许多有毒有害化学成分，焊尘和有毒气体的成分因使用不同的焊条而有所差异。电焊工长期吸入大量高浓度的电焊烟尘，尤其是常在密闭容器内或通风不良的环境中进行电焊作业，就有可能患电焊工尘肺和毒物中毒等职业病。

电焊工尘肺发病工龄一般在 15～20 年，病情发展也较缓慢，临床症状较轻微。此外，电焊工尘肺常并发肺结核、锰中毒、氟中毒（某些焊条药皮中含有萤石，焊接时会有大量氟化物逸散）、金属烟雾热、电光性眼炎等。

12）铸工尘肺

铸工尘肺是指铸造作业中的翻砂、造型作业者长期吸入游离二氧化硅含量低的黏土、石墨、煤粉、石灰石、滑石粉等混合性粉尘而引起的尘肺。

铸造作业是机械制造工业的首道工序，在型砂的粉碎、搅拌、运输、使用，以及在砂箱拆开、清砂和清理铸件时，都会产生大量粉尘。尘肺多发生在接触粉尘浓度大、含游离二氧化硅较高的工种（如铸钢清砂、配砂、喷砂工等）中。

铸工尘肺一般发病缓慢，病情也多不严重。多因并发慢性支气管炎、肺气肿等疾病时，才表现有咳嗽、咳痰、气短等呼吸系统症状。此外，铸工尘肺患者还易并发肺结核、自发性气胸等疾病。

(3) 局部作用

吸入的粉尘颗粒作用于呼吸道黏膜，早期可引起其功能亢进、充血、毛细血管扩张、分泌增加，从而阻滞更多粉尘，久之则酿成肥大性病变，黏膜上皮细胞营养不足，最终造成萎缩性改变；粉尘产生的刺激作用，可引起上呼吸道炎症；作用于眼角膜的硬度较大的粉尘可引起角膜外伤及角膜炎。

(4) 全身中毒作用

吸入含有铅、锰、砷等毒物的粉尘可引起全身中毒。

2. 有机粉尘对呼吸系统的危害

有机粉尘可给人体带来多种危害，表 3—1 列出了工作环境中常见的有机粉尘危险源。

表 3—1　　有机粉尘危险源举例

环境	危险源
农业	处理谷物、干草或其他庄稼 甘蔗生产 温室 储草室
畜牧业	猪/牛奶场、分娩室 禽舍与植物加工 实验动物、农用动物及宠物
工业	植物纤维加工（棉、亚麻、大麻等） 发酵 木材与木制品加工 面包房 生物技术加工
建筑业	加湿工地的污水 建筑物上或通风管道中的微生物
垃圾处理	污水与淤泥 生活垃圾 施肥

有机粉尘除可引起上呼吸道黏膜的炎症（包括慢性鼻炎、慢性咽炎和慢性扁桃体炎）、尘源性支气管炎、职业性哮喘外，还会引起以下几种较严重的疾病：

(1) 棉尘病

在很多有纺织工业的国家均有报道，棉尘病是指吸入棉、亚麻、软大麻等粉尘引起的以支气管痉挛为主的疾病，又称“星期一热”。早期典型症状是每当工休一天或数天后再工作的第一天，在下班前因支气管痉挛出现胸部紧束感，气急、咳嗽，有的还有发热等症状。多在工作的第二天以后症状减轻乃至消失。有的工人接触这种粉尘 10～20 年以后，发病可逐渐频繁，甚至每天均有症状出现。晚期可出现慢性气道阻塞性症状、支气管炎、支气管扩张乃至肺气肿。此时，虽脱离工作，持续支气管痉挛症状、体征也不缓解，肺通气功能明显受损；有的最后导致右心衰竭。肺部无特异性病理改变和 X 射线征象。

（2）外源性过敏性肺泡炎

外源性过敏性肺泡炎是由于吸入有机粉尘而引起的肺泡过敏性炎症反应，在组织学上出现结节样肉芽肿，在血清学上出现特异性沉淀抗体。目前国内外较公认的有机粉尘所致的外源性过敏性肺泡炎有农民肺、养鸟人肺、纸浆工人肺、软木栓尘肺、锯末尘肺、除虫菊肺泡炎、空调器病、污水淤泥病等。此类疾病均可出现发热、咳嗽、气急、呼吸困难等症状。

农民肺主要发生在饲料（枯草或粮谷）粉碎工中，尤其在粉碎霉变的草料和粮谷的工人中多见。致病的病原体主要是某些嗜热性放线菌、小多芽孢霉菌和普通高温放线菌。主要症状表现是从接触至出现畏寒、发热、呼吸急促，常相隔 4～8 小时，有时伴有干咳，2～3 天后症状多自行消失，常易误诊为感冒。如接触霉变枯草 2～3 个月，急性症状反复发作，症状加重，X 射线胸片可见粟粒状阴影。持续若干年，则产生不可逆的肺组织纤维增生，伴有肺气肿和支气管扩张，X 射线片上见蜂窝状表现，肺功能出现改变，丧失劳动能力。

（3）有机尘肺

有机粉尘虽然对细胞的毒性不甚明显，但大量沉积在肺泡腔内，由于异物作用和机械刺激作用，可引起异物性肉芽肿，进一步可发展为肺间质纤维化。有机尘肺的主要类型有木尘肺、茶尘肺及人工合成有机物引起的合成纤维尘肺、酚醛树脂尘肺等。

（4）致癌作用

国外已有很多相关研究证实了接触木尘与鼻部癌症有关。国际癌症研究中心（CIRC）大量流行病学资料显示木工鼻腔癌和副鼻窦癌是由职业性因素引起，国际劳工组织（ILO）已把家具行业引起的副鼻窦癌列入职业性癌症名单。主要的致癌木材有山榉、橡树、胡桃树、红木、柚树等。这些都提醒我们，对于木尘致癌的问题应开展更大人群的调查研究。

综上所述，可以看出有机粉尘会给人体带来多种危害，切不可掉以轻心，应加强其预防措施和卫生标准的研究，以保障有机粉尘接尘作业工人的身体健康。

3. 有毒颗粒物通过皮肤对人体的危害

皮肤是机体抵御外界刺激的第一道防线，在化工生产中，皮肤接触外界刺激物的机会最多，在许多毒物刺激下，会造成皮炎和湿疹、痤疮和毛囊炎、溃疡、脓疱疹、皮肤干燥、皲裂、色素变化、药物性皮炎、皮肤瘙痒、皮肤附属物及口腔黏膜病变等症。

许多有毒颗粒物可由穿透皮肤或皮肤接触进而造成全身性或局部性的伤害。经表皮进入体内的毒物要经三种屏障：第一道是皮肤的角质层，一般分子量大于 300 的物质不易透过无损的皮肤；第二道是位于表角质层下面的连接角质层，其表皮细胞富有固醇、磷脂，能阻碍水溶性毒物通过，而让脂溶性毒物透过并扩散，经乳头毛细血管进入血液；第三道是表皮与真皮连接处的基膜。脂溶性毒物经表皮吸收后，还需有水溶性才能进一步扩散和吸收，所以水、脂都溶的物质（如苯胺）易被皮肤吸收，只脂溶而水溶极微的苯经皮肤吸收量较少。毒物经皮肤进入毛囊后，可绕过表皮的屏障直接透过皮脂腺细胞和毛囊壁而进入真皮，再从下面向表皮扩散，但这个途径不如表皮吸收重要。如果表皮屏障的完整性被破坏，如外伤、灼伤等，可促进毒物的吸收。黏膜吸收毒物的能力远较皮肤强，部分粉尘可以通过黏膜吸收。

粉尘的物理状态、化学性质、溶解度以及作用的部位不同，对人体的危害也不同。一般情况下，刺激性粉尘落在皮肤上可引起皮炎；夏季多汗，粉尘易堵塞毛孔而引起毛囊炎、脓皮病等；碱性粉尘在冬季可引起皮肤干燥、皲裂；放射性粉尘可造成放射性损伤；某些硬质粉尘可损伤角膜及结膜，引起角膜混浊和结膜炎等；粉尘堵塞皮肤腺和机械性刺激皮肤时，可引起粉刺、毛囊炎、脓皮病及皮肤皲裂等；粉尘进入外耳道混在皮脂中，可形成耳垢；接触玻璃纤维可引起皮肤瘙痒症；粉尘堵塞皮肤毛囊、汗腺可引起粉刺、毛囊炎、脓皮病等。

此外，一些烟尘或粉尘接触眼部，或化学物质的碎屑、液体飞溅到眼部，可能发生色素沉着、过敏反应、刺激炎症或腐蚀灼伤。如醌、对苯二酚等，可使角膜、结膜染色；硫酸、盐酸、硝酸、石灰、烧碱和氨水等与眼部接触，可使接触处角膜、结膜立即坏死糜烂；与碱接触的部位，碱会由接触处迅速向深部渗入，可损坏眼球内部。由化学物质中毒所造成的眼部损伤有视野缩小、瞳孔缩小、眼睑缩小、眼睑病变、白内障、视网膜及络膜病变等。

三、生产性粉尘的理化性质

粉尘的理化性质包括粉尘的化学成分、分散度、溶解度、密度、形状、硬度、荷电性和爆炸性等。

1. 粉尘的化学成分

粉尘的化学成分、浓度和接触时间是直接决定粉尘对人体危害性质和严重程度的重要因素。根据粉尘化学性质不同，粉尘对人体有致纤维化、中毒、致敏等作用。对于同一种粉尘，它的浓度越高，与其接触的时间越长，对人体的危害越大。

2. 分散度

分散度是表示粉尘颗粒大小的一个概念，它与粉尘在空气中呈浮游状态的持续时间有密切关系。在生产环境中，由于通风、热源、机器转动以及人员走动等原因，使空气经常流动，从而使尘粒沉降变慢，延长其在空气中的浮游时间，被人员吸入的机会就越多。粉尘被吸入机体的概率与其在空气中停留时间的长短有关，粉尘分散度高，沉降速度慢，稳定程度高，被吸入的概率就大。稳定程度也与粉尘的密度和形状有关。粒径相同的粉尘，密度大则沉降速度快，密度小则沉降速度慢。一般大的尘粒（10 μm 左右）大多数在上部呼吸道被阻留；直径小于 5 μm 的粉尘对机体的危害较大，也易于到达呼吸器官的深部。动物实验发现，2 μm 左右的粉尘对人体危害较大。

3. 溶解度与密度

粉尘的溶解度大小与对人危害程度的关系，因粉尘作用性质不同而异。主要呈化学毒副作用的粉尘，随溶解度的增加危害作用增强；主要呈机械刺激作用的粉尘，随溶解度的增加危害作用减弱。有些粉尘（如面粉、糖）在体内容易溶解吸收或排出，对人体危害不大。有些粉尘（如石英、石棉）溶解度不大，但对人体危害却较严重。

粉尘颗粒度的大小与其在空气中的稳定程度有关。尘粒大小相同，密度大者沉降速度快、稳定程度低。

4. 形状与硬度

粉尘颗粒的形状多种多样。质量相同的粉尘颗粒因形状不同，在沉降时所受阻力也不同。因此，粉尘的形状影响其稳定程度。坚硬且外形尖锐的尘粒可能引起呼吸道黏膜机械损伤。

5. 荷电性

高分散度的尘粒通常带有电荷，与作业环境的湿度和温度有关。尘粒带有异种电荷时，可促进凝集、加速沉降。带电荷的粉尘在呼吸道可被阻留。

6. 爆炸性

高分散度的煤炭、糖、面粉、硫黄、铝、锌等粉尘具有爆炸性。发生爆炸的条件是高温（火焰、火花、放电）和粉尘在空气中达到足够的浓度。可能发生爆炸的粉尘最小浓度：各种煤尘为 30～40 g/m^3，铝及硫黄为 7 g/m^3，糖为 10.3 g/m^3。

第二节　粉尘危害的个体防护

一、粉尘危害个体防护用品的分类

粉尘对人体的伤害主要体现在呼吸系统和皮肤两方面，因此，粉尘危害的个体防护用品主要包括呼吸防护用品和皮肤防护用品。

1. 呼吸防护用品

通常用于防尘的呼吸防护用品是自吸过滤式防颗粒物呼吸器（俗称防尘口罩）。在有些情况下，如毒气和粉尘并存时，可以采用带滤烟层的自吸过滤式防毒面具；粉尘浓度特别高时，可以选用长管呼吸器、自给开路式压缩空气呼吸器、氧气呼吸器等。

2. 皮肤防护用品

（1）防尘服

保护生产者免受作业环境的物理、化学和生物因素的伤害。防护服分为特殊防护服和一般作业服两类。特殊防护服有阻燃防护服、防静电工作服、防酸工作服、带电作业屏蔽服、防 X 射线工作服、防寒服、防水服、防微波服、潜水服、防尘服等。

（2）防护手套

无尘室手套一般而言主要材质有三类，即乳胶手套、丁腈橡胶及聚氯乙烯（PVC）手套。对于乳胶手套而言，其已被证实具有阻隔微生物传染的作用，可以预防感染性疾病的发生。

（3）防尘护目镜

保护作业人员的眼（面）部，防止异物、紫外光、电磁辐射、酸碱溶液的伤害。主要产品有焊接护目镜和面具、炉窑护目镜和面具、防冲击眼护具、防微波眼镜、防X射线眼镜、防化学（酸碱）眼罩、防尘眼镜等。

（4）防护鞋

保护足部免受各种伤害。目前我国防护鞋的产品有耐高温鞋、绝缘鞋、防静电鞋、导电鞋、耐酸碱鞋、耐油鞋、工矿防水鞋、防刺穿鞋等。

二、自吸过滤式防颗粒物呼吸器

自吸过滤式防颗粒物呼吸器旧称防尘口罩，是呼吸道防尘用品中使用面较为广泛的一种。它的性能不仅要起到防御各种粉尘的作用，而且要适应人体的生理卫生要求、作业条件、劳动强度等方面的需要。这种产品是靠佩戴者的呼吸力量克服部件的阻力，用于防尘的一种净气过滤式呼吸防护器具。

自吸过滤式防颗粒物呼吸器，我国的原国家标准中称为自吸过滤式防尘口罩，通用的检测标准为LD 29—1992《防尘口罩》和GB/T 2626—1992《自吸过滤式防尘口罩通用技术条件》，2006年国家标准化委员会以强制标准GB 2626—2006《呼吸防护用品 自吸过滤式防颗粒物呼吸器》替代上述标准。为了适应标准的变化，防尘口罩的名称也变更为自吸过滤式防颗粒物呼吸器。

1. 自吸过滤式防颗粒物呼吸器的分类

（1）面罩分类

面罩按结构分为随弃式面罩、可更换式半面罩和全面罩三类，如图3—5、图3—6和图3—7所示。

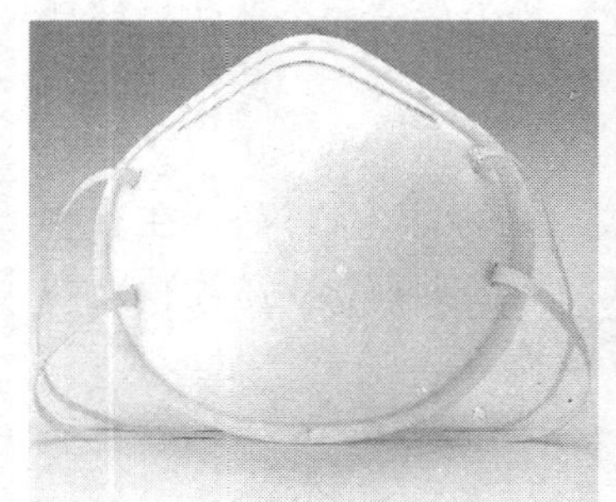

图3—5 随弃式面罩

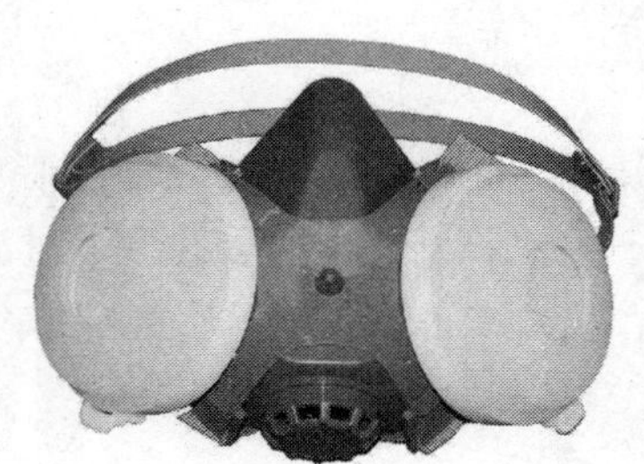

图3—6 可更换式半面罩

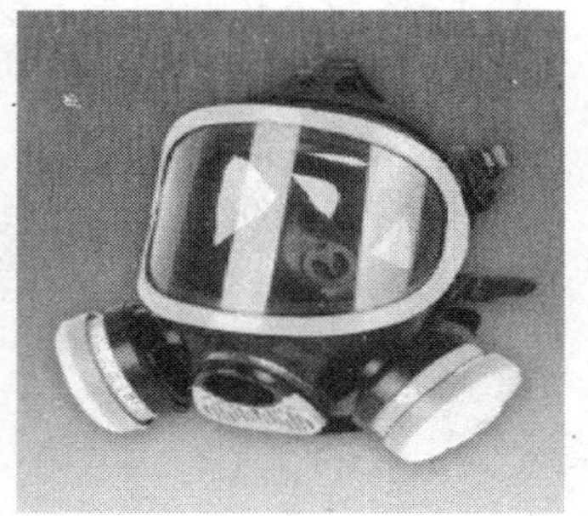

图3—7 全面罩

1）随弃式面罩

是由滤料构成面罩主体的不可拆卸的半面罩，有或无呼气阀，如图3—8、图3—9所示，一般不能清洗再用，任何部件失效时即应废弃。

2）可更换式面罩

有单个或多个可更换过滤元件的密合型面罩，如图3—10、图3—11所示，有或无呼吸导管。

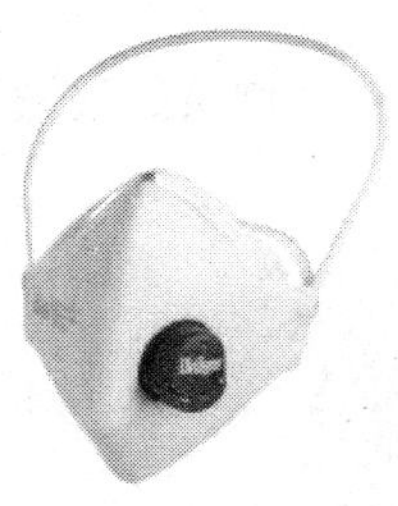
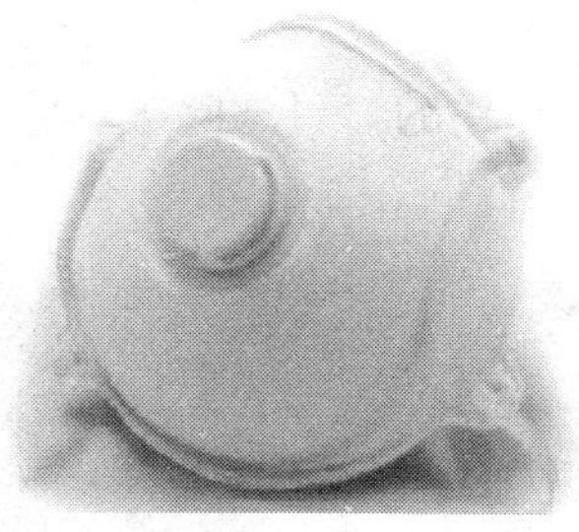
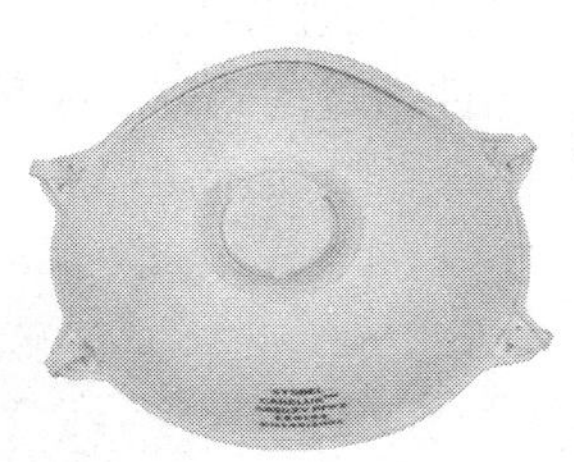

图3—8　有呼气阀随弃式面罩

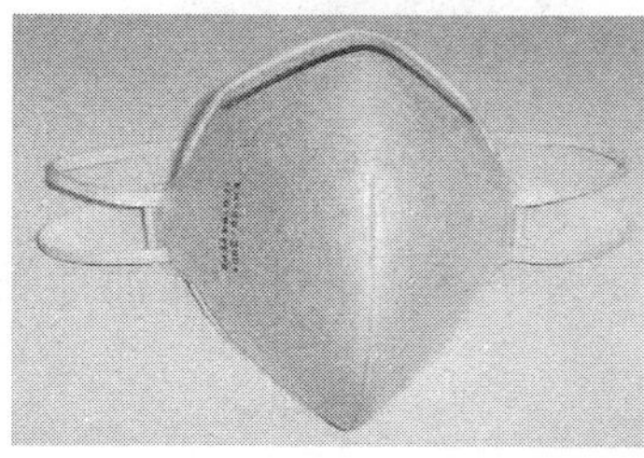
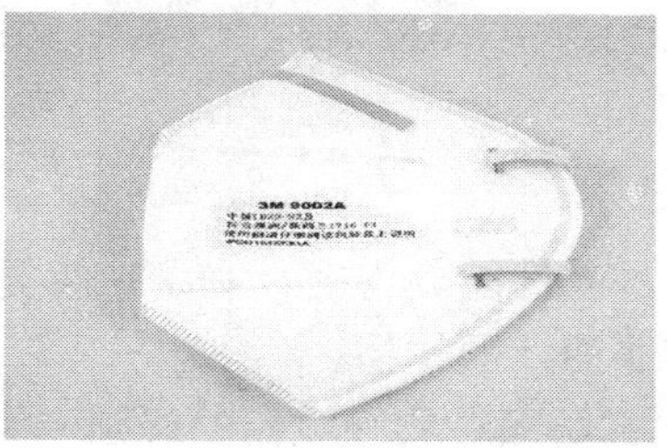

图 3—9　无呼气阀随弃式面罩

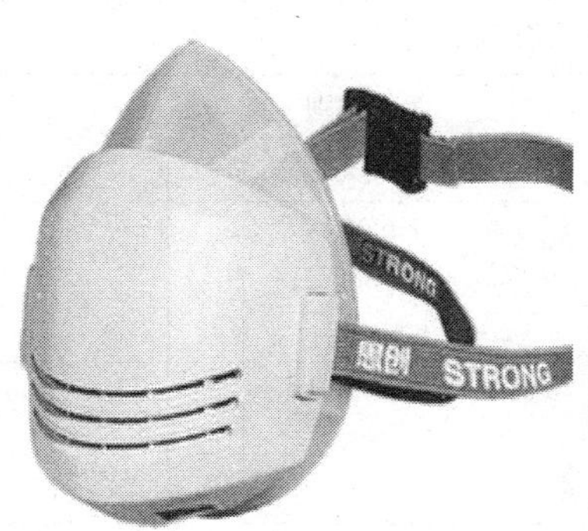

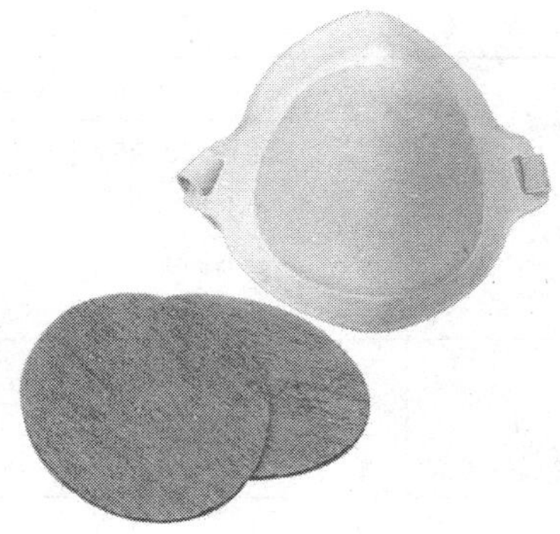

图 3—10　单个可更换过滤元件的密合型面罩

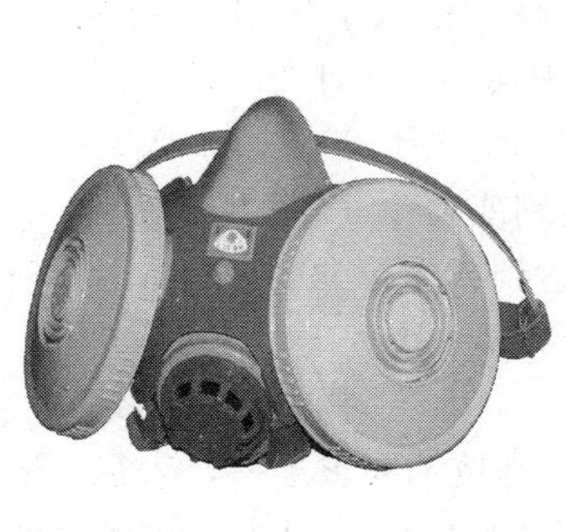
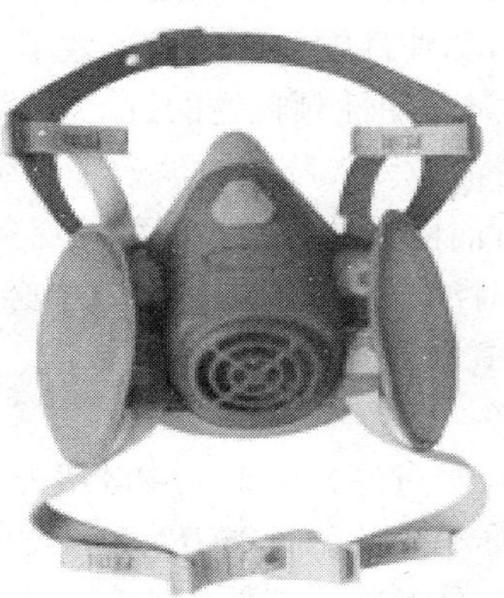

图 3—11　多个可更换过滤元件的密合型面罩

（2）过滤元件分类

过滤元件指过滤式呼吸防护用品使用的，可滤除吸入空气中有害物质的过滤材料或过滤组件，如图 3—12 所示。

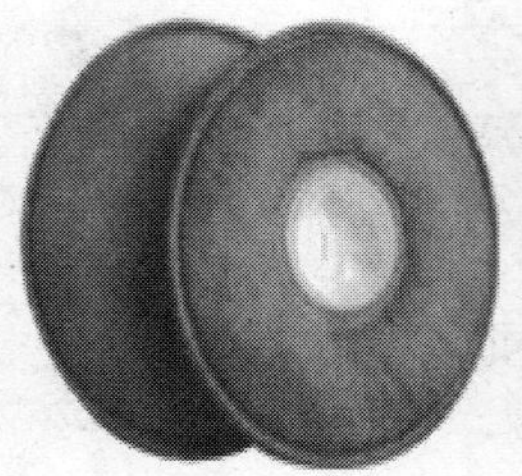
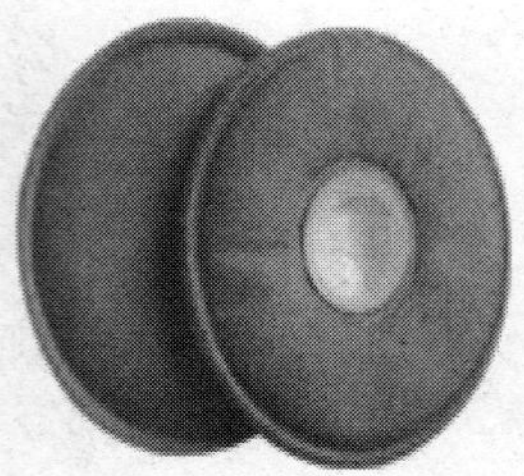

图 3—12　过滤元件

过滤元件按过滤性能分为 KN 和 KP 两类，KN 类适用于过滤非油性颗粒物，KP 类适用于过滤油性和非油性颗粒物。

2. 自吸过滤式防颗粒物呼吸器的级别

自吸过滤式防颗粒物呼吸器以过滤元件的级别为主要分级指标，见表 3—2。

表 3—2　过滤元件级别

过滤元件分类	面罩类别		
	随弃式面罩	可更换式半面罩	全面罩
KN	KN90 KN95 KN100	KN90 KN95 KN100	KN95 KN100
KP	KP90 KP95 KP100	KP90 KP95 KP100	KP95 KP100

其中：

KN90 表示对非油性颗粒物的过滤效率必须达到或大于 90%。

KN95 表示对非油性颗粒物的过滤效率必须达到或大于 95%。

KN100 表示对非油性颗粒物的过滤效率必须达到或大于 99.97%。

KP90 表示对油性颗粒物的过滤效率必须达到或大于 90%。

KP95 表示对油性颗粒物的过滤效率必须达到或大于 95%。

KP100 表示对油性颗粒物的过滤效率必须达到或大于 99.97%。

3. 自吸过滤式防颗粒物呼吸器的标准

（1）过滤效率

过滤效率是自吸过滤式防颗粒物呼吸器的关键技术要求之一，表征自吸过滤式防颗粒物呼吸器滤棉对标准粉尘的防护能力。KN 类和 KP 类分别采用非油性和油性颗粒物作为测试介质进行检测，充分考虑了工作场所存在的粉尘性质，符合我国职业防护的实际需求。在标准中，用氯化钠颗粒物检测 KN 类过滤元件，用邻苯二甲酸二辛酯或性质相当的油类颗粒物检测 KP 类过滤元件。

在检测过程中，每个样品的过滤效率要符合表 3—3 的要求。

表 3—3　　　　　　　　　　过滤元件的过滤效率

过滤元件的类别和级别	用氯化钠颗粒物检测	用油类颗粒物检测
KN90	≥90.0%	不适用
KN95	≥95.0%	不适用
KN100	≥99.97%	不适用
KP90	不适用	≥90.0%
KP95	不适用	≥95.0%
KP100	不适用	≥99.97%

（2）泄漏率

粉尘通过自吸过滤式防颗粒物呼吸器“漏”到人体有两个途径，一是通过滤棉，二是通过口罩与面部的结合部分，而泄漏率正是考察面罩与使用者面部密合性的重要指标。很显然，佩戴不密合面罩是不可能提供有效防护的，即使滤料效率再高，有害物也会从泄漏处进入面罩，达不到防护的目的。

1）随弃式面罩总泄漏率（TIL）要求见表 3—4。

表 3—4　　　　　　　　　　过滤元件的泄漏率（TIL）

滤料级别	以每个动作的 TIL 为评价基础时，50 个动作中至少有 46 个动作的 TIL	以人的总体 TIL 为评价基础时，10 个受试者中至少有 8 个人的总体 TIL
KN90 或 KP90	＜13%	＜10%
KN95 或 KP95	＜11%	＜8%
KN100 或 KP100	＜5%	＜2%

2）可更换式面罩泄漏率（IL）

当以每个动作的 IL 为评价基础时，50 个动作中至少有 46 个动作的 IL 应小于 5%；并且，以人的总体 IL 为评价基础时，10 个受试者中至少有 8 个人的总体 IL 应小于 2%。

3）全面罩泄漏率

当以每个动作的 IL 为评价基础时，每个动作的 IL 应小于 0.05%。

（3）呼吸阻力

自吸过滤式防颗粒物呼吸器不仅应具有良好的防护性能，还必须具有良好的生理舒适性能。呼吸阻力是评价自吸过滤式防颗粒物呼吸器舒适性能的重要指标。佩戴自吸过滤式防颗粒物呼吸器会使作业人员的呼吸阻力增大，阻力增大的幅度会因个人的呼吸频率、深度和肺通气量的不同而不同，阻力过大可引起呼吸道机械性狭窄，氧耗增加，呼吸困难，从而导致作业人员工作能力降低。一般来说，产品的呼吸阻力应尽可能地小。标准要求样品的总吸气阻力不大于 350 Pa，总呼气阻力不大于 250 Pa。

（4）呼气阀气密性

有些自吸过滤式防颗粒物呼吸器上装有呼气阀。呼气阀是自吸过滤式防颗粒物呼吸器上的止回阀，属于单向阀门，如图 3—13 所示。

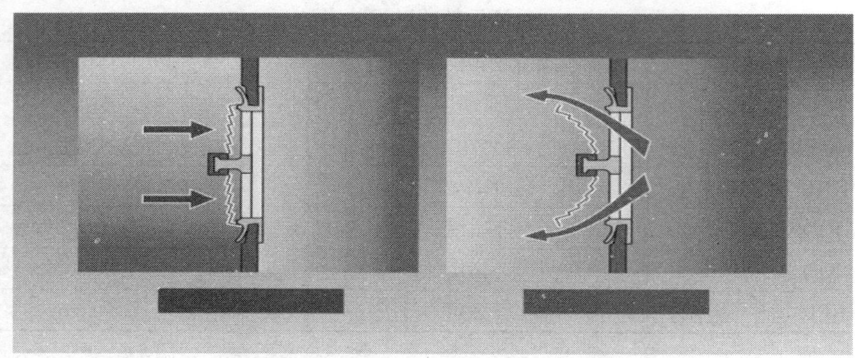

图 3—13　呼气阀示意图

当使用者吸气时，口罩内部为负压，阀门关闭，空气从过滤材料进入呼吸区；呼气时，口罩内为正压，呼气阀开启，呼气直接排出。呼气阀能够防止呼出的潮气通过滤料，从而影响滤料的过滤效果。另外，增加呼气阀能够减小呼气阻力，从而有利于工作人员长时间工作。呼气阀直接影响面罩的泄漏率，在面罩佩戴使用过程中尤其重要。在设计时，应选取好的阀片如硅胶片，阀片与阀座的结合部位要尽量光滑，无污染。

检测呼气阀时，只检测半面罩。不得出现下述情况：抽气流速已经达到 500 mL/min 时，系统负压达不到 1.18 kPa；呼气阀恢复至常压的时间小于 20 s。

（5）视野

视野是保证作业者正常工作的指标之一。面罩（包括过滤元件）视野应满足表 3—5 的要求。

表 3—5　　过滤元件的视野

<table>
<tr><th rowspan="3">视野</th><th colspan="3">面罩类别</th></tr>
<tr><th rowspan="2">半面罩</th><th colspan="2">全面罩</th></tr>
<tr><th>大眼窗</th><th>双眼窗</th></tr>
<tr><td>下方视野</td><td>≥60%</td><td>不适用</td><td>不适用</td></tr>
<tr><td>总视野</td><td rowspan="2">不适用</td><td>≥70%</td><td>≥70%</td></tr>
<tr><td>双目视野</td><td>≥80%</td><td>≥20%</td></tr>
</table>

（6）死腔

面罩死腔直接影响佩戴者吸入空气的成分，死腔过大，吸入气体中二氧化碳含量较高，容易引起使用者呼吸困难；当吸入空气中二氧化碳含量超过 2%时，就会发生呼吸障碍。所以，在标准中规定佩戴呼吸器模拟呼吸时，吸入气中二氧化碳含量应不超过 1%。

（7）头带及连接部件的强度

为了保证作业人员佩戴呼吸器时，不发生头带、滤棉及其他组件滑脱或断裂的情况，标准中对头带及连接部件的强度进行了规定。对于随弃式口罩，其头带应能经受 10 N 的拉力持续 10 s，不发生滑脱或断裂。对于可更换式半面罩，头带及连接部件应能承受 50 N 的拉力持续 10 s，不发生滑脱或断裂。对于全面罩，头带应能承受 150 N 的拉力持续 10 s，连接部件应能承受 250 N 的拉力持续 10 s，不发生滑脱或断裂。

（8）面罩阻燃性

自吸过滤式防颗粒物呼吸器在意外接触火焰时，其阻燃性能的好坏直接关系到使用者的安全。标准中要求，暴露于火焰的各部件在从火焰移开后不应燃烧；若燃烧，续燃时间不应超过 5 s。面罩的阻燃性是衡量面罩质量的重要指标之一，因此企业在产品的设计上，应选择适当的材料，并应对面罩做相应的阻燃处理。

4. 自吸过滤式防颗粒物呼吸器产品介绍

（1）随弃式面罩

通过覆盖人的口、鼻及下巴部分，形成一个和脸密封的空间，靠人吸气迫使污染空气经过滤料过滤。随弃式面罩本体通常用防颗粒物的过滤材料制成，靠头带或耳带固定，人脸鼻处的密封通常借助金属鼻夹帮助塑造，但也有依靠其他方法实现的，有些还在随弃式面罩内鼻夹部位增加密封垫。由于随弃式面罩没有可以更换的部件，所以失效后需要整体废弃。

随弃式面罩目前比较常用的叫法为简易防尘口罩，其形式很多，包括平面式、半立体式（如鸭嘴形折叠式、蚌形折叠式）、立体式（如模压式、半面罩式）等。面罩主体由滤料组成，有的还加一个出气阀以减小呼气阻力。杯罩式依靠一个预先模压成型的结构支撑过滤材料，优点是不容易塌陷，易保持形状；而折叠式利于单个包装，不用时便于携带。

活性炭口罩一般都采用活性炭或经过化学处理的活性炭作为防毒滤料，适合过滤焊接产生焊烟和臭氧，很轻便，能有效排除异味。活性炭是一种黑色粉状、粒状或丸状的无定形物，主要成分为碳，还含少量氧、氢、硫、氮、氯，也具有石墨那样的精细结构，只是晶粒较小，层与层之间不规则堆积，具有较大的表面积（500～1 000 m^2/g），有很强的吸附性。

（2）可更换式防颗粒物呼吸器

可更换式防颗粒物呼吸器目前比较常用的叫法为复式防尘口罩，由半面罩、过滤元件、呼气阀、吸气阀、头带等部分组成，呼气和吸气分开。

5. 粉尘的防护原理

对粉尘的个体防护作用，主要是靠滤料清除空气中的污染物，其过滤粉尘的过程如图 3—14 所示。其关键是滤料的以下主要性能：

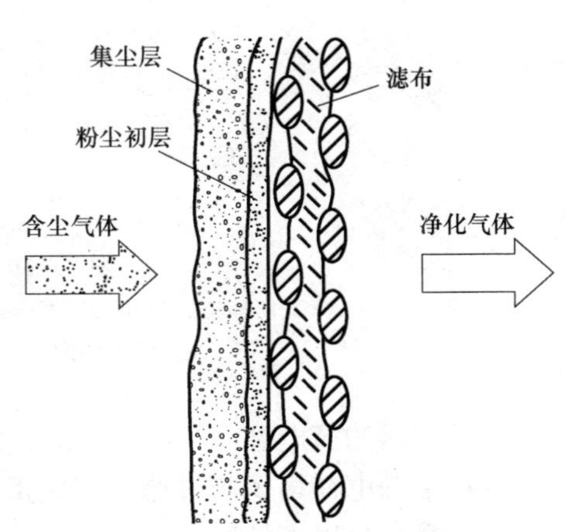

图 3—14　滤料对粉尘的过滤过程

（1）滤料的纤维细度

滤料的纤维细度以纤维直径的大小表示，单位为 μm。一般防颗粒物呼吸器的滤料纤维直径以小于 5 μm 为好。纤维的细度与过滤效率成正比，即纤维越细，过滤效率越高。图 3—15 所示为空气动力学粒径与阻尘效率的关系。

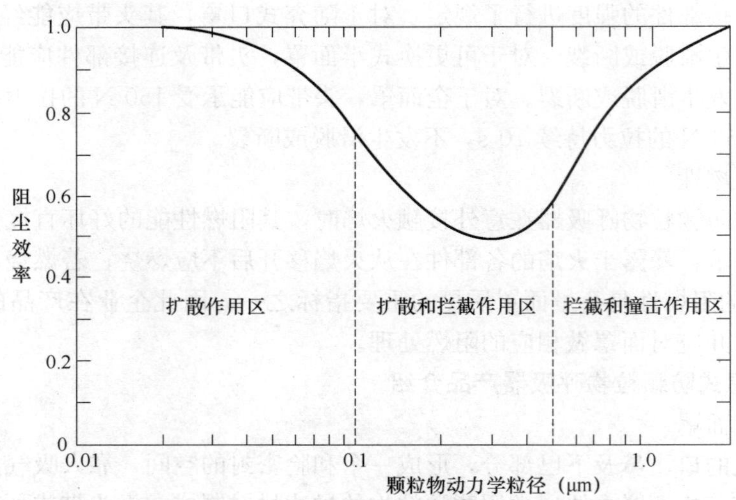

图 3—15　空气动力学粒径与阻尘效率的关系

（2）滤料的组织结构

滤料的组织结构与滤料的制作工艺有关，目前合成纤维无纺滤料的成型工艺主要有针刺法、直接喷射法、粘接法和熔喷法等。多采用热熔喷射法，这种方法可以将两种或两种以上的不同纤维复合成型，提高过滤效率，透气性能好。厚滤尘层粉尘过滤过程如图 3—16 所示。粉尘通过厚滤尘层过滤的时候，若过滤材料的性能高，则 ABCD 粉尘量多，E 少。

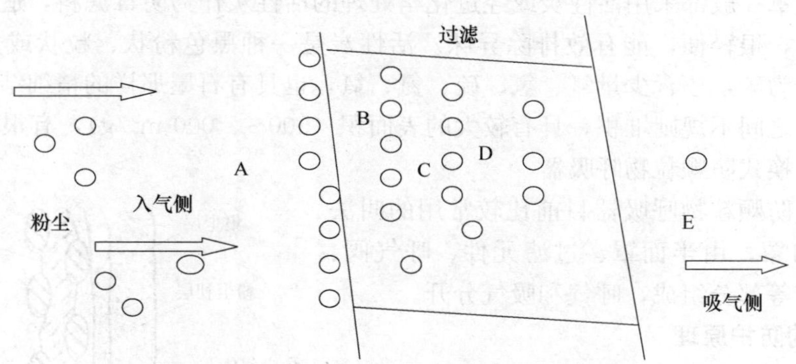

图 3—16　厚滤尘层粉尘过滤过程

A—表面所捕集的粉尘　B、C—靠近过滤材料中央部分捕集到的粉尘　D—过滤材料里面捕集的粉尘　E—透过去的没有捕集到的粉尘

（3）滤料的荷电性

滤料带静电荷多少与过滤效率成正比，即静电荷量越大，过滤效率越高。颗粒物通过滤料时一般会发生以下情况：

1）碰撞截留

当颗粒物的粒径大于滤料纤维间的空隙时，粒子碰撞在滤料表面，由于惯性荷力的反作用而改变方向，造成颗粒物的沉降，并黏附在滤料的表层。

2）钩住效应

纤维上有很多毛刺，当颗粒物经过滤料时，被纤维上的毛刺钩住，阻止粒子的穿透。

3）多层过滤

滤料是由超细纤维互相搭接编织成网，具有多层次的“三维结构”，当颗粒物通过滤料时被层层截留。

4）静电效应

滤料因带有静电，对相同极性的粒子产生排斥作用，而对于异极性粒子则产生吸附作用，即静电捕捉。

三、防沙面罩

在进行喷砂抛光制作表面时，空气中散发高浓度的粉尘，一般自吸过滤式防尘口罩难以保护呼吸器官不受粉尘的侵害，采用隔绝式供气防沙面罩比较适宜。

防沙面罩主要是帽盔连接披肩面罩（见图 3—17），由帽盔、披肩、观察窗、送风管及压缩空气等组成。由气孔释放清洁的空气供佩戴者呼吸，呼出的气体和多余的压缩空气从帽左右两侧的出气孔排出。防护头罩的材料可根据作业环境进行选择。对要求防尘的头罩可选用防水织物制作，没有裂痕和开口，连接处应密封。面罩多用有机玻璃制作；在高温环境防辐射热和火焰的头罩，选用喷涂铝金属的织品或阻燃的帆布制作，面部用镀铝的有机玻璃制成观察窗。防沙面罩一般用于水泥喷浆、油漆喷浆、清砂、清灰等工作场所。防护头罩可与各类面罩、眼护具、呼吸护具、安全帽和防护服联用。

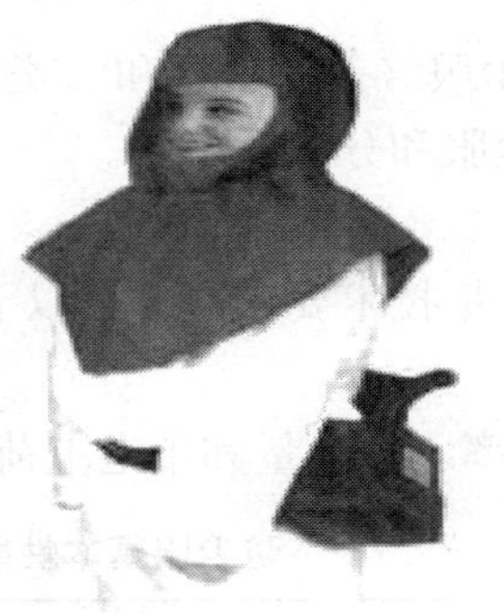

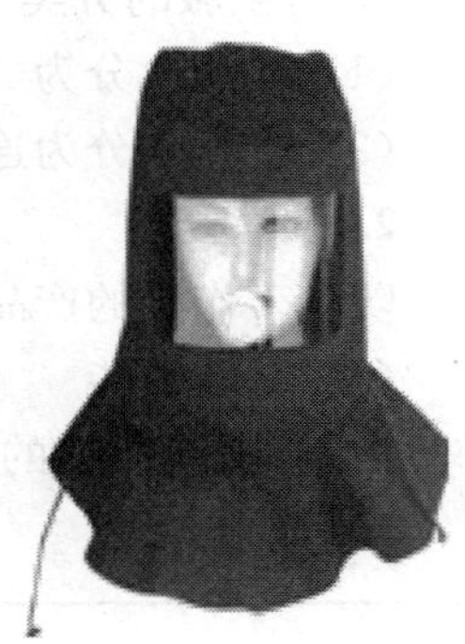

图 3—17　防沙面罩

防沙面罩的主要特点是阻尘率高，视野宽阔，呼吸阻力小，保护了眼睛、脸、肺等器官免受粉尘的危害。其净化风量除能满足使用者呼吸外，还能带走使用者散发出来的部分热量。

四、防尘服

防尘服专用于矿山、建材、化工、冶金、食品、医药、军工等行业，防止一般性粉尘污染及静电积聚危害体肤。面料采用长丝纤维，织造结构上以平纹高密为主，并加入导电纤维达到防粉尘的目的。一般由从头到肩的风帽或头巾、上下装组成，袖口、裤口及下摆收紧，选用质地密实、表面平滑的透气织物制作。防尘服如图 3—18 所示。

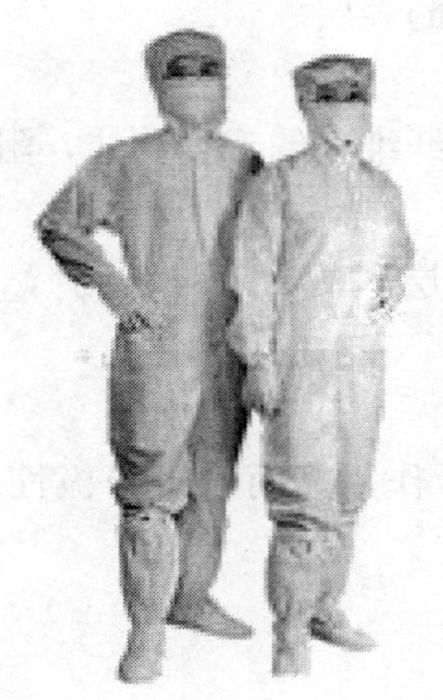
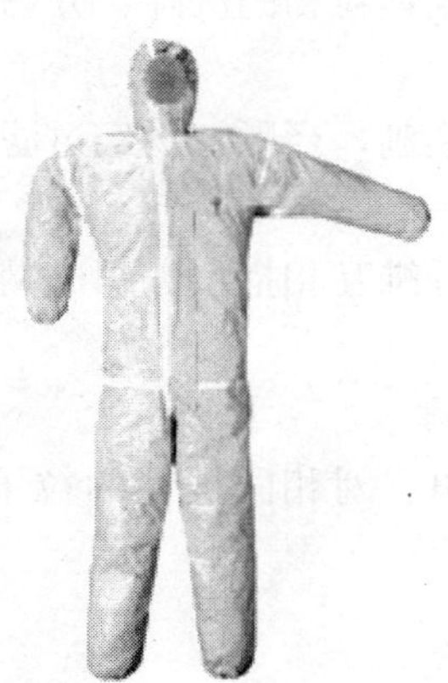

图 3—18　防尘服

1. 防尘服的分类

(1) 按用途分为 A 类防尘服（普通型）和 B 类防尘服（防静电型）。

(2) 按款式分为连体防尘服和分体防尘服。

2. 技术要求

防尘工作服的产品主要质量技术要求应符合以下规定：

(1) 基本性能

A、B 类防尘服的防尘效率、沾尘量和带电电荷量应符合表 3—6 的要求。

表 3—6　防尘服基本性能

防尘服类别	防尘效率（%）		沾尘量 [mg/（10 cm×15 cm）]		带电电荷量（μC/件）	
	洗涤前	洗涤后	洗涤前	洗涤后	洗涤前	洗涤后
A类	≥90	≥90	≤250	≤250	—	—
B类	≥95	≥95	≤150	≤150	≤0.6	≤0.6

(2) 服料的物理指标

1) 服料的断裂强力和撕破强力应符合表 3—7 的要求。

表 3—7　服料的断裂强力和撕破强力

服料		断裂强力（N）	撕破强力（N）
厚料	经向	≥800	≥60
	纬向	≥490	≥40
薄料	经向	≥490	≥40
	纬向	≥390	≥30

2）服料的缩水率：经向小于 3%，纬向小于 3%。

3）服料的色牢度应符合表 3—8 的要求。

表 3—8　　服料的色牢度

项目	水浸色牢度		皂洗色牢度		汗渍色牢度	
	褪色	沾色	褪色	沾色	褪色	沾色
级别	3～4	2～3	3～4	3	3～4	3

（3）结构

1）防尘服要求领口、袖口、裤脚口紧，分体式要求下摆紧，其余各部位松紧适度，易穿易脱。

2）防尘服开襟处使用拉链或纽扣时，不得外露。

3）B 类防尘服不得有金属附件外露，内衬非防静电面料不得超过其内表面积的 20%。

4）防尘服不得采用明兜。

（4）缝制

1）衣片缝纫强力不小于 100 N，纽扣缝纫强力不小于 140 N。

2）缝纫部位要紧密牢固，采用双折边缝制，各处缝缝不小于 0.8 cm。根据面料性能恰当地确定针号、缝线规格和针距密度。

3）针距：细线 12～14 针/3 cm，粗线不小于 9 针/3 cm。

4）钉扣：细线不小于 8 根/眼，粗线不小于 4 根/眼；眼位距离均匀，扣与眼相对。

（5）外观

1）连体式或分体式局部结构与整体结构比例协调，各部位线条流畅，造型自然。

2）无破损、残洞、斑点、污物及其他影响服装穿用的缺损。

3）衣领、衣袖上正，对称部位一致，线头剪净，熨烫平整。

五、防尘防护手套

防尘手套一般为聚氯乙烯手套、天然乳胶手套和丁腈手套，一些耐化学品腐蚀的手套如耐酸碱手套、耐油手套、浸塑手套等也能起到防尘效果。前使用聚氯乙烯（PVC）手套居多，此手套除了价格低外，无天然乳胶手套造成人员过敏反应的问题。天然乳胶手套一般分为有粉及无粉两种，乳胶和橡胶物理形态不同，不能用如橡胶用的炭黑色料补强，完工前需除水，用途主要为制造薄或多孔物品。丁腈手套为三种手套中较贵的一种，其为合成乳胶的一种，可改善天然乳胶手套过敏反应问题。

1. 聚氯乙烯手套

聚氯乙烯手套（也称 PVC 手套，见图 3—19）是采用聚氯乙烯通过特殊工艺制作而成。PVC 手套不含过敏源，无粉，发尘量低，离子含量少，不含塑化剂、酯、硅油等成分，具有较强的化学抗性、良好的灵活性和触感，穿戴方便舒适，具有防静电性能，可在无尘环境中使用。PVC 手套适用于无尘室、洁净室、净化车间，常用于半导体、硬盘制造，精密光学，光学电子，LCD/DVD 液晶制造，生物医药，精密仪器，PCB 印刷等行业。

A 级品：手套表面无破洞（有粉 PVC 手套），粉量均匀，无明显粉状，颜色呈透明乳白色，无明显墨点，无杂质，各部位尺寸及物理性能均符合客户要求。

B 级品：轻微污点，小黑点（直径为 1～2 mm）三个，或小黑点（直径不大于 1 mm）数量较多，变形，有杂质（直径不大于 1 mm），颜色稍黄，严重指甲印，裂纹，各部分尺寸、物理性能不符合客户要求。

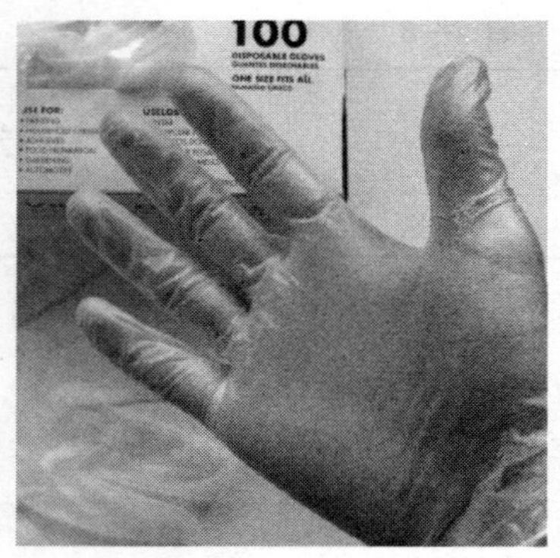
图 3—19　聚氯乙烯手套

废品：破洞、严重油污、严重发黄、杂质（直径大于 1 mm），卷边或破边、扒破、划破、撕破、裂纹、粘破、余料。

自修复品：粉量大、大卷边、微脏、轻微内粘、指尖上黑油粉小，物理性能均符合客户要求。

2. 天然乳胶手套

乳胶手套（见图 3—20）适用于汽车制造业，电池制造业，玻璃钢行业，飞机装配，航天航空领域。乳胶手套耐磨、耐穿刺，抗酸碱、油脂、燃油及多种溶剂等；有着广泛的抗老化性能，防油效果良好；通过 FDA 认证。乳胶手套有独特的指尖纹理设计，大大增强抓握力，有效防止打滑；无掌纹专利设计，浸胶均匀，增强防护性；独有的手部设计，提高舒适感。

3. 丁腈手套

丁腈手套（见图 3—21）分为有粉和无粉两类。丁腈手套的主要特点是：不含蛋白过敏原；超低发尘量，具有良好的灵活性和触感；适合半导体、液晶和硬盘等生产流程。

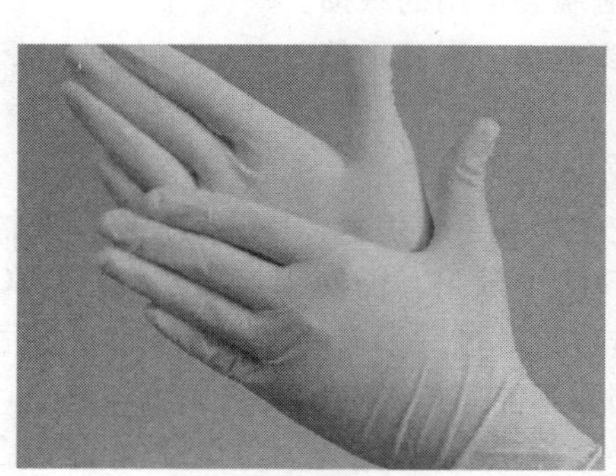
图 3—20　天然乳胶手套

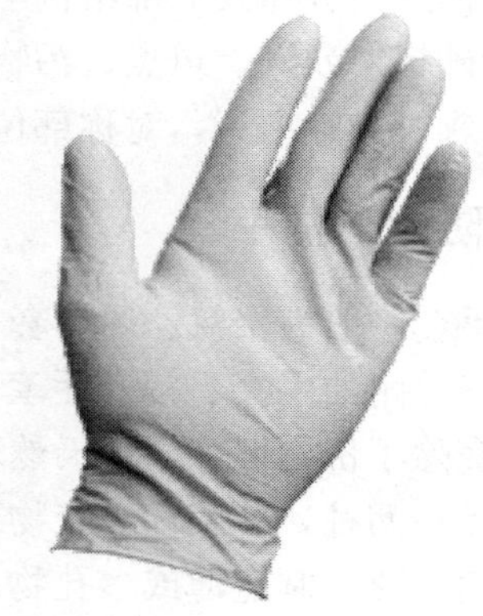
图 3—21　丁腈手套

第三节　粉尘个体防护装备的选用与维护

粉尘的个体防护主要集中在呼吸防护方面，因此本节重点介绍个体防护装备在呼吸方面的选用与维护。

一、粉尘个体防护装备的选择

1. 根据有害环境选择

在选择呼吸防护用品时，应考虑有害化学品的性质、工作场所污染物可能达到的最高浓度、工作场所的氧含量、使用者的面部形状和环境条件等因素。

对于不同类型的防颗粒物呼吸器，通过使用时对其防护程度的研究，都被指定了一个系数，即指定防护系数（APF），它可以帮助我们选用防颗粒物呼吸器。不同国家或机构对防颗粒物呼吸器指定的 APF 值是不同的。比如根据美国 ANSIZ 88.2—1992 标准，空气过滤式半面型防颗粒物呼吸器的指定防护系数 APF 值为 10（它代表了当佩戴半面型防颗粒物呼吸器时，能帮助把有害物浓度降低 10 倍），同样的空气过滤式全面型的 APF 值为 100，全面型电动送风式为 1 000 等。佩戴防颗粒物呼吸器进行防护的目的是将工作环境中的有害物浓度水平降低至允许暴露浓度水平（法规中对不同物质的允许浓度值有不同规定）。所以，在选择防颗粒物呼吸器之前，要了解有害物实际暴露值、有关有害物的允许暴露值、氧气浓度等情况，然后再根据每种面具的指定防护系数进行正确选择。

过滤式呼吸器分为过滤式防尘呼吸器和过滤式防毒呼吸器。过滤式防尘呼吸器主要用于防止粒径小于 5 μm 的呼吸性粉尘经呼吸道吸入产生危害，不能用于有毒、有害气体或蒸气的环境。

2. 考虑作业特点

（1）考虑作业地点的设备布局、人员或机动车流动等情况，选择供气式时应注意气源与作业点之间的距离，空气管的可能布置方法，是否有可能妨碍其他作业人员作业，供气管是否有可能被意外切断等因素。

（2）若作业强度大，作业时间长，应选择呼吸负荷较低的呼吸防护用品，如呼吸阻力较低的呼吸器，或选择动力送风过滤式和供气式。

（3）当作业有清楚的视觉需求时，应选择宽视野的面罩；若需要语言交流，应有适宜的通话功能。

（4）若作业中还需要使用其他工具和防护用品，应注意彼此匹配。

3. 根据过滤元件所用的过滤材料选择

不同的过滤元件使用的过滤材料不同，过滤效果不仅与颗粒物粒径有关，还受颗粒物是否含油的影响。防颗粒物呼吸器通常要按照过滤效率分级，并按是否适合过滤油性颗粒物分类。不含油的颗粒物如粉尘、水基雾、漆雾、不含油的烟（如焊接烟）、微生物等。非油性颗粒物的过滤材料虽比较常见，但它们不适合油性颗粒物，如油雾、油烟、沥青烟、焦炉烟等。而适合油性颗粒物的过滤材料也可用于非油性颗粒物。

4. 根据自吸过滤式防颗粒物呼吸器的过滤效率选择

自吸过滤式防颗粒物呼吸器的过滤效率的高低，是以其对微细粉尘，尤其对 5 μm 以下的呼吸性粉尘的阻隔效率为标准。因为这一粒径的粉尘能直接进入肺泡，对人体健康造成的影响最大。一般的纱布口罩，其阻尘原理是机械式过滤，就是当粉尘冲撞到纱布时，经过一层层的阻隔，将一些大颗粒粉尘阻隔在纱布中。但是，对一些微细粉尘，尤其是小于 5 μm

的粉尘，就会从纱布的网眼中穿过去，进入呼吸系统。有一些自吸过滤式防颗粒物呼吸器，其滤料由充上永久静电的纤维组成，那些小于 5 μm 的呼吸性粉尘在穿过此种滤料的过程中，被静电吸引而吸附在滤料捕上，从而获到微细粉尘，真正起到阻尘作用。

5. 根据作业人员特点选择

空气就像水流一样，哪里阻力小就先向哪里流动。当防护用品的形状与人脸不密合，空气中的危险物会从不密合处泄漏进去，进入人的呼吸道。那么，即便你选用滤料再好的防护用品，也无法保障健康。现在国家有关部门规定，工人应定期进行密合性测试，其目的是为了保证工人选用合适大小的防护用品并按正确步骤佩戴。

（1）考虑使用者的头面部特征

密合型面罩（即半面罩和全面罩）依靠与使用者面部的密合确保防护功能的正常发挥。人的脸型是多种多样的，某种设计的密合型面罩不可能适合所有人，佩戴时可能存在泄漏。如何避免这种情况呢？密合型面罩通常有不同的号型，可根据脸型大小选择。但是，只根据号型选择仍不能可靠地确定适合的程度。在《呼吸防护用品的选择、使用与维护》标准附录中，介绍了一种比较简单的方法，称为适合性检验。

适合性检验是检验某类密合型面罩对某具体使用者适合程度的方法。这个方法是从国外引进的，以前在国内基本没有应用。它的好处是，使防护用品使用者和安全卫生主管都能用客观的方法选择设计合理的产品，排除危险泄漏的可能，这对选择负压式呼吸防护用品尤其重要。

适合性检验有定性和定量两种。由于定性方法较简便，适合对每个使用密合型面罩的人员进行现场检验，这项服务可由呼吸防护用品生产者或销售者提供，也可以由用人单位自行检验。定量适合性检验更适合用于 IDLH 环境的全面罩，或用于科研。

由于适合性检验方法新，在我国应用尚少，现成的检验产品在市场上也较少，从可行性出发，标准把它作为推荐性方法，供使用者参考。

另一个需要注意的因素是，留某些式样的大胡子的男士是不能用密合型面罩的。如果不能劝说他们刮掉胡子，就只能选择不需要密合的面罩，如开放型面罩。

（2）考虑戴眼镜的人

平常戴眼镜的人有很多，所以全面罩的使用不能影响戴眼镜，戴眼镜也不能影响面罩的密合，例如不能将眼镜腿插入密封垫中，这样肯定会导致泄漏。解决这个问题的最好方法是，选择配内置眼镜架的全面罩，或选择不需要密合的送风头罩或开放型面罩。

（3）某些人可能不适合使用呼吸防护用品

对心肺系统有某种疾病的人而言，额外的呼吸负荷会加重他们的病情。也有一些人对狭小空间本能地感到恐惧、产生焦虑，或有被隔离感，这种心理反应会影响作业的准确性和工作效率，甚至带来危险。

6. 根据佩戴舒适性选择

要求呼吸阻力要小，质量要轻，佩戴卫生，保养方便。

二、粉尘个体防护装备的使用

1. 一般使用原则

（1）任何呼吸防护装备的功能都是有限的，使用者应了解所用的呼吸防护装备的局限性。

（2）使用任何一种呼吸防护装备前都应仔细阅读产品说明书，并严格按要求使用。

（3）使用前应检查呼吸防护装备的完整性、过滤元件的适用性、电池电量、气瓶气量等，符合有关规定才允许使用。

（4）进入有害环境前，应先佩戴好呼吸防护装备。对于密合型面罩，使用者应做佩戴气密性检查，以确认密合。

（5）若呼吸防护装备同时使用数个过滤元件，应同时更换。

（6）若新过滤元件在某种场合迅速失效，应考虑所用过滤元件是否适用。

（7）除通用的部件外，在未得到产品制造商认可的前提下，不应将不同品牌的呼吸防护装备的部件拼装或组合使用。

2. 防尘过滤元件的更换

防尘过滤元件的使用寿命受颗粒物浓度、使用者呼吸频率、过滤件规格及环境条件的影响。一般随使用时间的延长，粉尘等颗粒物在过滤材料上逐渐累积，过滤效率虽有提高，但呼吸阻力也随之增加，舒适感下降。当出现下述情况时应更换过滤元件：

（1）简易防尘口罩，由于没有可更换部件，当感觉呼吸阻力明显增加时，以及当口罩污染、破损时。

（2）复式防尘口罩，当感觉呼吸阻力明显增加时。

（3）使用电动送风过滤式呼吸器的人员在确认电池电量正常，而风量低于生产者规定的最低值时。

（4）使用手动送风过滤式呼吸器的人员感觉送风阻力明显增加时。

三、粉尘个体防护装备的维护与保存

呼吸防护装备的种类较多，要充分发挥各种呼吸防护装备的功能作用。任何用品的使用寿命都是有限的。除了正确选择、使用外，良好的维护，不仅保证使用安全，还可确保达到、甚至延长预期使用寿命，降低生产成本。维护通常包括检查保养、清洗消毒和储存几个环节。对可重复使用的呼吸防护装备，正确的维护、保持原有的功能作用也是很重要的。

1. 检查

呼吸器在每次佩戴前和使用后应检查防护用品部件是否齐全，是否有老化、损坏现象，及时更换失效的呼吸气阀、头带、密封垫圈等。面罩破损应及时更换。不允许自行组装呼吸防护用品。

2. 使用后的处理

对呼吸器的管理是极其重要的一项工作，无论时间早晚或疲劳程度如何，均应先将呼吸器恢复到工作准备状态，并注意以下要求：

（1）对面具、呼吸软管等要进行清洗、消毒。

（2）使用中存在或发现的疑问要提出修理或仔细检查。

（3）安装各部件时，应仔细检查各接头垫圈是否存在或损坏。

（4）口罩在不戴时，切忌随便塞进口袋里或是在脖子上挂着。

（5）在每次使用后检查防护用品的所有部件，发现破损、部件丢失或老化现象应及时更换；不允许自行重新装填滤毒罐或滤毒盒内的活性炭；不允许采取任何方法自行延长已经失效的过滤元件的使用寿命，不允许用水清洗过滤元件。

（6）应在无污染、干燥、常温、无阳光直射的环境存放呼吸防护用品，不经常使用时应在密封袋内储存。防毒过滤元件不应敞口储存。

（7）所有紧急情况下使用的呼吸防护用品，应时刻保持待用状态，放在适宜储存、便于管理、取用方便的地方，不得随意变更存放地点。

3. 日常保管的注意事项与保存

对于呼吸防护用品，要根据使用说明书中的要求，定期检查、维护，并进行清洗和消毒，放入密封袋内储存。过滤元件不允许清洗，且不应敞口存放；过滤元件失效后，注意及时更换，保证过滤的有效性。

（1）呼吸器及备件应避免日光的直接照射，以免橡胶件老化。

（2）从卫生角度和延长防护用品寿命角度出发，应经常清洗橡胶面罩，使用温和的洗涤剂，不能用有机溶剂清洗面罩，任何过滤材料都不能水洗。

（3）过滤式防尘呼吸器的过滤元件要密封保存，避免受潮、受外界空气污染。

参考文献

[1] 国际劳工局. 职业卫生与安全百科全书［M］. 北京：中国劳动社会保障出版社，2000.

[2] GB 2626—2006 呼吸防护用品　自吸过滤式防颗粒物呼吸器［S］. 北京：中国标准出版社，2006.

[3] 职业卫生与职业医学［M］. 北京：人民卫生出版社，2010.

[4] 安全生产法及相关法律知识［M］. 北京：中国大百科全书出版社，2008.

[5] GB 17956—2000 防尘服［S］. 北京：中国标准出版社，2000.

第四章　噪声的个体防护

噪声是指一切音量过大时可影响人的健康的声音。从环境保护的角度看，凡是影响人们正常学习、工作和休息的声音，或是人们在某些场合“不需要的声音”，均可称为噪声。长时间接触噪声可损伤听觉器官，使听力减退或丧失。我国职业噪声危害情况已十分严重。根据近些年有关单位的调查，在所涉及的大部分行业（石化、机械、纺织、水泥、锅炉制造、卷烟、钢铁、玻璃等）均存在比较严重的噪声导致听力损失的现象。据不完全统计，在抽样调查的人群中听力损失发生率为20%～50%。我国目前有超过一千万从业人员在噪声超标的环境下工作，其中有数百万人患有不同程度的听力损伤。由于噪声易引起疲劳，造成心理恐惧以及对报警信号的遮蔽，它又常常是造成工人伤亡事故的诱发因素。世界卫生组织（WHO）把职业噪声列入重要的职业卫生有害因素。

第一节　噪声的分类及危害

一、噪声的分类

噪声污染是环境污染的一种，与大气污染、水污染一起并列为现代城市环境三大污染。在人类现代生活中，噪声主要有以下四个来源：

1. 交通噪声

主要指的是各类交通工具，如机动车、飞机、火车和轮船等在运行时发出的噪声。此类噪声的特点是变化频繁，噪声源流动，干扰范围大。

2. 建筑施工噪声

主要指建筑施工现场产生的噪声。由于在施工中需要大量使用各种动力机械，频繁运输材料和构件，进行挖掘、打洞、搅拌等施工作业，从而产生大量噪声。

3. 生活噪声

主要指人们在商业活动、体育比赛、游行集会、休闲娱乐等各种社会活动中产生的喧闹声，以及电视机、洗衣机等各种家用电器运行时发出的声音。

4. 工业噪声

指工业生产中产生的噪声，主要来自各类生产机械和高速运转的设备。工业噪声主要有气流噪声、机械性噪声和电磁性噪声等形式，是对劳动作业人员影响最严重、涉及面最广泛的噪声。生产场所常见的噪声见表4—1。

表 4—1　　工作场所噪声强度及特性

噪声源	噪声强度［dB（A）］	频率特性
风机	95～108	中频，高频
空压机	92～105	中频，高频
吊截圆锯	96～105	中频，高频
砂轮机	94～103	中频，高频
汽轮机	110～120	中频，高频
织布机	95～110	中频，高频
发电机	105～115	中频，高频
振动剪床	105～120	低频，中频
气锤	103～110	低频，中频
球磨机	105～110	低频，中频
剪板机	98～108	低频，中频

二、噪声危害的特点

噪声属于感觉公害，它与人的主观意愿有关，与人们的生活状态有关。噪声是由不同频率和强度的许多声音杂乱混合而成的，具有局部性、暂时性和多发性的特点。

一般来讲，噪声对人体健康的危害主要有以下三个方面：

1. 听力损伤

噪声对人的听觉器官有不良影响，可以引起耳部不适，如耳鸣、耳痛等，严重者可造成听力损伤。身处噪声环境，三个小时以上就会产生听觉疲劳的现象，症状表现为暂时性听力下降，这种情况经过休息是可以恢复的。但如果长期接受 90 dB（A）以上的噪声，会使耳蜗中的听觉细胞死亡，造成永久性听力损害；若长期在 80 dB（A）以上噪声环境中生活，造成耳聋者可达 50%。噪声对儿童身心健康危害更大，因儿童发育尚未成熟，各组织器官十分娇嫩和脆弱，不论是体内的胎儿还是刚出世的孩子，噪声均可损伤其听觉器官，使听力减退或丧失。

2. 对其他器官的影响

噪声可引起植物神经系统功能紊乱，表现为血压升高或降低，心率改变，心脏病加剧。噪声会使人唾液、胃液分泌减少，胃酸降低，胃蠕动减弱，食欲不振，引起胃溃疡。噪声对人的内分泌机能也会产生影响，如导致女性性机能紊乱、月经失调、流产率增加等。噪声还是心血管疾病的危险因子，会加速心脏衰老，增加心肌梗死发病率。医学专家经人体和动物实验证明，长期接触噪声可使体内肾上腺分泌增加，从而使血压上升，在平均 70dB（A）的噪声中长期生活的人，其心肌梗死发病率增加 30%左右，特别是夜间噪声会使发病率更高。

3. 精神层面的影响

噪声是一种恶性刺激源，长期作用于人的中枢神经系统，可使大脑皮层的兴奋和抑制失调，条件反射异常，出现头晕、头痛、耳鸣、多梦、失眠、心慌、记忆力减退、注意力不集中等症状，严重者可产生精神错乱。对于这种症状，药物治疗的疗效很差，但当脱离噪声环境时，症状就会明显好转。噪声对人的心理影响主要是使人烦恼、激动、易怒，甚至失去理智。长时间的噪声会对中枢神经系统产生不良的作用，出现情绪抑郁、注意力无法集中、容易疲劳、工作效率降低等问题，影响人们正常的休息和工作。

三、影响噪声危害大小的因素

1. 噪声强度

噪声强度是影响听力损伤程度的主要因素，噪声强度越大，听力损伤越严重。80 dB（A）以下的噪声一般不会引起身体器质性的变化；而如果长期接触 85 dB（A）以上的噪声，则接受者的听力损失程度随声级增加而增加。

2. 噪声频谱

在强度相同的情况下，高频噪声对人体的危害比低频噪声大，窄频带噪声比宽频带噪声危害大。

3. 接触时间和接触方式

同样的噪声，接触时间越长，听力损伤越严重。连续接触比间断接触损伤更大。

4. 噪声性质

一般来说，脉冲噪声（如冲床声）比稳态噪声（如风机声）危害大。

5. 接受者状况

接受者的个体差异与心理因素也是影响噪声危害的因素，有的人相比他人，更容易受到听力损伤。

第二节　噪声的防护措施

一、听力防护的机理

目前，对噪声性耳聋还没有有效的治疗方法，故早期进行听力保护，加强预防措施至为重要。噪声对环境的污染与废气、废水等的污染不同，它是声源以弹性波的形式向空气中辐射出来的一种压力脉冲，在环境中不积累、不持久，也不远距离扩散。若声源停止发生，噪声便立即消失。只有声源、声音传播和接受者同时存在，才形成干扰。因此，就噪声的控制措施而言，降低噪声源、减少噪声的传播和加强人体防护，是控制噪声污染的有效措施。

二、听力防护的措施

听力防护的主要措施及控制职业噪声危害的技术途径主要有以下几方面：

1. 噪声源的控制

在劳动工作场所，主要的噪声源包括机械设备和运输工具等，控制其噪声的途径有：

（1）改进结构，提高部件的加工精度，以降低声源的噪声发射功率。可采取的具体措施有：用焊接代替铆接；用平板机代替手锤校平铜板等；在不影响工艺要求的情况下，用尼龙机件代替金属机件；机器密集场所应尽量合理安装，设法消除机械装置的冲击和摩擦；消除随机器运转而产生的空气流动声，防止发生涡流；合理选用低噪声风机等。

（2）利用声的吸收、反射、干涉等特性，采用吸声、隔声、减振、隔振等技术，以控制声源的噪声辐射。

2. 控制噪声的传播

声波在传播中的能量随距离的增加而衰减，因此使噪声源远离需要安静的地方，可以达到降噪的目的。多数噪声源以低频辐射噪声时，指向性很差；随着频率的增加，指向性增强。因此，控制噪声的发射和传播方向也是降低噪声的有效措施。控制噪声的传播主要有以下几种方式：

（1）吸声与隔声

吸声指利用吸声材料的黏滞性、内摩擦作用和导热性，将进入吸声材料空隙的声波通过空气和材料的细小纤维转化为热能进而吸收和耗散掉。隔声指利用隔声材料和隔声结构隔离或阻挡声能的传播。

（2）消声

消声分为主动消声和被动消声，目前被动消声技术的应用较为成熟，而主动消声技术是新兴技术，多用于高精尖设备。消声器是最常见的消声装置之一，包括阻性消声器、抗性消声器、阻抗复合式消声器、微穿孔板消声器、小孔消声器和有源消声器六大类。

（3）隔振与减振

噪声与振动同时作用于操作人员，对健康危害更大。隔振分为主动隔振和被动隔振，主动隔振是将振源与支撑振源的基础隔开；被动隔振是将需防振的物体单独与振源隔开。

3. 噪声危害的个体防护

为防止噪声对人的危害，还可对噪声环境下的作业人员采取个人防护措施。如减少在噪声环境中的暴露时间，佩戴使用听力防护用品如耳塞、耳罩等。听力防护用品具有携带方便、质软、佩戴方便、经济耐用等特点，可使噪声直接降低［低频 10～20 dB（A），中频 20～30 dB（A），高频 30～40 dB（A）］，这是在国内外噪声作业中，对噪声源、噪声传播途径暂无有效防范措施的情况下，加强个人防护不可忽视的重要措施之一。

在防护噪声危害的诸多措施中，作业人员佩戴使用适当的听力防护用品，是减少并防止噪声对人体产生危害的一个重要手段。

第三节　噪声危害的个体防护用品

听力防护用品又称为护听器，是指保护听觉、使人免受噪声过度刺激的个人防护用品。听力防护用品的结构原理，类似人们遇到强烈音响振动时，会自觉或不自觉地用双手掩耳，以减少强声波对人的听觉器官损伤的情况。听力防护用品就是根据这种原理，通过一定的造型，使之能封闭外耳道达到衰减声波强度与能量的目的，同时又要具有适于佩戴的结构，形成一种以防噪声为目的的防护用具。

一、听力防护用品的分类

听力防护用品根据结构形式的不同，大致可分为耳塞、耳罩两大类。耳塞可插入外耳道内或插在外耳道的入口，适用于115 dB（A）以下的噪声环境。耳罩形状如耳机，是装在弓架上将整个外耳廓罩住使噪声衰减的装置。耳罩的噪声衰减量可达10～40 dB（A），适用于噪声较高的环境，如造船厂、金属结构厂的加工车间、发动机试车台等。耳塞和耳罩可单独使用，也可配合使用。配合使用时噪声衰减量可比单独使用时提高5～15 dB（A）。

1. 耳塞的分类

耳塞的形式很多，按设计类型可分为随弃式耳塞和可重复使用的耳塞，包括塑形耳塞、预成形耳塞、定制耳塞等；按佩戴方式可分为环箍式耳塞和不带环箍的耳塞，其中环箍式耳塞又分为头顶式、颈后式、下颏式、多向环箍式；按功能可分为不带电路的具有固定声学防护性能的耳塞，带孔、阀等特殊声学结构的耳塞，带电路的耳塞（例如声级关联型、主动降噪型、通讯耳塞、带电子音频输入的耳塞等）；按声衰减性能可分为防低、中、高频声耳塞和防高频声耳塞；按材质可分为塑料耳塞、橡塑耳塞、橡胶耳塞、隔声棉耳塞等；按产品的结构形式则可分为圆锥形耳塞、蘑菇形耳塞、提篮形耳塞、伞翼形耳塞、树形耳塞、球形耳塞等。

2. 耳罩的分类

耳罩按佩戴方式可分为环箍式耳罩和挂安全帽式耳罩，其中环箍式耳罩分为头顶式、颈后式、下颏式、多向环箍式（头顶式指佩戴时环箍经过头顶，颈后式指佩戴时环箍经过颈后，下颏式指佩戴时环箍经过下颏，多向环箍式指可按头顶式、颈后式及下颏式佩戴）。

耳罩按功能可分为不带电路的具有固定声学防护性能的耳罩，带孔、阀等特殊声学结构的耳罩，带电路的耳罩（例如声级关联型、主动降噪型、通讯耳罩、带电子音频输入的耳罩等）。

二、听力防护用品的防护功能、产品介绍

1. 耳塞

耳塞（见图4—1）是指塞入外耳道内或堵住外耳道入口的护听器。耳塞能较好地封闭外耳道，将外来的噪声衰减，以达到保护听力的目的。

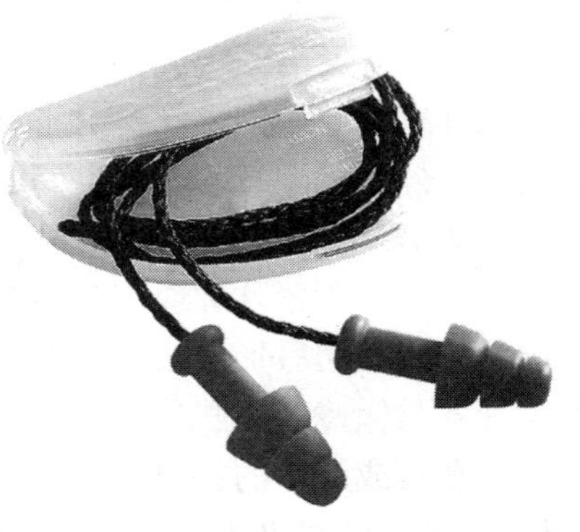

图4—1　耳塞

（1）影响耳塞使用效果的因素

使用者戴耳塞与不戴耳塞两种情况下声阈之差的平均值叫作声衰减量，决定耳塞声衰减效果的主要因素有以下几个方面：

1）耳塞的气密性

耳塞的声衰减效果同耳塞与外耳道贴合的程度有关。塞体表面的光洁度、与耳道贴合的精密程度越高，则气密性越好，声衰减效果也相应提高。

2）耳塞的壁表厚度

噪声在耳塞外表面反射和吸收的效果与频率和耳塞壁表单位面积的厚度有关，如当噪声频率为 1 000 Hz，柱体耳塞壁厚为 5 mm 时，声衰减量约为 12 dB（A）；柱体耳塞壁厚为 20 mm时，声衰减量约为 22 dB（A）。

3）耳塞的外形

每个人外耳道的外形都不相同，为使耳塞与外耳道配合紧密，提高密闭性，耳塞的外形应具有多种形状或采用可塑性耳塞，以适应不同的人员。

（2）几种常用的耳塞

1）预成型耳塞

预成型耳塞一般由耳塞帽、耳塞体和耳塞柄三部分组成，耳塞帽可做成蘑菇状、圆锥状、伞状等形状，耳塞帽及耳塞体一般由软质塑料、橡胶或橡塑材料制成。造型有利于与外耳道轻柔接触，同时增加与外耳道的贴合程度。耳塞帽可制成空心气体缓冲腔或由多层翼片组成，增加弹性和空气阻力以提高隔声效果。耳塞柄一般由硬质塑料、橡胶或橡塑材料制成，便于佩戴时塞入和取出。

2）圆柱形泡沫塑料耳塞

此类耳塞具有可塑性强、弹性大的特点，适合多数人佩戴。使用该种耳塞时须将其挤压排出气体缩小后塞入耳道内，耳塞即会自行充填回弹而膨大，而且根据耳道形状充满而封闭外声入内的通道，密封性能良好，同时还能缓冲对耳道四周皮肤的压力。该产品对各音频的衰减都高于一般模压成型耳塞，特别是对中、低频的衰减效果显著。

3）隔声棉耳塞

此类耳塞采用超细玻璃纤维经硅油软化后制成，使用时撕下一小块，用手搓成球状塞入外耳道即可。这种耳塞使用后可能会引起耳道皮肤的瘙痒，需对此加以注意。

4）塑性变形耳塞

此类耳塞形状如同带柄的小辣椒，由软质塑料制成当塞入耳道时，耳塞体如胶泥般充满外耳道，具有良好的密封作用，阻止外部噪声传入。

5）硅胶成型耳塞

此类耳塞又名固化成型耳塞或人造模耳塞。这种耳塞成型后犹如个人耳道的实际形状，且左右耳塞稍有不同，像一对小鸡。制作时，用专用注射器将胶糊状硅胶注入耳模，经固化后成型。硅胶成型耳塞具有良好的隔声性。

2. 耳罩

耳罩是由压紧耳廓或围住耳廓四周而紧贴头部的罩杯等组成的护听器，由两只能覆盖住耳廓的壳体，用弓形连接件连在一起，以便于佩戴使用，降低噪声对人体听觉的影响。为了加强耳罩与佩戴者皮肤接触部位的密封性，改善使用者的舒适度，在壳体的周边包覆着内装有泡沫塑料或液体的密封垫，有良好的弹性。耳罩壳体可用专门的头环（用来连接两个耳罩壳体）、颈环或借助于安全帽或其他设备上附着的器件而紧贴头部。

（1）耳罩的结构

普通耳罩的结构如图 4—2 所示。

耳罩的头环一般采用金属或塑料制成，弹性适中，长短能够自由调节，佩戴时应没有压痛或明显的不舒服感。通常耳罩与人耳朵周围贴得越紧，密封性越好，声衰减量也越大，但是考虑到人员佩戴的舒适性，耳罩的夹紧力应适中。耳罩外壳一般由塑料制成，两只耳罩壳应能完全遮住耳廓。耳罩腔体的内衬一般采用泡沫塑料等柔软材料制成，它起到增加耳罩的密封性和舒适性的作用。

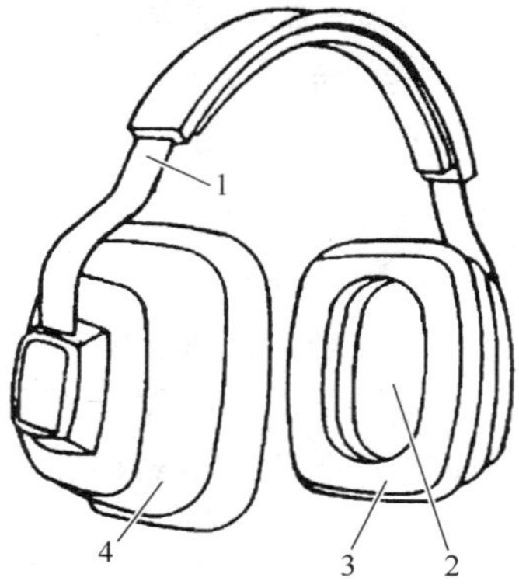

图 4—2　耳罩结构示意图
1—头环　2—耳罩内腔
3—密封垫圈　4—耳罩外壳

（2）与头盔等配合使用的耳罩

除单独使用外，耳罩还可与头盔、面屏、电子通信装置等配合使用，如图 4—3 所示，这样除防止噪声伤害的功能外，兼具对使用者头部防冲击、防面部伤害、防外伤、保暖等作用。

1）软式防噪声帽

软式防噪声帽帽体用人造革或其他软质材料制成，耳罩为塑料制成的椭圆形，固定在帽盔的两耳位置，罩壳周边为泡沫塑料垫圈，内衬为泡沫塑料和氯纶棉吸声材料。软式防噪声耳帽具有质量轻、质地软、导热系数低、隔热效果好、戴用方便等优点；缺点是不通风，夏天会感到闷热，不宜戴眼镜。

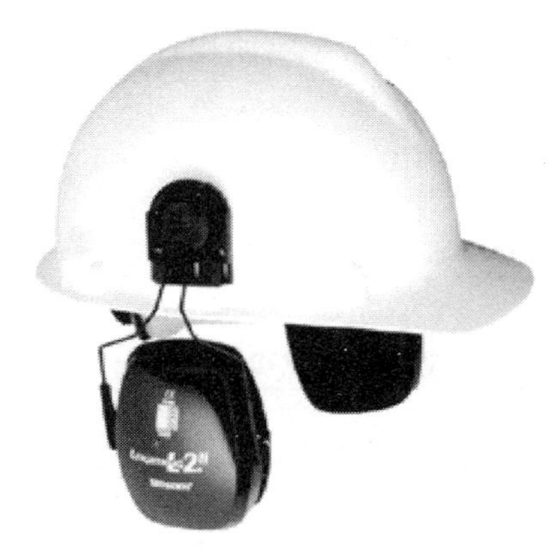

图 4—3　防噪声帽

2）硬式防噪声帽

硬式防噪声帽结构与软式防噪声帽相同，只是帽壳用硬质塑料或玻璃钢制成，帽内衬一层柔软的吸声材料，帽壳较坚硬，能起到防冲击的作用。硬式防噪声帽质量较重，但隔热、防振、防冲击效果较好，隔声效果也较好。

3）无线通信耳罩

无线通信耳罩由耳罩、麦克风、对讲机、通话按键钮、开关、声音控制器、天线等部分组成，除防噪功能外，还具有对讲和分组通话功能。

三、听力防护用品的技术要求与评价指标

1. 听力防护用品的评价指标

对听力防护用品的评价主要是从声衰减量、舒适感、刺激性、方便性和耐用性等方面来进行的。

（1）声衰减量

以佩戴护听器和裸耳时的听阈差值表示。差值越大，护听器的性能越好。护听器可使噪声衰减 10～45 dB（A）。测量护听器声衰减量的方法有主观测试法（真耳法）和客观测试法（人工耳法）两种。前者是心理—物理学法，即在自由声场中测量戴护听器和不戴护听器时

听阈的差值。后者是物理学法，以物理仪器代替人的主观反应来测试护听器的声衰减量。

（2）舒适感

是人们佩戴护听器后的主观反应。从护听器的实际使用情况来看，护听器能否得到广泛应用，主要是佩戴后是否舒适。

（3）刺激性、方便性和耐用性

刺激性是指佩戴护听器一段时间后，对绝大多数人是否有刺激作用，会不会引起皮肤过敏。方便性是指护听器是否结构简单和容易佩戴，适应性强。耐用性是指护听器使用寿命长短，以不易老化、不易损坏的为好。

2. 听力防护用品的技术要求

（1）对耳塞的技术要求

1）耳塞应佩戴方便，易放进和取出，使用时不易脱落；造型合理，插入耳道的距离适中，不宜太深，与外耳道各壁应轻柔贴合密封；适合大多数人佩戴；携带方便。

2）制作耳塞的材料应具有质量轻、柔软、富有弹性等特点，容易清洗、消毒，与皮肤接触时应无刺激性。耳塞材料应具有一定的强度和弹性，并具备耐热、耐寒性，经高、低温试验后无严重变形、硬化、破损、龟裂等异常现象，以满足在恶劣环境中能正常使用的要求。耳塞材料还应具有一定的耐老化性，并有防止因人耳分泌油脂而影响使用性能的耐油性。常用的耳塞材料有天然橡胶、塑料、聚氯乙烯纤维等。

3）测试后，耳塞的声衰减量（M_f-S_f）值不应小于表 4—2 中的数值。

表 4—2　　声衰减量要求

频率（Hz）	125	250	500	1 000	2 000	4 000	8 000
（M_f-S_f）（dB）	5	8	10	12	12	12	12

注：M_f 是按规定方法测得的平均声衰减量，S_f 是标准差。

（2）对耳罩的技术要求

1）耳罩的头环应弹性适中，长短能调节，高度为 112～142 mm；耳罩的壳体能在互相垂直的两个方向上转动；耳垫应可更换，材料要柔软，无刺激性，对人体无毒、无害，易消毒、清洗，且具有一定弹性。

2）在保证隔声效果的情况下，耳罩夹紧力不能过大，使用者佩戴时应无明显的压痛或不舒服的感觉。

3）耳罩头环应具抗疲劳性能，即反复拉紧、放松后其夹紧力不得有明显下降。耳罩还应具有一定的抗冲击能力，以防止在使用过程中因跌落、碰撞等造成损坏。

4）耳罩应具有一定的防潮功能，以保证在潮湿环境中使用仍然能够发挥效用。需在某些特殊环境下使用的耳罩，还应具备耐高、低温性能，经过 50℃及－20℃的环境处理后，各零部件应不会出现明显变形、龟裂等异常现象，头环夹紧力不能出现明显降低。为保证其使用寿命，耳罩上的金属件还应进行防腐蚀处理。

5）对耳罩的声衰减性能要求可参考表 4—2 中的要求。

第四节　噪声危害防护用品的选用与维护

一、听力防护用品的选择

我国国家标准 GBZ 2.2—2007《工作场所有害因素职业接触限值第 2 部分：物理因素》中规定的要求，每周工作 5 天，每天工作 8 小时，稳态噪声限值工作场所操作人员每天连续接触噪声 8 小时，噪声声级卫生限值为 85 dB（A），非稳态噪声等效声级的限制为 85 dB（A）。对于操作人员每天接触噪声不足 8 小时的场合，可根据实际接触噪声的时间，按接触时间减半，噪声声级卫生限值增加 85 dB（A）；每周工作日不是 5 天，需计算 40 小时等效声级，见表 4—3。

表 4—3　　工作场所地点噪声声级的职业接触卫生限值

日接触噪声时间（h）	接触限值［dB（A）］	备注卫生限值［dB（A）］
5d/w，=8h/d	85	非稳态噪声计算 8 h 等效声级
5d/w，≠8h/d	85	计算 8 h 等效声级
≠5d/w	85	计算 40 h 等效声级

脉冲噪声工作场所，噪声声压级峰值和脉冲次数不应超过表 4—4 的规定。

表 4—4　　工作场所脉冲地点噪声声级的职业接触卫生限值

工作日接触脉冲次数（n，次）	声压级峰值［dB（A）］
$n\leqslant 100$	140
$100<n\leqslant 1\,000$	130
$1000<n\leqslant 10\,000$	120

卫生部于 1999 年发布的《工业企业职工听力保护规范》（卫法监发［1999］第 620 号）（以下简称《规范》）中规定，当职工暴露于工作场所噪声的 8 小时等效 A 声级超过 85 dB（A）时，应给其配备具有足够声衰减值、佩戴舒适的护听器，并定期进行听力保护培训、检查护听器使用和维护情况，确保听力保护效果。职工佩戴护听器后，其实际接受的等效声级应当保持在 85 dB 以下。企业应当提供三种以上护听器（包括不同类型不同型号的耳塞或耳罩），供职工选择。

1. 护听器的选择原则

（1）安全与健康原则

选择护听器应充分考虑使用环节和佩戴个体的条件，保证佩戴护听器过程中的人员安全与健康。

（2）适用原则

使用护听器应在提供有效听力保护的同时不影响生产作业的进行，避免过度保护。

（3）舒适原则

选择的护听器应具有较好的佩戴舒适性，避免由于佩戴不舒适导致佩戴者不按正确的方式使用护听器，从而降低其听力防护作用。

2. 选择护听器的一般要求

（1）在高温、高湿环境中，耳塞的舒适度优于耳罩。

（2）在一般狭窄有限空间内，宜选择体积小、无突出结构的护听器。

（3）短周期重复的噪声暴露环境中，宜选择佩戴方便的耳罩或半插入式耳塞。

（4）工作中需要进行语言交流或接受外界声音信号时，宜选择各频率声衰减性能比较均衡的护听器。

（5）强噪声环境下，当单一护听器不能提供足够的声衰减时，宜同时佩戴耳塞和耳罩，以获得更高的声衰减值。

（6）耳塞和耳罩组合使用时的声衰减值，可按二者中较高的声衰减值增加 5 dB 估算。

（7）如果佩戴者留有长发或耳廓特别大，或头部尺寸过大或过小不宜佩戴耳罩时，宜使用耳塞。

（8）佩戴者如需同时使用防护手套、防护眼镜、安全帽等防护装备时，宜选择便于佩戴和摘取、不与其他防护装备相互干扰的护听器。

（9）选择护听器时要注意卫生问题，如无法保证佩戴时手部清洁，应使用耳罩等不易将手部脏物带入耳道的护听器。

（10）耳道疾病患者不宜使用插入或半插入式耳塞类护听器。

3. 根据 SNR 值选择护听器的步骤

（1）确定 L'_{Ax}

L'_{Ax}为当选定保护率 Z 和噪声环境时，根据倍频带法、高中低频衰减法、单值评定法中任何一种方法计算得到的戴护听器时的 A 计权声压级的有效值。一般宜选择 $L'_{Ax}=75$ dB（A）。

（2）确定 SNR_X 需求值

$$SNR_X\text{ 需求值}=L_C-L'_{Ax}$$

（3）初步筛选

初步筛选出 SNR_X 值符合 SNR_X 需求值±5 dB 条件的护听器，向护听器生产商或经销商索取相关技术资料。如筛选出的护听器不足 3 种，可将选择范围扩大为 SNR_X 需求值±10 dB，但应慎重。

（4）计算筛选

根据得到的护听器技术资料和调查的工作场所噪声数据，选定保护率 X 为 84%，用倍频带法或 HML 方法计算 L'_{Ax}，筛选出 70 dB（A）$\leqslant L'_{Ax}\leqslant$80 dB（A）的护听器。如筛选出的护听器不足 3 种，可将选择范围扩大为 SNR_X 需求值±10 dB 后再进行筛选。当作业环境的 A 计权声压级低于 110 dB（A）或耳塞和耳罩组合使用时，可不进行计算筛选。

在实际使用时，具体选择耳塞还是耳罩，应根据实际情况而定。耳塞的优点是体积较小、携带方便，价格相对便宜，与耳罩相比，不会影响安全帽、防护眼镜等其他防护用品的使用。其缺点是对正确佩戴方法要求较高，防护效果比耳罩稍低，使用中容易移位，对卫生要求较高，如上所述，如果使用者患有中耳炎等耳部疾病，则不宜使用耳塞，而应使用耳罩。耳罩的优点是佩戴方法相对简单一些，使用者佩戴舒适感较好，防噪声效果较好，容易检查使用情况，缺点是价格相对较高，体积偏大，较重，携带不便，不适宜在炎热高湿环境下使用，佩戴时可能影响其他防护用品的使用，当需要对作业人员同时进行头、面部等其他防护时，则只能选用防噪声帽、组合面屏等特定产品。

二、听力防护用品的使用与维护

听力防护用品的防护效果，不仅取决于用品本身的质量好坏，还有赖于正确掌握使用方法，坚持使用，才能收到实际效果。无论戴耳塞还是耳罩，均应在进入噪声场所前戴好，工作中不得随意摘下，以免伤害耳鼓膜。如确需摘下，最好在休息时或离开车间以后，到安静处所再摘掉耳塞、耳罩，让听觉逐渐恢复。

此外，持续接触噪声对人体的危害比间断接触大。为防止噪声危害，用人单位应要求工人隔一段时间后休息一会儿，离开噪声环境，以缩短其噪声接触时间，保护听力。

1. 耳塞的使用和注意事项

（1）对有分号的耳塞，要根据自己的外耳道进行选配。

（2）佩戴耳塞前，应保持两手清洁，以防脏物接触耳塞造成感染。

（3）各种耳塞在佩戴时，要先将耳廓向上提拉，使耳甲腔呈平直状态，然后手持耳塞柄，将耳塞帽体部分轻轻推向外耳道内，但不要用力过猛或插得太深。

（4）若感觉隔声情况不良，可将耳塞缓慢转动，调到最佳效果位置。若反复调整，效果仍不佳，则应考虑其他型号规格的耳塞。

（5）佩戴泡沫塑料耳塞时，应将耳塞搓成圆锥体后，塞入耳道，让耳塞体自行回弹、充满耳道。

（6）佩戴硅胶成型耳塞时，应分清左右，放入耳道后，要将耳塞转动、调整至合适位置。

（7）由于耳塞在耳道中形成气密情况，因此在取出耳塞时，不应很快拔出，以免造成疼痛甚至耳膜受伤。

2. 耳罩的使用和注意事项

（1）使用前，应先检查耳罩外壳有无裂纹、损坏等现象，佩戴时应注意罩壳方向，顺耳廓的形状戴好。

（2）将头环放在头顶适当位置，必要时调节长度，尽量使耳罩软垫圈与周围皮肤相互密合。

3. 听力防护用品的维护

（1）听力防护用品应由专人使用，妥善管理，摆放时，耳塞最好用线联成一副，防止丢失，并防止与酸、碱、油等化学品接触。

（2）听力防护用品使用后应存放在专用盒内，以免挤压、受热而变形。

（3）听力防护用品使用完后，需用肥皂或中性洗涤剂清洗干净，晾干后再加以收藏。某些用品不宜用水清洗，可采取其他方式清洁。

（4）橡胶制的耳塞要撒滑石粉，然后储存，以免变形。

三、我国听力防护用品的使用现状

目前，在国内市场上出售的听力防护产品很多，可供选择的国内外产品很多，不同种类、不同防护用途、不同质量、不同价位的产品均有，但是听力防护产品的使用却不十分广泛，原因在于：

（1）人们对于工业噪声的危害认识不足，对噪声防护不够重视。比较呼吸伤害和坠落伤害，噪声对作业人员的伤害没有立即显现，潜伏期比较长，导致人员听力保护的意识相对淡漠。

（2）许多工厂的领导和经营者舍不得将经费花在噪声的个体防护方面，导致听力防护用品的推广应用尚不尽如人意。

（3）目前某些耳塞不为使用者接受，作业人员戴用耳塞后，外耳道皮肤易发生刺激症状。外耳道是皮肤神经较为敏感的部位，当耳塞戴得过紧或者时间较久时，外耳道皮肤神经就会由于压迫而产生闷胀感甚至疼痛，严重时还会造成皮肤损伤与感染。如果耳塞在外耳道中压迫过紧，迫使耳道深部气体压力增强，有可能导致鼓膜内、外气压平衡失调而产生头胀、心慌、胸闷等症状。

为了加强对作业人员的听力保护，一方面应当加大宣传力度，宣传噪声对人体的危害性，培养听力防护的意识，同时严格管理，督促作业者正确选用、佩戴听力防护用品，监督用人单位为使用者配备合格、柔软、弹性好、适合的听力防护用品。另一方面，应加强听力防护产品的研发，提高听力防护用品的防护功能、效果和舒适性，使作业人员得到真正的保护。

参考文献

[1] 敏禄锋，杨俊，周相高. 工业噪声危害及其控制对策［J］. 职业卫生与病伤，2002，17（4）.

[2] 马东辉，张亚杰，王猛猛 . 工程机械噪声及控制技术的研究［J］. 绿色科技，2013（5）.

[3] 冀娜. 噪声对人体的危害与防护控制技术［J］. 中国卫生工程学，2008，7（3）.

[4] 王怀青. 护听器. 中国个体防护装备，2004（6）.

[5] GBZ 2.2—2007 工作场所有害因素职业接触限值　第 2 部分：物理因素.

[6] GB/T 23466—2009 护听器的选择指南［S］. 北京：中国标准出版社，2009.

第五章　电气危害的个体防护

第一节　电气危害

在现代工作场所中，存在着大量的如电动工具、电气仪表等用电器具，与之相伴的，是大量的输电线路为其提供能源。伴随着工作场所的电气化和电力的广泛应用，电气危害变得越来越普遍。在我国，每年因电气事故造成的财产损失高达数百万元。电气危害按照其危害来源，主要可以分为两类：静电危害和电流危害。其中，静电危害的来源是在作业过程中，由于人员活动、介电物质（绝缘体、半导体）的高速流动、不同电负性材料的相互接触以及等离子体注入等方式，在介电材料整体和金属的表面上积聚的电荷。电流危害的来源包括在工作场所存在的裸露电线，由于仪器接地不良造成的操作面带电，或高压源（高压电线、配电箱）附近的感生电场等。静电和电流都能对人体造成极大的伤害，严重的会导致作业人员的心跳、呼吸骤停直至死亡。另外，由于大量电荷的移动常常伴随着热的产生，因此在工作场所中存在易燃易爆物质的条件下，极易引发火灾和爆炸，对生产和人员安全造成更大危害。

一、电流危害

电流危害多发于触电事故。一般来说，涉及带电作业的工作，工作过程需要频繁操作用电器的工作，以及工作区域附近有带电作业区的工作等，都存在触电危险。特别是在带电作业区附近工作的情况，由于此类工作往往是未经过带电作业操作培训的人员进行的，因此在实际的操作过程中更容易出现触电的危险。以建筑行业为例，住建部在 2011 年的统计结果表明，在我国的建筑业伤亡中，电击事故的发生率仅次于高处坠落，占到总伤亡事故的 25.8％。电流危害的原因在于人体两端的电势不平衡，常见的如手部或其他部位接触高电压（裸露的电线、电源箱等），而脚部接触地面。电流对人体的危害，从机理上看，可以分为两类：物理性伤害和生理性伤害。二者对人体的危害原理不同，造成的损伤也不同。但在实际的触电事故中，常常是两种机理同时存在。

物理性伤害是指在电流通过人体的过程中，电流通路上的载流子的加热作用对人产生的伤害。单纯的物理性伤害在高压触电和雷击中比较常见，表现为人体内外的大面积电弧灼伤、烧伤。由于在触电过程中，肌肉和神经血管束部位往往是电流最易通过的部位，因此，电流的热效应会引起血管狭窄、栓塞等。当电流过大或通电时间过长时，还会引发组织器官的破坏，对人体造成更大的危害，如感知障碍、白内障、肾功能损伤、瓣膜损伤、心肌烧伤、颅脑损伤等。

生理性伤害是指电流对人体神经的刺激作用对人体造成的影响。人体内的各种行为受到神经细胞的控制。由于人体内神经细胞间的信息传递过程是一种生物电过程，因此，在人体内的较大电流会影响人体内信息传递，引发诸如心动过速，心电图异常，甚至呼吸肌强直，心室纤颤等现象，造成呼吸、心跳骤停等，危及人员生命。

电流对人体的危害可以通过阈电流进行划分。几乎所有的人员在体内通过小于 6 mA 的电流时都不会有明显的反应。当电流升高至 10 mA 时，98.5%的成年男子、60%的妇女和 7.5%的儿童能够承受而不会有明显的反应。当电流继续增大至 25 mA 时，膈肌会受到电流的刺激引发强直，电流通过时间超过 3min 即有可能出现心跳停止的现象。当电流继续增大到 45 mA 时，心室纤颤的风险会显著增大，接触该强度电流 5 s 后成年人发生纤颤的概率为 5%。如图 5—1 所示的是人体的电流阈值与触电时间的关系。图中，曲线 c1 右侧的区域是出现心室纤颤的区域，即有可能出现触电死亡的区域。曲线 c1 代表开始出现纤颤的情况，c2 代表 5%的人员出现纤颤的情况，c3 代表 50%的人员出现纤颤的情况。

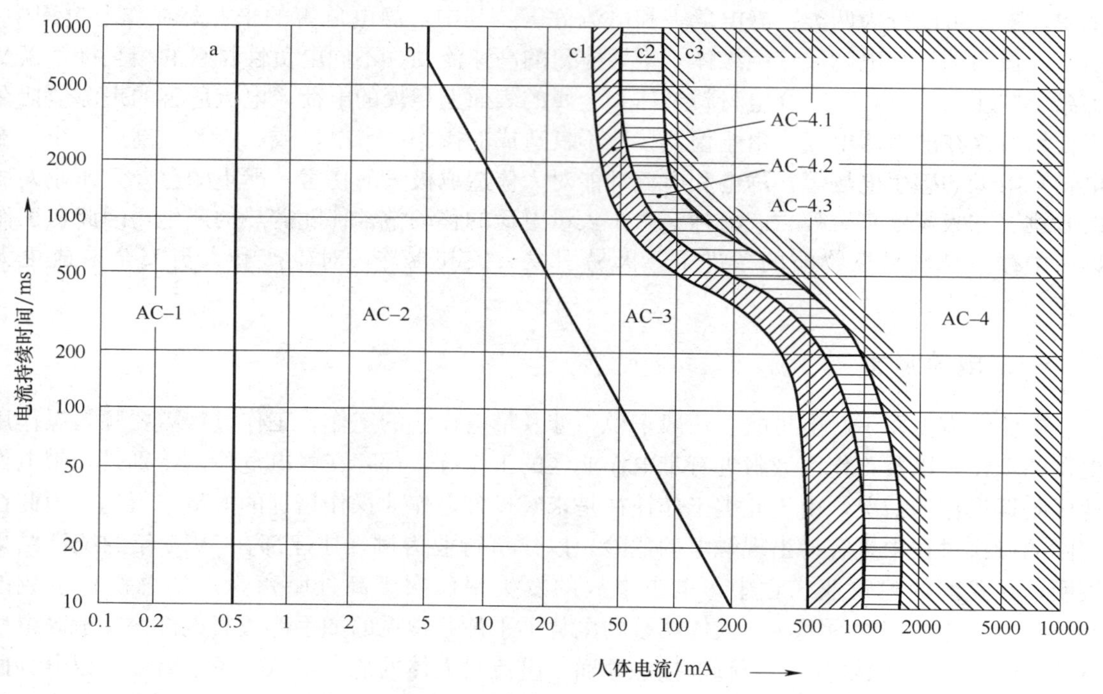

图 5—1　人体电流安全阈值（GB/T 13870）

触电的危害主要受到电压的影响，因此，在划分触电事故时，按电压的高低可以分为低压电（50～1 000 V）和高压电（>1 000 V）事故。同时，人体触电时间，电流的波形及频率，人体触电的部位也会对触电的危害程度造成影响。触电时间越长，电流对人体的伤害越大。低电压长时间放电也会使人体遭受严重的损伤。在交流电的情况下，电流对人体造成的影响还与其频率有关，引发纤颤的最危险频率是 10 Hz，因此电流的交变频率越接近 10 Hz，对人体心脏的影响越明显。当交变电流的频率高达 15～20 kHz 时，由于人体对高频电流的阻抗极大，因此该种电流对人体没有影响。

二、静电危害

静电是在生活中极为常见的现象，各种材料在不同的情况下都有可能产生静电积累。较为常见的静电产生工序包括过滤器使用、液体灌注、传送带输运等，由此引发包括火灾、电击伤害等多种事故。每年，由于静电放电和静电引发的电器击穿的事故，造成的损失高达百万元以上。静电荷积累造成的电压往往极高。以人体为例，人体的对地电容约为 150 pF，因此，极少的静电电荷即可以引发较高的电势。在一般的干燥环境中，由于人体的行走和穿脱衣物造成的电势一般在 30 kV 左右。静电对人体的危害主要在于非受控条件下的静电放电过程往往极为快速，伴随着大量热量的释放，由此会使人体产生严重的不适感。当电位达到 2 kV 时，对应的放电能量为 0.3 mJ，静电放电的能量便已经能被人感受到。较强的放电可以引起人体不自主地移动，导致误操作或跌倒。在使用工具工作的过程中，不受控制的反应动作会导致损害作业人员和其附近的作业者。过量的静电放电会造成类似高压触电的后果，造成操作人员的死亡，不同能级的静电放电造成的影响见表 5—1。此外，缓慢的电晕放电，以及由于静电吸附造成的人体表面的粉尘的黏附，往往也会造成人体舒适度的下降，影响作业人员的工作。

表 5—1　静电放电电压与人体感觉

静电放电电压（kV）	人体感觉程度	备注
1.0	无感觉	
2.0	在手指外侧有感觉	产生微弱的放电声音（察觉电压）
2.5	有针刺感，无痛觉	
3.0	有针刺感，有痛觉	
4.0	有痛感	见到放电的发光
5.0	手掌至前腕有电击的痛感	见到两者之间延伸出放电的发光
6.0	手指上有微痛感，电击后手腕沉重	
7.0	手指和手掌上有痛感，有麻木感	
8.0	手掌至前腕有麻木感	
9.0	手腕上有强烈的痛感，手有严重的麻木感	
10.0	全手有痛感，有电流经过的感觉	
11.0	手指上有严重的麻木感，全手有强烈的触电感	
12.0	全手有重击感	

静电放电的另一危害在于放电过程的热释放。由于静电放电过程常常在极短的时间内完成，能量难以扩散，因此静电放电往往伴随着极高的温度。在环境中存在易燃易爆的气体或者悬浮颗粒物的情况下，静电放电往往会诱发上述物质的燃烧，造成火灾或爆炸。静电放电造成危害的常见场所包括煤矿及矿山环境，存在瓦斯及其他易燃气体的环境，化学工业，石

油化工工业，积累氢气的铅电池储藏室，食品工业，可以产生有机粉尘的地方，合成材料工业，冶金，特别是存在铝和镁的地方。静电放电对物质的引燃作用常常是通过最小点火能表征的。最小点火能是指在最敏感的可燃物浓度下，刚好能点燃可燃物质引起爆炸的最小能量。常见易燃物质的最小点火能见表5—2。

表5—2　　常见易燃物质的最小点火能

物质	最小点火能
镁（喷雾）	240 mJ
碳酸树脂	10 mJ
硫黄	15 mJ
聚苯乙烯	120 mJ
木炭	20 mJ
面粉	25～80 mJ
棉花	25 mJ
糖	30 mJ
碳氢化合物	200 mJ
氢气和乙烯	20 μJ

静电放电还会对作业过程中的各种物质造成影响。比较明显的如芯片制造及使用芯片的家电和电器制造业，以及机电加工和材料行业。由于电子芯片的耐受电压普遍较低（低于30 V），较高的静电电压往往会造成电子器件的击穿，且由于静电放电时间短，产品外观上没有明显的变化，因此更容易造成次品率的上升及仪器运行的不稳定。在医疗领域，静电放电对心电检测仪、监护仪器等都存在明显的影响。因此，在上述领域的工作，需要严格控制操作环境的静电积累，降低静电对相关仪器和产品的损害。

第二节　电气危害的个体防护

同其他的危险因素相比，电气伤害的最大特点在于其短促性和突然性。由于电场的传导和电流的建立是以光速进行的，因此电气损伤往往在一瞬间完成。同电气危害的种类相对应，电气危害的防护也分为对电流伤害的防护和对静电危害的防护。由于二者的防护机理不同，因此将对二者的防护分别进行讨论。

一、电流防护

降低电流对人体伤害的最有效方法是工程方法，即采用有效的绝缘手段对仪器和工作场所的带电部件进行覆盖，降低漏电现象的发生；对高压器件和高压电路，在使用环境中应按照电压级别规划出适当的使用区间和安全范围，避免出现较大的感应电场造成的电势差引发的触电现象；对用电仪器，应做好外壳的良好接地，避免内部漏电造成外壳带电，进而引发触电事故。同时，在工作过程中，应使用适当的安全系统，在电路发生异常时及时断开电源，降低触电的危害。

工程方法依赖对工作场地和设备的合理规划和设计。因此，相关工作需要由经过专业培训的人员按照相应的规范进行设计和安装。在我国，相关标准包括 GB/T 18857—2008《配电线路带电作业技术导则》，GB/T 18037—2000《带电作业工具基本技术要求与设计导则》，以及 GB 4706 系列标准的要求，保证电气和设施在使用过程中的人员安全。在北美地区，相关标准主要包括 ANSI/NFPA—70—2001《国家电气规程》以及欧盟地区使用的 EN 50110 系列标准。需要注意的是，由于材料所固有的老化性质，设计良好的仪器和工作场地，也会因环境中的温湿度变化，绝缘层损耗，粉尘堆积，设备的非正常使用等问题造成仪器设备电气性能的降低。因此，相关的设施和设备需要具有资质的人员进行定期的检查和维护，避免可能的仪器缺陷造成的触电和漏电事故。

由于工作场所的各种触电风险难以完全通过工程手段彻底消除，因此，对需要在带电场所作业的人员，需要为其配备个体防护装备以降低可能的触电事故危害。由于触电是人体不同部位间的电势差不同造成的电荷流动，因此，避免人体内出现较大的电势差就是带电场所避免触电的个体防护装备的最终目的。

在工作场所，实现人体电势平衡的主要手段有两类，即绝缘和屏蔽，二者对应的操作环境不同。其中，绝缘是最为常见，也是最为简便的降低触电风险的方法，对低压触电风险有较好的防护作用。对于高压放电，由于电压源的电势极高，在这种情况下，即使有绝缘手段，人体由于不同部位所处电场位置不同造成的电压依然会对人体造成触电风险（跨步电压即是较为常见的高压电场引起的触电方式，由于两脚所处位置的电势不同，电流会从人体通过，并从电势较高的脚进入电势较低的脚，造成人体触电）。所以屏蔽就成为最有效的应对触电风险的防护手段。两种方法可以通过图 5—2 进行表述。

如图 5—2 所示是触电防护的不同防护机理。绝缘法是通过在人体与地（绝缘鞋/靴）或人体与漏电处（绝缘手套）间添加绝缘材料，使得作用在人体上的电势降低的方法。由图 5—2a，c 可以看出，该方法相当于将人体和绝缘物串联，由于绝缘物质的存在，人体上的电势差为 $V'=VR_H/(R_H+R_I)$。一般的，人体的电阻值为 1 kΩ，R_I 的值为 1 MΩ，因此，V'的值约为线路电压 V 的千分之一左右。当电压较低（小于 30 kV）时，能够对人体起到很好的防护作用；当线路电压较高时，一方面人体的分压已经超过了安全电压（25 V），另一方面，在较高的电压下，绝缘层或空气会很容易被击穿，材料的电阻 R_I 在击穿情况下会变得极小，因此在高压条件下，不能使用附加绝缘层的方式避免人体受到触电的伤害。

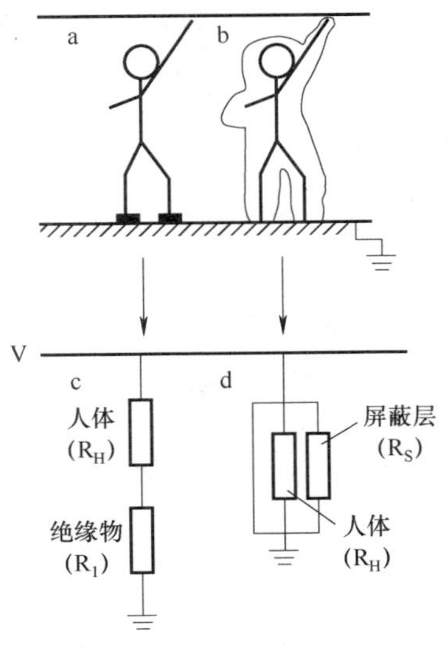

图 5—2　绝缘与屏蔽

如图 5—2b，d 所示的是屏蔽法的原理。通过在人体的表面覆盖一层连续的导电层（由于连续导体是一个等势体，因此能够完全屏蔽外电场），使得在导体内部的人体表面在外电场存在的情况下依然保持电位的一致，避免人体受高电压的危害。屏蔽法能够避免绝大多数的触电危害，但由于屏蔽法需要使用包括服装、靴、帽、手套等的一系列的个体防护装备，形成连续的防护层，因此装备使用过程中较为笨重，服装的舒适性也较差，所以一般仅在需要对较高电压进行防护时才会配备屏蔽式的个体防护产品。

综上所述，对电流的防护需要根据不同的电压等级，结合具体的使用环境，选择具有适当防护能力的产品。在电压较低的情况下，可以使用绝缘性防护产品，如绝缘鞋、绝缘靴、绝缘手套等；在电压较高的情况下，则需要穿着屏蔽服装，以隔绝外部电场，避免身体所处不同位置之间的电势造成体内电流的流动。

1. 绝缘手套

绝缘手套是最为常用的电流防护个体防护装备，具有穿戴方便，使用便捷的优点，对于工作场所较低的电压具有良好的防护能力。为了使用的方便，从形式上，绝缘手套多使用分指手套的形式以保证作业过程中的灵活性；所使用的材质多为橡胶及塑料材质，并通过添加适当的增强剂以提高其高压耐受能力。如图 5—3 所示是常见的绝缘手套的形式。一般的，低压防护手套的袖口较短，以便于佩戴人员的正常活动；防护等级较高的防护手套，袖口较长，以避免在使用过程中手臂部位的其他位置接触高压源，或者可能的空气击穿造成的触电危险。

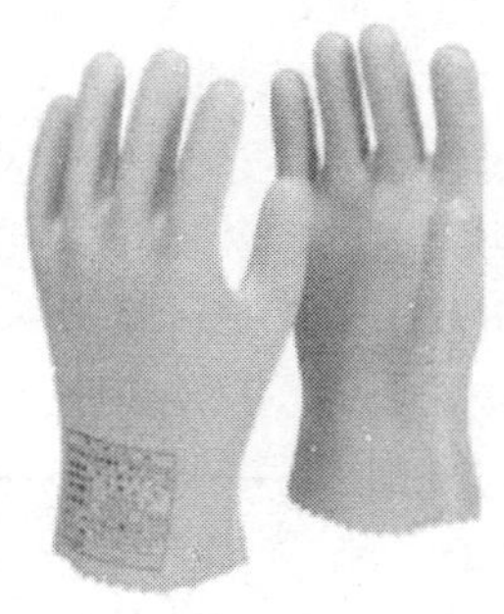

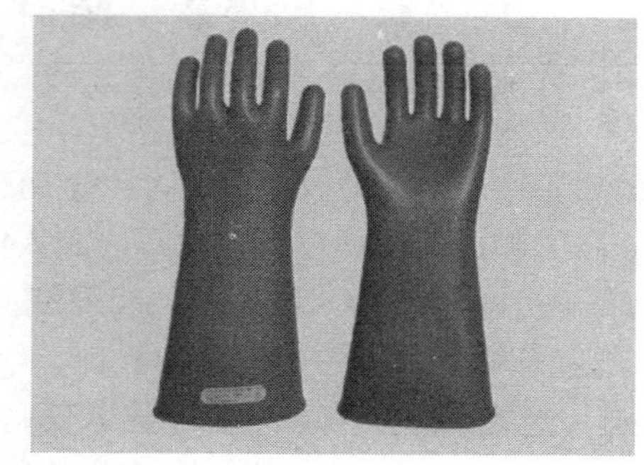

图 5—3　常见绝缘手套

绝缘手套所依据的国家标准为 GB/T 17622—2008《带电作业用绝缘手套》，作业人员应根据具体工作场所中的电压等级，手的大小选择适当防护等级的手套。如果手套太紧，就会限制血液流动，不舒适且容易造成疲劳；如果太松，使用就不灵活，且容易脱落。不同级别绝缘手套的电流防护能力见表 5—3。

表 5—3　不同级别绝缘手套的电流防护能力

级别	交流耐受电压	直流耐受电压	防护电压级别（AC）
0	10 kV	20 kV	380 V
1	20 kV	40 kV	3 kV
2	30 kV	60 kV	10 kV
3	40 kV	70 kV	20 kV
4	50 kV	90 kV	35 kV

从表中可以看出，不同级别的手套，对交流电压的防护能力要远远低于直流电压，这是因为材料的交流电阻要低于其直流电阻，因此，对同样电压的防护，交流电压需要使用绝缘性能更好的绝缘手套进行防护。同样的，使用人员在使用前应清楚环境中的触电危险类型和电压类别，以进行绝缘手套的选择。同时，需要注意的是，绝缘手套需要与绝缘靴等配合使用，以达到相应的防护水平，且在使用过程中需要注意环境中的各种有害因素对手套防护能力的影响。

由于手部是人主要的作业器官，因此，手部防护用品需要具有良好的灵活性，以保证在佩戴过程中手部能够进行良好的作业。对手套的灵活性测试是通过相关人员佩戴手套，捡拾不同尺寸的钢柱实现的。手套的灵活性分为 5 级（见表 5—4），手套的灵活性越高，对佩戴者手部活动的影响越小，使用者佩戴手套所能完成的工作越精细。

表 5—4　　手套的灵活性等级

灵活性等级	测试中完成的最小测试棒的直径（mm）
1	11.0
2	9.5
3	8.0
4	6.5
5	5.0

因为手套是在作业过程中频繁使用的产品，所以手套的其他特性，如抗拉伸性能（拉伸强度和扯断伸长率，拉伸永久变形）、抗刺穿性能、耐老化性能、耐低温性能、阻燃性能等也都需要满足标准的要求，以确保手套在正常的使用过程中能够安全有效。

由于使用范围的多样性，绝缘手套可以分为多种类型，以应对作业过程中所遇到的除触电危险外的其他因素，并避免环境中的各项因素对产品的性能产生影响。从种类上，绝缘手套可以分为能够应对机械危害的复合绝缘手套，应对作业过程中酸类化学品侵蚀的 A 类绝缘手套，应对作业过程中有机溶剂的 H 类绝缘手套，能够耐受臭氧的 Z 类绝缘手套，能够对人体进行低温保护的 C 类绝缘手套，以及能够对酸、油、臭氧进行防护的 R 型绝缘手套。在使用过程中，作业人员应首先对手套的使用环境进行分析，确定环境中的有害因素，并根据有害因素的类型选择适当类型和防护等级的绝缘手套。

2. 绝缘鞋/靴

绝缘鞋/靴是采用具有绝缘功能的鞋底和帮面材料制备的。鞋是日常穿着的产品，通过使用适当的绝缘材料制备鞋底，并采用符合标准的款式，即可以得到具有一定防触电能力的鞋靴。绝缘鞋/靴是电气作业中最为普遍使用的辅助安全用具，其中，最为广泛使用的绝缘鞋种类包括皮鞋和布面胶鞋（见图 5—4），用于应对一般工作场所的触电防护。电绝缘皮鞋和布面胶鞋的电性能要求见表 5—5。需要指出的是，由于皮鞋和布面胶鞋的帮面本身不具备绝缘性能，因此上述两类鞋的防护电压较低。需要注意的是，虽然标准中对皮鞋和布面胶鞋的测试电压为 6 kV 及 5 kV 和 15 kV，但在实际的电气作业中，由于环境的复杂性，上述鞋类只能应对工频 1 000 V 以下的工作场所。

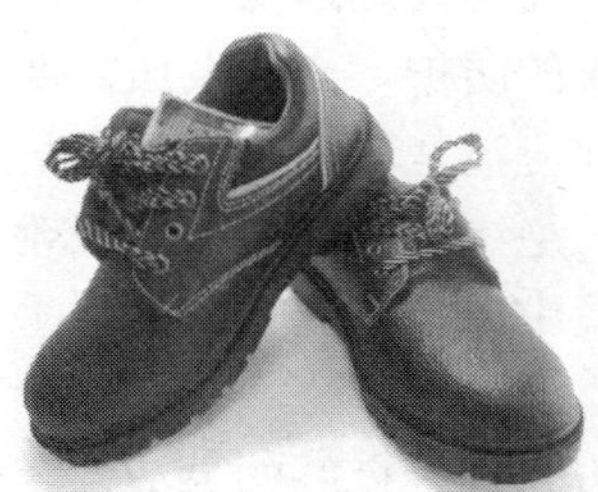
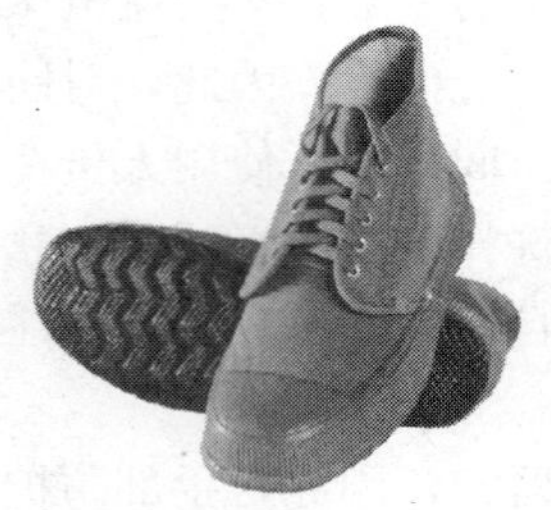
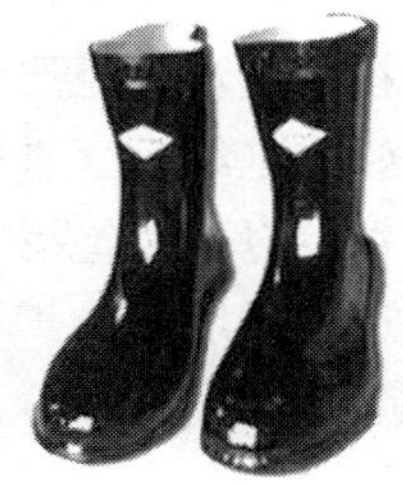

图 5—4　绝缘皮鞋、布面绝缘胶鞋、绝缘靴

表 5—5　　电绝缘皮鞋和布面胶鞋的电性能要求

项目名称	出厂检验			预防性检验		
	皮鞋	布面胶鞋		皮鞋	布面胶鞋	
测试电压（kV）	6	5	15	5	3.5	12
泄漏电流（mA）	≤1.8	≤1.5	≤4.5	≤1.5	≤1.1	≤3.6
测试时间（min）	1.0					

由于橡胶和全聚合材料可以具有更好的绝缘性能，同时完全使用橡胶和聚合材料制备的鞋靴能够避免脚面部的电流泄漏，因此，当环境中的电压小于 30 kV 时，可以使用全橡胶和全聚合材料的绝缘鞋进行触电事故的防护。全橡胶胶鞋和全聚合材料鞋的电性能见表 5—6。

表 5—6　　电绝缘全橡胶胶鞋和全聚合材料鞋的电性能

项目名称	出厂检验					预防性检验				
测试电压（kV）	6	10	15	20	30	1.5	8	12	15	25
泄漏电流（mA）	≤2.4	≤4	≤6	≤8	≤10	≤1.8	≤3.2	≤4.8	≤6	≤10
测试时间（min）	1.0									

由于绝缘手套、绝缘鞋/靴类产品的性能直接影响着作业人员的人身安全，因此对其使用的监管也更加严格。在使用过程中，需要通过预防性试验的手段对所有正在使用的产品进行检测，确保产品的质量。为了避免过高的电压对样品的破坏，预防性试验往往采用较低的测试电压对样品进行测试，见表 5—5。

除了电性能外，作为作业过程中所穿着的个体防护产品，绝缘鞋还应具有一定的舒适性和耐久性，包括鞋帮和鞋底的耐折性能，鞋帮的耐撕裂性能，拉伸性能，水蒸气渗透性，外底的耐磨性能等，以及设计穿着生理安全性的 pH 值和六价铬性能含量，相应的指标可以参见国家标准 GB 12011—2009《足部防护　电绝缘鞋》、GB 21147—2007《个体防护装备　防护鞋》及 GB 21148—2007《个体防护装备　安全鞋》。

需要注意的是，由于橡胶和聚合材料在使用过程中，往往容易接触有机溶剂，或者受到紫外线的照射而老化失效，因此在使用前，作业人员应注意检查手套及鞋类，发现绝缘手套皴裂，鞋底裂缝等现象，应及时更换新的手套和鞋/靴，避免出现触电事故而威胁自身健康。

此外，部分绝缘鞋/靴在沾到水或其他极性溶液后，绝缘性能会降低，在使用过程中应注意。

在日常的带电作业中，由于工作环境的复杂性，作业人员的其他部位也有可能触碰裸露电线造成触电，因此在带电工作场所佩戴的其他个体防护用品，尤其是头部防护用品，也需要具有一定的绝缘性，以对相关部位进行防护。具体的，要求在使用（1 200±25）V 强度电压测试的条件下，通过安全帽帽壳的泄漏电流应不超过 1.2 mA。

3. 高压屏蔽服

高压屏蔽服是一种可以防止高压危害人体的个体防护装备（见图 5—5）。在我国，高压屏蔽服的标准是 GB/T 6568—2008《带电作业用屏蔽服装》，用于交流 110～750 kV，直流 500 kV 及以下的电压等级。高压屏蔽服是通过服装内的分流连接线或等电位连接线将服装与高压部位连接，使得人体整体和服装所处电势与高压器件相同，避免了由于人体各部位位置具有不同的电势差导致的触电现象。同时，由于导电层的屏蔽作用，高压屏蔽服还具有有效防护外部电磁场的作用，能够避免高压器件附件的电磁场对人体的伤害。在国家标准中，要求服装的屏蔽效率大于等于 40 dB，即服装可以有效地将外部电磁场的场强降至原有场强的 1/100。由于需要覆盖整个人体的表面，因此高压屏蔽服的结构包括上衣、裤子、帽子、手套、面罩、鞋袜等，还包括相应的连接线和连接头。

由于高压屏蔽服依赖服装内导电层来实现对人体的防护，因此在使用过程中应注意对导电层的保护。使用前应检验服装的状态，严禁穿着破损或者电气接触不良的服装进入工作场所。在使用过程中，屏蔽服不可直接接触皮肤，以避免劳作过程中的汗液对屏蔽服内导电层的损伤，同时也避免由于屏蔽服感生电流过大而发热引起烫伤。屏蔽服的穿戴过程中应注意屏蔽服各组件需要经过两个可拆卸的连接头进行可靠的电气连接，并保证连接头在工作过程中不得脱开；用于交流 500～750 kV 的屏蔽服，需要配备面罩，整套服装使用衣裤帽连体式。

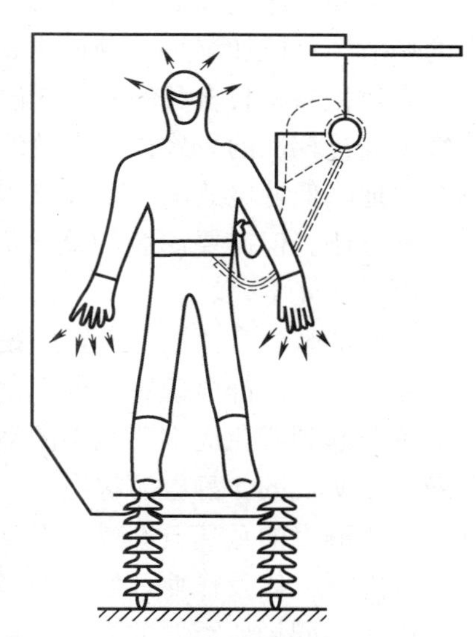

图 5—5　高压屏蔽服使用示意图

对屏蔽服的要求，除屏蔽效能外，还包括对电阻（面料的电阻不得大于 800 mΩ，衣裤及裤子任意两个最远端之间的电阻均不得大于 15 Ω，手套和短袜的电阻不得大于 15 Ω，鞋子的电阻不大于 500 Ω，整套服装各最远端的电阻不得大于 20 Ω），熔断电流（衣料的熔断电路不得大于 5 A），耐电火花（经电火花点燃 2 min 后，衣料碳化面积不大于 200 mm^2）以及其他的阻燃，耐洗涤，耐磨损等指标的要求，且为了保证作业人员的正常工作，要求对屏蔽服装通以规定的工频电流，并经过一定时间的热稳定以后，测量屏蔽服装任何部位的温升都不得超过 50℃。

二、静电防护

静电防护的目的主要包括两个方面：一是减少环境中静电荷的积累对人体和周边的环境

造成的损伤；二是减少人体在作业过程中所积累的静电荷对周边仪器和环境的影响。从机理上，静电防护可以采用五类方法：静电耗散与接地、静电中和、环境加湿、静电屏蔽、静电防护电路。

静电耗散与接地是使用最为广泛的静电防护措施，其作用是将作业过程中产生的静电荷及时地耗散到空气中，或者进入大地。作业过程中所穿着的防静电服，防静电鞋，导电鞋，防静电腕带和脚带等个体防护装备多是采用此种方式实现静电防护的。其中，防静电服既可以通过静电耗散作用，借由防静电丝将服装表面由于人体活动所引起的电荷释放到空气中，还可以通过和防静电袜及防静电鞋/靴形成的导电通路，将服装上产生的静电转移至大地。此外，服装内的导电丝所形成的网络还具有一定的屏蔽作用，能够有效地将防静电服装内部人体所穿着的其他服装所积聚的静电形成的电场降低。所以防静电服在需要静电防护的场所使用极为广泛。防静电鞋及导电鞋和腕带及脚带是通过接地的方式，将人体产生的静电转移至大地。

静电中和是一种有效地降低静电积累的工程方式，是通过人工的方式（离子风机、离子发生器）产生带电离子，由于异种电荷间的吸附作用，材料表面的静电荷会自发吸附异种电荷并被中和，起到降低材料表面静电的作用。静电中和的方式适用于对环境电荷密度要求不高的场所。环境加湿是一种成本比较低的静电防护措施。加湿可以显著降低一般材料的电阻，有效提高材料自身的静电耗散能力，同时在空气湿度较大的情况下，材料表面的电荷也更容易通过耗散的方式得到有效的控制。另外，在某些特定工作场所，空气湿度的增大还能够有效地降低静电放电引发火灾的风险。因此，环境加湿法是一类使用极为广泛的静电防护的工程方法。但需要注意的是，加湿法不适用于对环境温湿度要求较高的行业，如航空航天、电子、光学领域。

静电屏蔽包含两层含义，一是对静电积聚区域的防护，其目的是避免静电荷产生的电场对工作场所中的静电敏感器件产生影响；二是对静电敏感器件的防护，是通过对静电相关器件的屏蔽起到避免周围环境中的静电场对器件产生影响。静电屏蔽是利用连续导体对电场的屏蔽作用实现的。静电防护电路是针对静电放电引发的电子器件过载和烧毁问题的应对措施。由于静电的危害比较大，因此在实际的防静电工作区（EPA），上述措施往往共同作用，以降低人体及作业环境中的静电放电危害（见图5—6）。

由于不同场所需要的静电防护级别不同，因此不同场所需要采用的静电防护措施也不相同。一般的，静电危害越大的区域，需要采用的静电防护措施也越为严格。如电子器件的生产和检验工作区，电子仪器的装配区等，称为防静电工作区（EPA），需要依据标准GB 50611—2010《电子工程防静电设计规范》中的规定进行个体防护装备及工程措施的使用。

另外，人是静电防护不可缺少的部分。在静电防护领域，操作人员的作业规范性、对防护装备使用的正确性等都对防护的效果具有极其重要的影响。因此，需要相关部门建立完善的人员培训机制，依据正确合理的操作守则对相关人员进行培训，并制订完善的规章制度，科学设立各种防静电警示标识（见图5—7），对人员进行提醒，以更好地实现静电防护的目的。

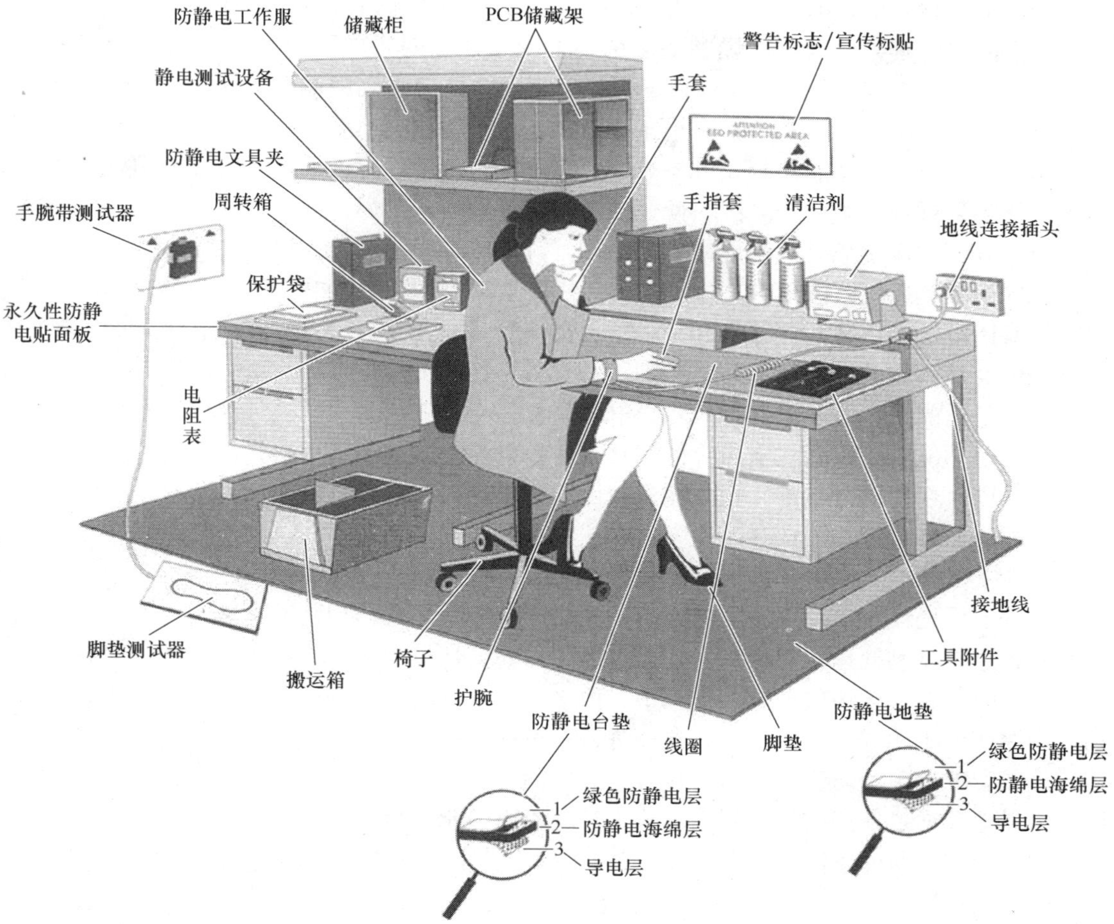

图 5—6　静电防护区域配置图

1. 防静电/导电鞋

防静电鞋和导电鞋是指使用特定工艺制备的，能够通过鞋底的耗散作用，将人体内积累的静电荷转移至地的鞋类。同一般鞋类相比，防静电鞋和导电鞋的主要变化在于其鞋底材料：通过使用适当的导电添加剂（一般为炭黑或导电高分子），或者在特定的部位（脚跟、脚心）处引入导电层，以降低其电阻，在人体和地之间建立电阻值适当的导电通路。理论上，防静电鞋或导电鞋的电阻越低，其静电防护特性越高，人体上积累的电荷越容易通过鞋底进入地；但过低的电阻会提高穿

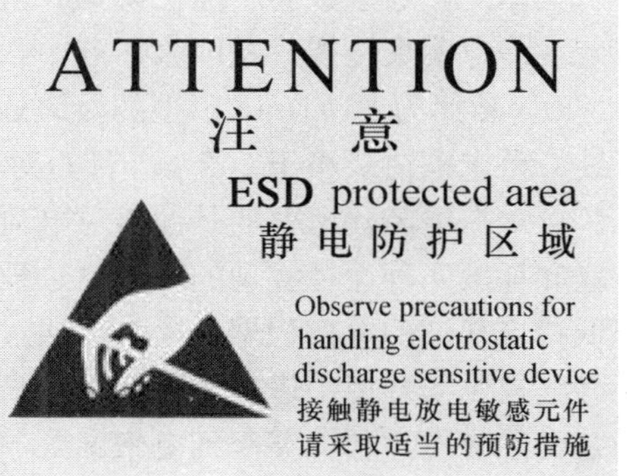

图 5—7　常用防静电警示标识

着者触电的风险，同时电荷的过快流动可能会引发局部电流过大或放电现象。为了避免上述风险，对防静电鞋，要求在干燥和潮湿两种情况下测试时，电阻应为 100 kΩ～1 000 MΩ，这可以实现防静电与一定的绝缘性能的兼顾，适合于一般防静电场合的穿着。对导电鞋，要求在干燥环境下测试时，其电阻应小于 100 kΩ。由于材料的电性能与材料内部的含水率有关，因此，对鞋类电性能的测试也与对其的温湿度处理条件有关。在我国标准中，对鞋类防静电性能的测试规定了两个测试和预处理条件，分别为：干燥条件，温度（20±2)℃，湿度(30±5)%RH；潮湿条件，温度（20±2)℃，湿度（85±5)%RH。

同绝缘鞋类似，防静电鞋也应具备一般成鞋所具有的舒适性和耐久性的要求，相关要求可参见 GB 21147—2007《个体防护装备　防护鞋》和 GB 21148—2007《个体防护装备　安全鞋》中对鞋类相关性能的规定。

需要指出的是，由于防静电鞋和导电鞋是通过建立人体与地的良好电气接触才能实现较好的静电防护能力，因此在室内应使用具有防静电功能的地板或地垫，以降低地面材料的电阻大小，同时在使用过程中，也应注意所使用的鞋垫、袜子等的制作材料也应具有较好的静电耗散能力，以避免相关部分的电阻过高造成静电防护能力的降低。

2. 防静电服

防静电服是使用最为广泛的静电防护产品之一，其主要作用是通过面料内所含的导电纤维，或经过导电剂处理的面料本身，通过电荷传输或耗散的方式，将作业过程中服装产生的静电荷及时地转移至地或耗散入空气中。由于导电纤维的屏蔽作用，防静电服还能够对服装内部因摩擦产生的静电荷所产生的电场进行有效的屏蔽，避免服装内部电场对外界仪器和相关器件的影响。由于防静电服本身具有良好的静电耗散能力，因此在静电防护要求较低的场所，可以单独通过使用防静电服的方式，实现静电控制的目的。

由于使用场所的不同，防静电服分为两个级别：A 级和 B 级，分别用于应对具有不同静电危害的场所。A 级服装主要用于环境中存在易燃易爆气体，电子器件加工等静电危害比较显著的场所；B 级服装用于静电危害较低的场所。在我国，防静电服的静电防护性能主要是通过带电电荷量和点对点电阻进行表征的。带电电荷量，考察的是服装的静电产生能力。具体的，通过滚筒摩擦机模拟服装在穿着过程中的电荷积累和自然耗散过程，借以研究服装的静电集聚性能。在国家标准中，采用聚丙烯腈（腈纶）作为摩擦布，以内径为（65±5）cm，转速为 46 r/min 以上的滚筒处理样品 5 min，研究样品上所积累的电荷量。对 A 级服装，要求电荷量小于 0.2 μC/件；对 B 级服装，要求其带电量应为 0.2～0.6 μC/件。

点对点电阻，考察的是面料对电荷的传输能力。对服装而言，静电荷的耗散主要是通过传输和耗散两种途径实现的。传输过程不仅可以通过导电纤维使电荷在服装表面均匀分布，降低特定部位的电荷积聚，还可以通过服装-防静电鞋或服装-腕带系统将电荷导入地，在需要静电控制的环境中进一步降低服装表面的电荷量，实现静电防护的功能。实际上，分布较为紧密的导电丝还能够起到电磁屏蔽的作用，避免服装内部的静电场对工作场所造成影响。因此，在国外的 EN 及 ISO 标准体系中，对防静电服装的考察主要是服装的点对点电阻和电场屏蔽效能。在我国，对面料点对点电阻的测试，是通过采用相距 30 cm 的一组电极进行的，在电极间，根据面料电阻的大小，选择性的施加 10 V 或 100 V 的电压（当面料的电阻

小于 10^5 Ω 时，测试电压为 10 V，当材料的电阻大于等于 10^5 Ω 时，测试电压为 100 V），根据流经两电极之间的电流测试面料的点对点电阻。对标称等级为 A 级的面料，要求其点对点电阻应为 $1\times10^5 \sim 1\times10^7$ Ω。点对点电阻小于 1×10^5 Ω 的材料，由于电阻过低，有可能造成电荷的快速放电引发火花，同时过小的电阻也有可能造成人体通过服装触电。对标称等级为 B 级的服装，要求其点对点电阻为 $1\times10^7 \sim 1\times10^{11}$ Ω。需要指出的是，过小的服装电阻往往会造成电荷的过快流动，在某些特定的情况下，会导致快速放电，引发电火花，因此，防静电服的电阻不能过低，以避免上述危险的发生。类似地，服装上不应有裸露的金属附件，以避免电荷通过上述附件耗散引发火花。

在工作过程中所穿的服装，除了纺织类的工作服，还包括针织类的服装，如毛针织服。相对于棉制服装，毛针织品的易起电性更强，因此，一般的，在严格需要进行静电防护的场所，不能穿着毛针织服产品。在一般的需要进行静电防护的场所，可以穿着防静电毛针织服，以避免活动过程中的静电积累对周边环境造成影响。

在我国，防静电毛针织服应满足国家标准 GB/T 23464—2009《服护服装　防静电毛针织服》的要求，在防静电性能方面，同防静电服类似的，要求其服装带电电荷量应低于 0.6 μC/件，同时，作为服装，毛针织服还应满足诸如胀破强度、腋下接缝强力、起毛起球等方面的要求，为了穿着的舒适和健康，对服装的耐洗、耐汗渍、耐摩擦色牢度及服装的 pH 值等均有规定，服装在满足上述要求后，方能使用。

需要说明的是，在单纯使用防静电服的情况下，防静电服对人体静电的消减作用，只能将人体的带电电势消减至 1 kV 左右，能够有效地抑制静电引发的电火花和人体的不适感，但在静电防护级别更高的相关区域，应配备更有效的防护消减静电能力的个体防护用品。

3. 防静电腕带/脚带

防静电腕带和脚带是静电防护系统不可缺少的一部分，在电子和航天等行业的静电控制区域，应当配备防静电腕带或脚带。腕带和脚带的目的在于及时地将人体行动、周边物质摩擦所产生的静电转移至地，使人体始终处于较低的静电电位下，避免人体在接触电子器件，精密仪器或其他静电敏感器件的时候产生放电或器件击穿的现象。实际上，由于结构简单，且线路可靠性高，对人员的手部操作影响较小，使用防静电腕带是最经济和有效的人体静电防护措施。

防静电腕带主要由腕环、导线两部分组成（见图 5—8）。腕环的内层一般采用防静电纱线编制而成，外层使用普通纱线，或者在内层附着金属导电层，实现与人体的良好电接触。导线的目的是将人体的电荷转移至地。由于过低的电阻会导致静电的过快释放而引发可能的放电效应，因此一般要求人体的接地电阻应为 $10^5 \sim 10^9$ Ω。对防静电腕带，要求其电阻应在 10^6 Ω 左右。为了使用方便，导线一般使用弹簧软线的形式，可伸缩且使用灵活。一般要求腕带的最大长度为 2.2 m 左右，以便于人体的

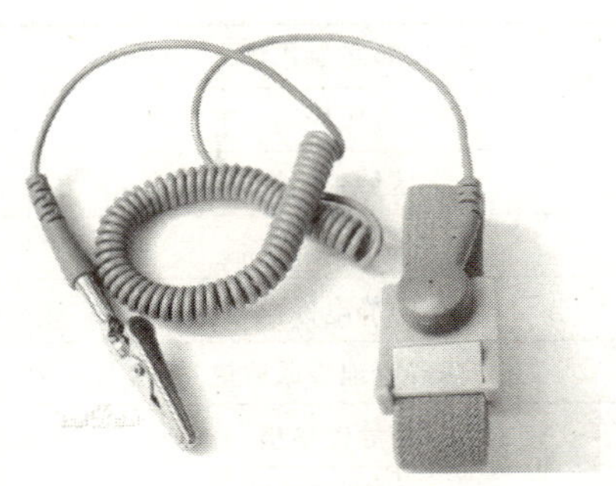

图 5—8　防静电腕带示意图

正常活动，且腕带不能使用对人体有害，或易引起过敏的材料制成。

由于腕带的静电防护作用是依赖腕环和导线的电荷传导实现的，因此在实际使用前，应检查腕带是否完好，金属片是否氧化，金属扣是否松动，以及导线是否存在断路的问题，并观察接头部分是否存在松动，接地线是否被氧化等，以确定腕带和导线的良好电气连通。

第三节　电气危害个体防护装备的选用与维护

一、电流防护装备的选用

电流防护装备的使用应根据具体的使用环境进行选择。较低电压环境下，可以使用绝缘靴＋绝缘手套的方式进行防护。对绝缘手套，根据其使用环境中电压等级的不同，可以依据表 5—3 选择不同级别的绝缘手套，并依据使用环境中的其他因素，如臭氧、低温、机械危害等，选择适当的复合型手套。对绝缘靴产品，一般的绝缘布面胶鞋和绝缘皮鞋，只能用于 1 kV以下的作业环境中的电流防护；当环境中的电压为 1～30 kV 时，应使用全橡胶和全聚合的绝缘靴，配合绝缘手套进行防护；当环境中的电压高于 30 kV 时，需要使用屏蔽式服装以避免触电危险。高压屏蔽服装主要有两个级别，用于交流 500～750 kV 的屏蔽服装，需要使用配备面罩，且衣裤帽连体的服装进行防护。

二、静电防护个体防护装备的选用和维护

静电防护个体防护装备主要包括防静电服、防静电腕带/脚带、防静电鞋、导电鞋等。在对静电防护要求不严的场所，上述装备可以单独使用，例如可以使用防静电服降低人体运动过程中产生的静电的积累，或使用导电鞋或防静电鞋将运动过程中产生的静电荷及时转移至地。也可以使用防静电腕带或者脚带将人体的静电及时转移至地。在静电敏感区域，应将多种静电防护装备配合使用，并搭配防静电地板、脚垫、防静电椅等设施提高耗散效率，避免静电放电或人体静电电势过高对仪器设备造成影响。表 5—7 显示了一般情况下不同等级的静电防护区域所使用的防护装备配置。

表 5—7　　EPA 区域（静电防护区域）装备配置信息

ESD 控制措施	一级 EPA	二级 EPA
静电电压控制标准	小于 100 V	小于 250 V
区域封闭性	要求	不要求
出入口单向控制	可选	不要求
防静电标识	要求	要求
防静电地板或地垫	要求	要求
防静电桌垫	要求	要求
防静电腕带	要求	要求
防静电工作手套、指套	要求	要求

续表

ESD控制措施	一级 EPA	二级 EPA
防静电工作服	要求	要求
防静电工作鞋	要求	要求
防静电工作椅	要求	要求
腕带测试仪和人体电阻测试仪	要求	要求
ESD自动测试记录仪	要求	不要求
静电产生材料禁止带入 EPA	要求	要求
非防静电包装的拆包	区域外操作	区域外操作或独立工位操作
离子风静电消除器	要求	可选
接地系统监控仪	要求	不要求
用于产品的常用装配、调试及辅助工具防静电	全部要求	部分要求
防静电周转工具	要求	要求
防静电包装材料	要求	要求
静电电压表和表面电阻测试仪	要求	可选
防静电文件夹	要求	可选
防静电作业指导书袋	要求	可选
防静电液	可选	可选
防静电状态卡	要求	可选

参考文献

[1] GB/T 13870.1—2008 电流对人和家畜的效应　第1部分：通用部分 [S]. 北京：中国标准出版社，2008.

[2] GB/T 13870.2—1997 电流通过人体的效应　第二部分：特殊情况 [S]. 北京：中国标准出版社，1997.

[3] GB/T 13870.3—2003 电流对人和家畜的效应　第3部分：电流通过家畜躯体的效应 [S]. 北京：中国标准出版社，2003.

[4] 施群英. 建筑业触电死亡事故原因统计分析及对策. 安全，2011，32 (2).

[5] 刘尚合，谭伟. 静电防护进展. 物理，2000 (5).

[6] GB/T 17622—2008 带电作业用绝缘手套 [S]. 北京：中国标准出版社，2008.

[7] GB 12011—2009 足部防护　电绝缘鞋 [S]. 北京：中国标准出版社，2009.

[8] GB 21147—2007 个体防护装备　防护鞋 [S]. 北京：中国标准出版社，2007.

[9] GB 21148—2007 个体防护装备　安全鞋 [S]. 北京：中国标准出版社，2007.

［10］GB/T 6568—2008 带电作业用屏蔽服装［S］. 北京：中国标准出版社，2008.
［11］GB 12014—2009 防静电服［S］. 北京：中国标准出版社，2009.
［12］GB/T 23464—2009 防护服装　防静电毛针织服［S］. 北京：中国标准出版社，2009.
［13］ANSI/ESD S1. 1：2006 防静电手腕带 .
［14］ANSI/ESD S20. 20：2007 静电控制方案 .
［15］IEC/TR 61340-5-2：2007 静电现象中电子设备的防护.

第六章　辐射的个体防护

第一节　辐射分类及常见辐射源

辐射是以电磁波、光束、粒子等形式在空间传播能量，人类接触的辐射，包括环境辐射及工业、医疗、科研等活动中人造装置的辐射。

一、辐射的分类

根据辐射能量的强弱，可将其分为电离辐射和非电离辐射。

电离辐射是一类辐射的总称，这类辐射释放出的粒子或射线能量超过 12 eV，能使原子中的电子脱离本来位置，破坏原子结构。主要包括 α 粒子辐射、β 粒子辐射、γ 粒子、X 射线。

能量小于 12 eV 的辐射均为非电离辐射。非电离辐射包括部分紫外线、可见光、红外线、无线电频段（如微波、无线电话、电视及调频、调幅无线电）、高频电炉和电磁炉产生的电磁场。

1. 电离辐射分类

（1）α 粒子辐射

放射性元素衰变时，质子数和中子数各减少 2 个，释放出 α 粒子。每个 α 粒子由 2 个质子与 2 个中子结合而成，α 粒子的能量为 4～4.5 MeV。

（2）β 粒子辐射

一些放射性元素衰变时，核内的一个质子转变为一个中子。在这一过程中，原子核释放一个正电子；一些类似的衰变过程中，产生负电子。这些高能负电子或正电子统称 β 粒子。不同元素衰变产生的 β 粒子辐射能量各不相同。

（3）γ 粒子辐射

在临床医疗的中子捕获过程中，以及由原子核发出的非弹性散射亚原子粒子引发，都会产生 γ 粒子。γ 粒子往往伴随 α 粒子或 β 粒子发生。

（4）X 射线

α 粒子、β 粒子、γ 粒子的产生来自于原子核的衰变，而 X 射线来自核外电子相互作用，它的能量一般低于 γ 射线，但穿透物质的能力很强。

（5）中子辐射

中子辐射主要来自核反应以及粒子加速器，将中子按照能量强弱分为慢中子-高能中子四种（中子的能量级分类见表 6—1）。

表 6—1　　中子的能量级分类

中子种类	中子能量
慢中子或热中子	0～0.1 keV
中等中子	0～20 keV
快中子	20 keV～10 MeV
高能中子	>10 MeV

2. 非电离辐射分类

（1）紫外线

紫外线与可见光相比波长较短，光子能量更大。紫外线波段分为三部分：UVA（315～400 nm），UVB（290～315 nm），UVC（200～290 nm）。日光及一些可见光源都释放紫外线，工业、科技及医疗业中还常用各种专门的紫外光源，因此紫外线的职业性接触较为常见。

（2）红外线

红外线的波长为 780 nm～1 mm，分为 IRA（780 nm～1.4 μm）、IRB（1.4～3 μm）、IRC（3μm～1 mm）（CIE），其波长介于微波与可见光之间。日常室内外环境存在小剂量红外辐射，一些工业作业环境中存在高强度红外辐射。

（3）激光

激光是“激发辐射所致光放大”的缩写，是一种波长范围从紫外至远红外区间的相干电磁辐射能量。近年来，激光应用范围已从实验室拓展到工业、医疗、办公等领域。光盘驱动器及光纤通讯系统等设备中，激光辐射能量是封闭在系统内部的，对使用者无危害；但是在某些医疗或工业用激光装置中，激光能量不封闭，有造成人体伤害的危险。

由于激光装置工作时，产生的光束具有良好的准直性，可能对相当远距离上的作业者造成严重危害，因此激光伤害的防护受到了广泛重视。

（4）无线电（RF）及微波

无线电是指在自由空间（包括空气和真空）传播的电磁波，是其中的一个有限频带，上限频率为 300 GHz，下限频率较不统一，在各种射频规范中，常见的有 3 kHz～300 GHz，9 kHz～300 GHz，10 kHz～300 GHz。

微波是指频率为 300 MHz～300 GHz 的电磁波，是无线电波中一个有限频带的简称，即波长为 1 mm～1 m（不含 1 m）的电磁波，是分米波、厘米波、毫米波的统称。微波的频率比一般的无线电波的频率高，通常也称为“超高频电磁波”。无线电和微波已广泛应用于工业、医学、研究及家庭领域，采用无线电及微波技术的设备包括收音机、电视机、无线电通信（长途电话、蜂窝电话等）、雷达、高频炉、感应炉、无线开关等。

（5）超低频（VLF）和甚低频（ELF）的电场及磁场

超低频和甚低频电场的频率为 0～30 kHz，电场源及其周围的磁场对人体也存在影响。工作场所的电磁场强度与作业者和场源的距离密切相关。

二、常见电离辐射源

1. 本底辐射

自然界中存在的原始放射性元素产生的辐射称为本底辐射。它的主要来源包括土壤中的原始放射性元素、宇宙射线、地面核试验等造成的核沉降、人体内天然沉积的放射性物质等。本底辐射水平与所处地区、海拔等因素相关，地域差异较明显。

2. 医疗器材产生的辐射

主要来源为医用X光机等医用放射系统。辐射安全意识较强的医疗机构，对放射性医疗器材的管理较严格。发达国家中，来自X光机及其他医用放射系统的平均年效应剂量约为1 mSv。粒子加速器通过使被加速粒子撞击靶物质产生多种放射性元素，常用来制造医用同位素，如正电子断层X射线摄影（PET）使用的短寿命同位素等，因此粒子加速器也成为电离辐射来源之一。

3. 工业与科研中使用的辐射源

X射线也是高能粒子加速器（尤其是电子加速器）的副产品。不过此类设备均有较完善的屏蔽措施，且接触人群范围较窄，防护重要性远不及医用X光设备。

探伤装置等特种设备的应用日益广泛，如无损探伤器、粒子加速器等。以河南省2004年情况为例，核技术应用单位有5 000多家，核技术用源为1万枚左右，其中包括废旧放射源和闲置放射源在1 000枚以上，这些都成为重要的辐射来源。

三、常见非电离辐射源

1. 紫外线

（1）自然紫外辐射源

对户外工作人员来说，日光是最主要的紫外辐射源。透过大气臭氧层，进入地面的紫外线波长均为290～295 nm，主要为UVB、UVA波段。

（2）人工紫外辐射源

一般接触的人工紫外辐射源主要如下：

1）工业焊接设备。它是最主要的工作场所紫外辐射源之一，在该设备附近，辐射水平相当高，在数米距离上接触几分钟即可造成眼和皮肤的损伤，因而必须采取防护措施。

2）工业用紫外灯。它主要用于墨水、油漆、塑料等的光化学处理。一般设有防护屏障，因而危险性较小，但仍有意外的暴露伤害事故发生。

3）“黑光”。它是以发出紫外线为主的特制灯具，用于激发荧光粉，常用于银行验钞、商业防伪、广告和迪斯科舞厅等。这类灯具无明显危害，但可能对光敏皮肤起刺激性作用。

4）诊断和治疗器具产生的紫外辐射，主要为UVA波段，包括：

①杀菌消毒用紫外线灯：波长为250～265 nm的紫外线最易被DNA物质吸收，因而可用于消毒灭菌。此类装置常以低压汞灯为紫外光源，254 nm波长的辐射能量占95%，常称为“消毒灯”“杀菌灯”或简称“紫外灯”，在医院中用于灭杀结核菌，在无菌工作台里用于杀死台面和空气中的微生物。

②日光浴设备：日光浴设备的辐射波段包括 UVA 及 UVB。长期使用此类设备会使人的年辐射总剂量明显增多，而工作人员亦受到低水平辐射。

5）一般照明中的荧光灯。它能辐射小剂量的紫外线，对个人年辐射总剂量无明显影响。不过近年来卤素灯的使用日趋增多，此类灯具在无防护的条件下可在近距离内造成急性损伤。

2. 红外线

自然或人工光源均可发出红外辐射。从光源的频谱特性来看，可以是单一波长（如激光），也可以是多波长混合辐射。

红外辐射来自热激发、气体放电、激光等。很多工业及医用激光装置会产生较强的红外辐射，工业环境中的红外辐射主要来自热激发。许多工业生产中均使用能发出强可见光及红外辐射的辐射源。因此，玻璃工、炉窑工、焊工及消防队员等职业人员都有接受过量红外辐射的危险。表 6—2 列出了常见的红外辐射源及暴露人群、暴露水平。

表 6—2　红外辐射源、暴露人群及大致的暴露水平

辐射源	应用及暴露人群	暴露水平
日光	室外工作者、农民、建筑工人、海员及一般公众人群	500 $W \cdot m^{-2}$
钨丝灯	墨水制造、烤漆 一般公众和工人	$10^5 \sim 10^6$ $W \cdot m^{-2} sr^{-1}$
碘钨灯	同钨丝灯 复印系统，一般用途（烤食品、干燥脱水处理及软化处理）	50～200 $W \cdot m^{-2}$（距离 50 cm）
发光二极管	玩具、计价器、数据转换技术等	50～200 $W \cdot m^{-2}$（距离 50 cm）
弧氙灯	幻灯机、人工太阳、探照灯、印刷厂 摄影工人、光学实验室工作人员、娱乐场所等	10^7 $W \cdot m^{-2} sr^{-1}$
铁（钢）水	炼钢厂及铸造厂工人	10^5 $W \cdot m^{-2} sr^{-1}$
红外灯阵列	工业用加热或干燥设备	$10^3 \sim 8 \times 10^3$ $W \cdot m^{-2}$
医用红外灯	恒温箱	100～300 $W \cdot m^{-2}$

3. 激光

除封闭激光系统外，所有激光的应用场所均存在由于不慎接触激光而对人体产生危害的可能性。可能的接触场所包括激光医疗，激光测距，激光加工或激光切割等场合。

4. 无线电（RF）与微波

（1）感应热源

将高强度的交变磁场作用于感应物使之产生涡流而发热，用于锻造、退火处理、铜焊及普通焊接等。常用的频率为 50/60 Hz 或更高。由于产生磁场的线圈尺寸有限，因此对操作者不会产生高水平的全身作用，但对手的作用可能很强。

（2）高频加热作业

3～50 MHz（主要为 13.56 MHz、27.12 MHz 和 40.68 MHz）频率常用于工业加热处

理，如塑料粘接、胶水干燥、纤维及纺织品处理、木材加工及防水材料、游泳池水密材料、水床垫及票夹等产品的制造。在这些加工装置附近电场和磁场的泄漏往往比较强，此类泄漏形成的能量场对操作者全身产生作用，因此应控制上述各种 RF 装置的电磁泄漏，并给予适当监控。

（3）通讯系统

从事雷达或通讯工作的人员在大多数情况下只受到轻微辐射。但在无线电发射塔、电视发射塔上的操作人员及靠近通讯转发机的作业者可能受到较强辐射。

（4）医疗用途

RF 在医疗上最早的用途是高频热疗。近年来 RF 与近磁场结合制成核磁共振仪（MRI），医生及病人均可能受到辐射。

5. 超低频（VLF）和甚低频（ELF）的电场及磁场

（1）发电与送电系统

发电、供（送）电设备及各种用电设备是主要的 50/60 Hz 电磁场来源。相关作业者接触的高压输电线路及变电站，会产生强电磁场。与强磁场（≥5 mT）接触的作业人员主要是变电站工作人员及高压线维护人员。

（2）工业生产过程

从事电焊、电渣重熔、加热（电路、感应炉）以及搅拌等工艺操作的作业者，在操作过程中经常接触大电流设备。电化学工业中广泛使用电热高炉及其他大功率电气设备，因而从事此行业者易暴露于强电场和磁场中，在感应电熔炉和工业用电解罐附近检测到的磁场强度可达 50 mT。表 6—3 列出了常见的职业性磁场源及其强度。

表 6—3 **职业性磁场源及其强度**

磁场源	磁通量（mT）	测量位置（m）
可视终端装置（VDTs）	最高 2.8×10^{-4}	0.3
高压电线	最高 0.4	电线下方
发电厂	最高 0.27	1
弧焊机（0～50 Hz）	0.1～5.8	0～0.8
感应炉（50～10 kHz）	0.9～65	0.1～1.0
50 Hz 电铸勺	0.2～8.0	0.5～1.0
50 Hz 电弧炉	最高 1.0	2.0
10 Hz 感应式搅拌机	0.2～0.3	2.0
50 Hz 电渣焊机	0.5～1.7	0.2～0.9
医用理疗设备	1～16	1.0

第二节 辐射对人体健康的影响

一、电离辐射对人体健康的影响

由于电离辐射能量高，通常比较受到重视，并有各种针对措施，但是并不能完全杜绝该类危害的发生。在一些情况下，人体会受到高剂量的电离辐射，如发生核泄漏事故时现场作业者及应急救援人员都会处于高辐射区；另外一些场合，作业者处于低剂量电离辐射环境中，在短期内并未出现明显症状，但长期接受辐射后，会出现各种辐射损伤症状。

辐射可以改变细胞的任何分子，包括包含遗传信息的DNA分子，刚够杀死分裂细胞的辐射吸收剂量，足以损伤数百个DNA分子。由于DNA分子记录的遗传信息冗余有限，因此引起的损伤将很难恢复。

1. 对基因的作用

损伤的DNA若未能恢复或形成了错误配对，就将导致基因突变，其发生频率与吸收（辐射）呈线性、无阈值的函数关系。在切尔诺贝利核事故的患者中观察到的骨髓细胞突变率与放射剂量之间的关系，与原子弹爆炸幸存者中观察到的很相似。

2. 对细胞组织的作用

成熟的、不分裂的细胞对辐射有较强的耐受性，而正在分裂的细胞则对辐射很敏感。组织中若有较多的分裂细胞被杀死，就会导致萎缩性病变。肝脏、血管内皮细胞萎缩性病变发展较慢，而骨髓、上皮和肠黏膜病变发展较快。

3. 辐射损伤的临床表现

辐射效应包括各种反应，一般分为两大类：遗传效应（影响受辐射者的后代）和非遗传效应（仅影响受辐射者本人）。后者又可以分为急性（早期）效应和慢性（晚期）效应，见表6—4。

表6—4　电离辐射的非遗传效应的损伤作用

数分钟	数小时至数天	数天至数周	数周至数月	数月至数年
损伤正在分裂的细胞	干扰成熟细胞的更替	细胞死亡、萎缩，组织功能缺损	再生，增殖，细胞功能恢复	纤维化，动脉硬化组织功能缺损

二、非电离辐射对人体健康的影响

非电离辐射的能量较低，一般只有直接作用于眼睛等脆弱部位，才会立即造成严重伤害。正因如此，电离辐射对人体的影响极易被忽视，具有潜伏性强，周期长等特点。当发现辐射造成的伤害后，往往已无法挽回。对人体健康造成影响的非电离辐射主要为：紫外线、红外线、激光、无线电及微波、超低频和甚低频电磁场。

1. 紫外线

紫外线可以对人体健康造成如下影响：

（1）皮肤损伤

造成皮肤损伤的紫外线辐射主要为UVB、UVC，皮肤组织对波长为295 nm的紫外线最敏感，而对315 nm以上波长的紫外线敏感度较低（约为前者的7%）。UVB能深入皮肤，故引起的皮肤损伤更严重，持续时间更长。长期受紫外线照射会造成晒伤，出现红疹、水疱等皮肤损伤。

（2）光致敏

长期接触日光或工业用紫外线后发生的光致敏反应包括光过敏（皮肤的过敏性反应）等。使用人工日光浴设备时发生的光致敏反应及工作中接触紫外线而患光致敏的现象也很普遍。

（3）迟发反应

长期接受日光照射以及接受其他人工紫外线源的 UVB 辐射可加速皮肤老化并增加患皮肤癌的危险。

（4）眼部损伤

角膜、结膜极易吸收 UVB、UVC 波段的紫外线辐射。过量照射可导致角膜、结膜炎，俗称“电光眼炎”“弧光眼炎”或“雪盲”等。持续受 UVB 辐射还将加速内皮的改变，使角膜老化。295 nm 以上波长的紫外线（UVB、UVA）可穿过角膜而基本由晶状体吸收，引起暂时性或永久性角膜混浊。UVB 辐射是导致白内障的主要原因。

2. 红外线

红外线一般不能穿透到组织深部，一般的红外线辐射只有单纯的热效应，不会在组织中产生电离，也不会像可见光或紫外线那样引起光化学反应。所以红外线辐射主要对皮肤和眼睛产生影响，以及扰乱人体的正常温度代谢。

（1）对眼睛的作用

由于眼组织的透光性，IRA 辐射主要作用在视网膜上。当直视红外线时，眼睛结构的聚焦作用使视网膜比任何其他部位都更易受到伤害。虹膜会因吸收红外线而受到加热作用，造成晶状体损伤。红外线辐射是造成晶状体混浊的重要原因。

角膜和房水主要吸收 IRB 和 IRC 区段的红外线辐射，这是因为眼组织中的水对此波段红外线辐射具有强吸收性。波长超过 1.9 μm 时，角膜成为唯一的吸收体。角膜吸收红外线辐射后，通过热传导使眼睛的温度升高。

晶状体损伤多由波长 3 μm 以下的红外线辐射引起（IRA 和 IRB），房水和晶状体对波长超过 1 μm 的红外线吸收率较高，波长为 1.4 ～3 μm 的红外线辐射对眼部的影响相对较大。

（2）对皮肤及温度代谢的作用

红外线对皮肤的穿透能力不强，引起的伤害多停留在皮肤表面。受到长波长红外线的大面积照射时，可引起皮肤局部高温，有时可导致严重灼伤。由于皮肤的热传导过程与时间有关，人体从开始接触红外线辐射到因皮肤受伤感到疼痛的时间并不一致。如暴露在 2 kW·m^{-2}的辐射下，50 s 以上将感到疼痛，但暴露在 10 kW·m^{-2}的辐射下，5 s 内即可引起痛觉。这可能导致接触红外线的作业者在不自知的情况下受到伤害。

若暴露时间过长，即使辐射能量远低于疼痛阈值，皮肤也将承受很大的热负荷。特别是受到全身辐射时，将打乱身体的热平衡和体温调节机制。人体对此类辐射的耐受能力取决于个人身体素质及各项环境因素，包括身体的热调节能力、环境温度、风速等。在静止状态时，人的最大承受能力约为 300 W·m^{-2}（8 h 内），但在从事重体力活动时这一承受力降至约 140 W·m^{-2}。

3. 激光

激光对人体产生危害是来源于其能量高度集中的特性。由于激光并非某一波段的光学辐射，而是较宽波长范围内的一类受激辐射的总称，因此在评估激光对人的危害性时，首先应确定其波长，再根据激光能量进行评估。现有激光的安全标准将激光装置分为 4 级。其中 3 级激光装置能对人眼造成永久损伤，但短暂照射不会造成皮肤损伤，一些科研用激光设备及军用激光测距仪属于此级别。4 级激光能灼伤皮肤，若未经密封设计，则所有的外科激光装置及焊接、切割用工业激光装置均属于此级别。

4. 无线电与微波

无线电与微波辐射暴露计量使用的单位是 SAR，即电磁波吸收比值或比吸收率（$W \cdot kg^{-1}$）。

微波对人体内的水分子产生加热作用，SAR 值小于 1 $W \cdot kg^{-1}$时即可观测到热效应。人体和动物研究表明，RF 场可通过加热身体的深部组织而产生有害的生物学作用。另外还可通过非热效应对其他系统产生影响。人体热感受器主要分布在体表，故对体内的温度升高并不敏感。作业者可能已受到较大剂量的泄漏辐射而并无感觉。曾有报道描述操作人员暴露于雷达设备、RF 加热炉、高频焊接设备及电视发射塔的能量场后一段时间才感到浑身发热。

5. 超低频（VLF）和甚低频（ELF）电场及其产生的磁场

频率为 0～30 kHz 的电磁场对生物体的作用源自其产生的表面电荷、在人体内产生的感应电流、磁场（见表 6—5）。感应出的电流能刺激神经和肌肉，对神经和肌肉产生刺激的阈值电流密度为 1 $A \cdot m^{-2}$，其中的磁场会影响人的植物神经、心血管系统等。

表 6—5　　电流密度与生物学效应的关系

作用	电流密度（$mA \cdot m^{-2}$）
直接的神经、肌肉刺激	1 000～10 000
中枢神经系统活动紊乱及体外细胞的变化 视网膜功能改变	100～1 000
中枢神经系统改变 体外细胞代谢改变	10～100

第三节　辐射危害的个体防护

一、电离辐射危害的个体防护

接触和使用辐射源具有特殊的危险性，电离辐射个体防护是通过采取有效的辐射源屏蔽措施，配备适当的个体防护装备实现的。本节重点介绍电离辐射危害的个体防护，但不应因此忽视工作场所辐射源屏蔽措施的重要性。

1. 电离辐射防护服装

电离辐射工作场所使用的主要个体防护装备为电离辐射防护服装。一套完整的电离辐射防护服装应当提供对躯干、四肢、头面部的全面防护。

随着材料科学及加工工艺的进步，现在已出现改性聚乙烯（PE）和聚氯乙烯（PVC）作为外层材料，衬层采用钽作为屏蔽材料的防护服。钽对 γ、X 和 β 射线的防护性能都与铅相当，并且聚合物衬里通过改性可以使它的电子层和重金属的电子层相似，这些特点使其可以很好地吸收核辐射。钽服装的质量仅是传统铅服装的五分之一，因此常采用这种工艺制造全身防护服，并将其用于电离辐射危害较严重的地区。这种防护服也非常便于配合有电离辐射防护设计的呼吸防护装备使用。

2. 呼吸防护装备

电离辐射工作场所的空气受到放射性物质污染，不适于人体呼吸，因此需要配备呼吸面具等呼吸防护装备，采取过滤等手段为作业者提供呼吸防护。

二、非电离辐射危害的个体防护

非电离辐射的种类相对较多，对人体的作用部位、伤害机理、暴露限值均有差异，故针对各类非电离辐射的防护机理各不相同。

1. 紫外、红外、可见光的防护

工业生产中，不少的紫外线辐射源仅短时间照射即可引起急性眼损伤，因此，必须采取适当的眼部防护。采取的防护措施包括戴面罩的焊接头盔、各类护目镜、防紫外线眼镜等。掺有氧化铁的玻璃镜片可以有效地阻挡紫外线和红外线辐射，另外采用镀膜工艺，也可以使镜片具有防护紫外线辐射的能力。

在工作场所接触红外线辐射时，最应注意的是那些只发出红外线的辐射源，如红外灯和一些医用理疗辐射源。灯具操作者无论长时间暴露于红外线辐射源下还是直视灯具，都可能感到眼部及身体不适。一些高温工艺中，常产生大量红外线辐射，也使作业者感到身体不适，眼睛受伤。眼部防护装置及防护服的配备对这些场所的人员至关重要。几乎所有的玻璃或塑料镜片都能阻挡波长为 300 nm 以下的紫外线辐射和波长为 3 000 nm 以上的红外线辐射。有些普通的防冲击眼护具（如透明的聚碳酸酯镜片）也能对波长为 3 000 nm 以上的红外线辐射提供良好的防护，但要对 780～3 000 nm 波长的红外线辐射进行良好防护，必须在镜片材料中加入氧化金属或有机染料作为吸收剂。根据所用材料的不同，镜材的制作可以很简单或很复杂，添加剂的稳定性也有所不同。为长期处于红外线辐射环境中的作业者提供适当的高温防护服，可以调节作业者的生理机能，降低红外线辐射对身体机能的负面影响。

强可见光直接作用于人眼，将造成眩晕或视力损伤等不良反应，很多紫外及红外线辐射源都伴生可见光辐射。很多眼护具在提供紫外线及红外线辐射防护的同时，也可以防护强可见光辐射。

2. 激光的防护

尽管实验室设计出的激光装置已逾千种，但真正投入常规应用的只有数十种。一般采用各类眼护具进行个体防护，激光防护性能用光学密度（又称 ODs，即遮光号的对数值）表示。光学密度越高，对激光的防护能力越强。

3. RF、超低频及甚低频电磁场的个体防护

要对RF、超低频及甚低频电场的辐射进行有效防护，需要明确职业性暴露限值。IRPA标准与IEEE C95.1标准，是判定RF暴露限值的主要依据。其中IRPA提出的RF暴露限值主要是以SAR值为判断依据，超过4 $W \cdot kg^{-1}$时产生健康危害的可能性随之增加，长期暴露者接触限值剂量为上述剂量的十分之一，即0.4 $W \cdot kg^{-1}$，一般公众的安全剂量应在此基础上再除以5，即0.08 $W \cdot kg^{-1}$。身体接地电流不能超过200mA。IEEE C95.1标准中规定的职业暴露限值与IRPA类似，但规定职业人群（RF环境作业者）的接地电流限值为100 mA。对于0～30 kHz频率的感应电场与电流都有相应的限制，一般不能超过10 $mA \cdot m^{-2}$。

只有在超过职业暴露限值的场所中，才需要采取穿着防护服装等防护手段。

三、主要的工业用辐射防护装备标准解读

目前，已经发布国家标准的工业用途的辐射防护装备有三种，分别是：微波辐射防护服、焊接眼面防护具、自动变光焊接滤光镜。微波辐射防护服可以防护人体免受非电离辐射中的微波波段伤害，焊接眼面防护具和自动变光焊接滤光镜可以使人眼免受非电离辐射中的紫外线、可见光、红外线辐射伤害。表6—6分别介绍了微波辐射防护服、焊接眼面防护具、自动变光焊接滤光镜三类产品采用的标准及适用范围。

表6—6　　各类辐射危害个体防护装备标准

产品名称	产品标准	适用范围
微波辐射防护服	GB/T 23463—2009《防护服装　微波辐射防护服》	300 MHz～300 GHz微波辐射服
焊接眼面防护具	GB/T 3609.1—2008《职业眼面部防护　焊接防护　第1部分：焊接防护具》	各类焊接工防御有害弧光、熔融金属飞溅或粉尘等有害因素对眼睛、面部伤害的防护具
自动变光焊接滤光镜	GB/T 3609.2—2009《职业眼面部防护　焊接防护　第2部分：自动变光焊接滤光镜》	安装在焊接工防护面罩上的自动变光焊接滤光镜，可预防有害强光、紫外线辐射和红外线辐射对眼部的伤害

1. 微波辐射防护服

微波辐射防护服的国家标准是GB/T 23463—2009《防护服装　微波辐射防护服》，该标准适用于采用金属纤维混纺、织物金属化加工等方法生产的反射型微波辐射防护服，也适用于采用吸波材料衰减微波辐射的吸收型微波辐射防护服。

（1）服装结构和材料要求

该标准要求在较强电磁场强度下职业暴露时，应尽可能采取全身屏蔽的整体防护方式。在不宜采用整体防护方式时，防护服应尽量避免从领口、袖口等开口处入射电磁波。在较低电磁场强度下使用的防护服，也可以采用仅对电磁波敏感的胸部、下腹部和眼睛等部位局部设置电磁屏蔽功能材料进行防护，以兼顾防护服的穿着舒适性。

不允许使用孤立和外露的金属件（如金属纽扣、拉链、金属标志等），以防金属件在强电场感应出高电位差，导致放电引发的事故。

微波辐射防护服可采用电磁屏蔽功能材料直接成衣、普通面料加电磁屏蔽功能材料甚至再加里料成衣等结构形式。防护服款式可以包括：整体屏蔽的连体式并配置头套、可视眼罩、手套和鞋袜；上衣和裤子分段式；大褂、背心、围裙等局部防护式。

（2）主要技术性能要求

微波辐射防护服的防护性能以 915 MHz 和 2.45 GHz 两个频率下的屏蔽效能的最小值作为微波辐射防护服评价防护性能的标称值。在产品指定的适用频率范围内，除首、尾频点和 915 MHz、2.45 GHz 下的屏蔽效能必测外，还应该在整个适用频率范围内，根据对数坐标下各测点间距接近相等的原则选定各频点，测出多个频率下的屏蔽效能。有特定用途的产品，还应增加在该使用频率下的屏蔽性能的检测（见表 6—7）。

表 6—7　　屏蔽效能的各频段测量点个数要求

频率范围（GHz）	应测频点个数（含首、尾频点）
0.3～1	≥4
1.1～10	≥6
10.1～40	≥8
40.1～100	≥8
100.1～300	≥10

微波辐射防护服的防护性能按屏蔽效能标称值的高低分为 3 个等级，见表 6—8。用户可根据屏蔽效能 SE 的定义，在实测工作场所电场强度为 E_0（V/m）的环境中，选择适当的防护等级，使人体穿着该防护服后的头部、胸部、下腹部的电场强度均在 GJB 5313—2004《电磁辐射暴露限值和测量方法》规定的对应频率下的暴露限值 E_1 以下。

表 6—8　　微波辐射防护服的防护等级

防护等级	屏蔽效能标称值 SE（dB）
A	50
B	30
C	10

（3）主要测试方法

微波辐射防护服的屏蔽效能测试分别针对人体头部（齐眼高）、胸部（齐乳头高）和下腹部（脐与会阴的中点）3 个部位进行测量。915 MHz 和 2.45 GHz 频率下的屏蔽效能测试，应在每一部位分别测量 3 次后并取平均值，并以同频率下 3 个部位中的屏蔽效能最低值作为该频率下的测试结果；以两个频率下的测试结果的最小值作为微波辐射防护服的屏蔽效能标称值。

2. 焊接眼面防护具

焊接眼面防护具的国家标准是 GB/T 3609.1—2008《职业眼面部防护　焊接防护　第 1

部分：焊接防护具》。该标准适用于各类焊接工防御有害弧光、熔融金属飞溅或粉尘等有害因素对眼睛、面部伤害的防护具。

（1）结构与材料要求

焊接工防护面罩必须使用耐高低温、耐腐蚀、耐潮湿、阻燃，并具有一定强度的不透光材料制作；面罩表面光洁，不得有起层、气泡及透光的缺陷。焊接滤光片距边缘5mm以内范围应平滑，着色均匀，无划痕、条纹、气泡、霉斑、橘皮、霍光、异物或有损光学性能的其他缺陷。

焊接滤光片的规格要求为：

1）单镜片：长方形镜片（包括单片眼罩）的尺寸不得小于108 mm×50 mm（长×宽），厚度不大于3.8 mm。

2）双镜片：圆形镜片的直径不小于ϕ50 mm。不规则镜片水平基准长度不得小于45 mm，垂直高度不得小于40 mm，厚度不大于3.2 mm。

焊接工防护面罩的规格要求为：

1）长度：手持式和头戴式不小于310 mm，安全帽与面罩组合式不小于230 mm。

2）宽度：不小于210 mm。

3）深度：不小于120 mm。

4）观察窗：长×宽的尺寸不小于90 mm×40 mm。

5）质量：除去镜片、安全帽等附件，其质量不大于500 g。

6）头箍：有头箍的焊接工防护眼罩或焊接工防护面罩，其与佩戴者接触的任一部分头箍至少应保持10 mm宽，头箍应能调节。

（2）主要光学性能要求

焊接滤光片各遮光号的紫外线、可见光及红外线的透射比应符合表6—9的要求。

表6—9　焊接滤光片各遮光号透射比性能要求

遮光号	紫外线透射比		可见光透射比		红外线透射比	
	313 nm	365 nm	380～780 nm		近红外	中近红外
			最大	最小	780～1 300 nm	1 300～2 000 nm
1.2	0.000 003	0.5	1.00	0.744	0.37	0.37
1.4	0.000 003	0.35	0.745	0.581	0.33	0.33
1.7	0.000 003	0.22	0.581	0.432	0.26	0.26
2	0.000 003	0.14	0.432	0.291	0.21	0.13
2.5	0.000 003	0.064	0.291	0.178	0.15	0.096
3	0.000 003	0.028	0.178	0.085	0.12	0.085
4	0.000 003	0.009 5	0.085	0.032	0.064	0.054
5	0.000 003	0.003 0	0.032	0.012	0.032	0.032
6	0.000 003	0.001 0	0.012	0.004 4	0.017	0.019
7	0.000 003	0.000 37	0.004 4	0.001 6	0.0081	0.012

续表

遮光号	紫外线透射比		可见光透射比		红外线透射比	
	313 nm	365 nm	380～780 nm		近红外 780～1 300 nm	中近红外 1 300～2 000 nm
			最大	最小		
8	0.000 003	0.000 13	0.001 6	0.000 61	0.004 3	0.006 8
9	0.000 003	0.000 045	0.000 61	0.000 23	0.002 0	0.003 9
10	0.000 003	0.000 016	0.000 23	0.000 085	0.001 0	0.002 5
11	0.000 003	0.000 006	0.000 085	0.000 032	0.000 5	0.001 5
12	0.000 002	0.000 002	0.000 032	0.000 012	0.000 27	0.000 97
13	0.000 000 76	0.000 000 76	0.000 012	0.000 004 4	0.000 14	0.000 6
14	0.000 000 27	0.000 000 27	0.000 004 4	0.000 001 6	0.000 07	0.000 4
15	0.000 000 094	0.000 000 094	0.000 001 6	0.000 000 61	0.000 03	0.000 2
16	0.000 000 034	0.000 000 034	0.000 000 61	0.000 000 29	0.000 03	0.000 2

（3）主要测试方法

焊接滤光片的主要光学性能采用分光光度计进行测试，精度为 0.01。

紫外线透射比要求测量 313 nm 和 365 nm 两个波长的透射比。同时要求满足：

1）在 210 nm 和 313 nm 之间，透射比的最大值不应超过 313 nm 所允许的数值。

2）在 313 nm 和 365 nm 之间，透射比的最大值不应超过 365 nm 所允许的数值。

3）在 365 nm 和 400 nm 之间，透射比的最大值不应超过可见光的透射比所允许的最大值。

4）在 380 nm 和 480 nm 之间，透射比的最大值不应超过 480 nm 的测试值。

3. 自动变光焊接滤光镜

自动变光焊接滤光镜执行的国家标准是 GB/T 3609.2—2009《职业眼面部防护 焊接防护 第 2 部分：自动变光焊接滤光镜》。该标准适用于安装在焊接工防护面罩上的自动变光焊接滤光镜，可预防有害强光、紫外线辐射和红外线辐射对眼部的伤害。

（1）结构与材料要求

自动变光焊接滤光镜材料中与焊接工皮肤相接触的部分不应使用可能造成皮肤过敏和刺激的材料，防护部分的材料应能满足其功能的要求。自动变光焊接滤光镜的表面应光滑、无毛刺、无锐角，并无可能引起眼面部不舒适感的其他缺陷；可调零件或结构组件，应易于调节和替换。

（2）光学性能要求

自动变光焊接滤光镜的两项主要光学性能分别为透射比（见表 6—10）和转换时间（见表 6—11）。

表 6—10　　遮光号与透射比的对应关系

遮光号	紫外线透射比		可见光透射比		红外线透射比	
	313 nm	365 nm	380～780 nm		近红外	中近红外
			最大	最小	780～1 400 nm	1 400～2 000 nm
1.2	0.000 003	0.5	1.00	0.744	0.37	0.37
1.4	0.000 003	0.35	0.745	0.581	0.33	0.33
1.7	0.000 003	0.22	0.581	0.432	0.26	0.26
2	0.000 003	0.14	0.432	0.291	0.21	0.13
2.5	0.000 003	0.064	0.291	0.178	0.15	0.096
3	0.000 003	0.028	0.178	0.085	0.12	0.085
4	0.000 003	0.009 5	0.085	0.032	0.064	0.054
5	0.000 003	0.003 0	0.032	0.012	0.032	0.03
6	0.000 003	0.001 0	0.012	0.004 4	0.017	0.019
7	0.000 003	0.000 37	0.004 4	0.001 6	0.008 1	0.012
8	0.000 003	0.000 13	0.001 6	0.000 61	0.004 3	0.006 8
9	0.000 003	0.000 045	0.000 61	0.000 23	0.002 0	0.003 9
10	0.000 003	0.000 016	0.000 23	0.000 085	0.001 0	0.002 5
11	0.000 003	0.000 006	0.000 085	0.000 032	0.000 5	0.001 5
12	0.000 003	0.000 002	0.000 032	0.000 012	0.000 27	0.000 97
13	0.000 000 76	0.000 000 76	0.000 012	0.000 004 4	0.000 14	0.000 6
14	0.000 000 27	0.000 000 27	0.000 004 4	0.000 001 6	0.000 07	0.000 4
15	0.000 000 094	0.000 000 094	0.000 001 6	0.000 000 61	0.000 03	0.000 2
16	0.000 000 034	0.000 000 034	0.000 000 61	0.000 000 29	0.000 03	0.000 2

表 6—11　　不同遮光号对应的最长转换时间

暗态遮光号（N）	明态遮光号（N）						
	1.7	2	2.5	3	4	5	6
	转换时间（ms）						
7	300	400	500	无要求	无要求	无要求	无要求
8	100	150	200	300	500	无要求	无要求
9	40	50	70	100	200	400	无要求
10	20	20	30	40	70	100	300
11	6	7	10	15	30	50	100
12	2	3	4	5	10	20	40
13	0.8	1	1.5	2	4	7	10
14	0.3	0.4	0.5	0.7	1	3	5
15	0.10	0.15	0.2	0.3	0.5	1	2
16	0.04	0.05	0.07	0.1	0.2	0.4	0.7

（3）主要测试方法

1）紫外波段遮光号的测试方法

将自动变光焊接滤光镜设定在最暗态遮光号处，放入测量透射比设备中，然后将光源波段设置在紫外波段 200～380 nm 时，断开驱动光源进行测量。此时测量的透射比为紫外波段的明态光透射比。接通驱动光源，将焊接滤光镜调整至需要测量的暗态遮光号，测得的透射比为紫外波段的暗态光透射比。

2）可见光波段遮光号的测试方法

将自动变光焊接滤光镜设定在最暗态遮光号处，放入测量透射比设备中，然后将光源波段设置在可见光波段 380～780 nm 时，断开驱动光源进行测量。此时测量的透射比为可见光波段的明态光透射比。接通驱动光源，将焊接滤光镜调整至需要测量的暗态遮光号，测得的透射比为可见光波段的暗态光透射比。

3）红外波段遮光号的测试方法

将自动变光焊接滤光镜设定在最暗态遮光号处，放入测量透射比设备中，然后将光源波段设置在红外波段 780～1 400 nm、1 400～2 000 nm 时，断开驱动光源进行测量。此时测量的透射比为红外波段的明态光透射比。接通驱动光源，将焊接滤光镜调整至需要测量的暗态遮光号，测得的透射比为红外波段的暗态光透射比。

第四节　辐射危害个体防护装备的选用

一、选用、发放、维护与保养原则

1. 选用与发放原则

在选择个体防护用品之前，首先要明确作业者面对的辐射种类是属于电离辐射还是非电离辐射。若为电离辐射，是属于 α 射线、β 射线、γ 射线还是 X 射线；若为非电离辐射，主要辐射成分是紫外线、红外线、可见光还是电磁波。

在明确区分辐射种类的基础上，判别工作场所的辐射强弱，选择适当的防护装备。存在辐射源或放射性物质的电离辐射工作场所均属“控制区”，应根据“控制区”内辐射等级的不同，合理选择所需的防护装备（见表 6—12）。

表 6—12　放射性工作场所的分类

类别	定义	防护装备需求	典型的作业
1	可能有较强外照射或辐射污染较严重的区域	只允许有关作业人员进入，必须控制作业条件及配用防护用具	热实验室、严重污染区
2	可能有外照射或污染，需采取一定操作规范的区域	作业人员穿防护服及鞋套	荧光剂工厂或类似的工厂等
3	平均外照射水平低于 1 mGy/wK，可能有辐射污染，需采用操作规范限制的区域	仅限辐射工作区人员进入，不需要防护服	邻近 X 光机的房间，例如 X 光控制室、入院处、候诊室

续表

类别	定义	防护装备需求	典型的作业
4	外照射水平低于 0.1 mGy/wK，无放射性污染的区域	无进入控制	

管理者在发放辐射防护装备时，应确保产品质量合格，符合相关国家标准，并经有资质的机构检验合格，发放时应检查装备状态。

2. 维护与保养原则

应建立检查、更换辐射防护装备的程序和方法，清洗、消毒、存储、维护和保养眼面部防护装备的程序和方法，包括：

（1）参照制造商提供的信息对防护用品进行清洗或消毒。

（2）谨慎放置防护装备，避免任何可能在储存环节中出现的损伤。

（3）含橡胶等有机材料的防护用品应避免高温环境，金属配件应避免受化学物质腐蚀。

二、电离辐射个体防护装备的选用

1. 躯体防护用品选用

电离辐射对人体组织有极强的伤害作用，除在工作场所设计、辐射源屏蔽环节尽量减少工作场所中的电离辐射外，电离辐射环境中的作业者还应该配备个体防护装备，以提供全身防护。个体防护装备包括防护服以及与其配套的手套、防护靴、护目镜等（见图 6—1）。

以中子防护服装为例，介绍典型电离辐射防护服装的结构。使用者根据实际情况进行选用。

（1）防护服主体：用整块中子防护布料制成，无接头及缝纫接口，以防辐射泄漏。

（2）防护镜：用防护材料粉与热固性材料注塑成型的下望镜体。用两块平行的 45°平面镜片确保作业者的视野，同时保护其眼睛、面部、脑部不受辐射伤害。镜片具有一定的放大倍数，由镜框上的带子系在头上，可与近视眼镜共同佩戴。

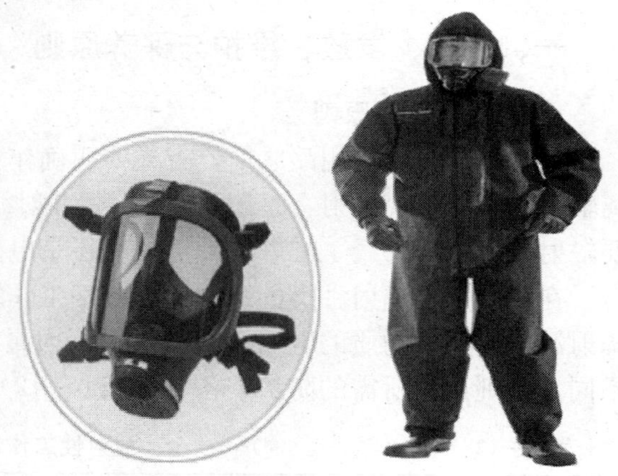

图 6—1　全身性电离辐射防护服及配套呼吸防护装备

（3）防护帽：能保护头部，通过合理设置帽遮长，还可以与防护镜一同为眼睛和面部提供防护。

（4）防护颈板：悬挂在下望镜的后面，下端与防护服主体的颈部搭接，保护位于颈部的甲状腺和脑部。

（5）防护短裤：覆盖在生殖腺上的平角短裤，为生殖腺提供防护。

（6）防护手套：用辐射防护材料制作，提供手部防护。

2. 呼吸防护用品选用

在电离辐射污染程度较重的场所，需要使用全面罩以及配套的滤罐。全面罩应具有良好的气密性及舒适感，在降低对脸部的辐射的同时，保证良好视野，无视觉扭曲感，抗冲击。与全面罩配套使用的防核滤罐应具有放射性微粒防护性能。

3. 眼面防护用品选用

眼面防护用品包括防X射线眼镜和防中子眼镜等产品，与防护服配套使用。

（1）防X射线眼镜

它主要用于X射线诊断的医务工作人员，由铅玻璃镜片和镜架组成。根据镜架的特点，可分为普通式和包绕式两种。包绕式是在眼镜的侧面有一个小型的铅玻璃镜片安装框，使其既可以屏蔽来自正面的射线，又能阻挡部分来自两侧散射的射线。

（2）防中子眼镜

它主要用于高能物理科学试验和油田中测井时对中子辐射的防护，由含硼透明树脂板制成镜片，配适当镜架构成。防中子眼镜的白光透过率为90%，对热中子的屏蔽效率为95%左右，对中子为40%左右，对γ射线为15%，对紫外线为99%。

三、非电离辐射个体防护用品的选用

1. 躯体防护用品选用

作业者在每天8 h工作期间内，任意连续6 min内全身平均比吸收率（SAR）应小于0.1 W/kg；在每天8 h工作期间内，电磁辐射场的场量参数在任意连续6 min内的平均值应满足表6—13的要求。作业者接受的电磁辐射超出表6—14中的值时，应使用电磁辐射屏蔽服，如微波屏蔽防护服等（见图6—2）。

表6—13　职业照射导出值

频率范围（MHz）	电场强度（$V \cdot m^{-1}$）	磁场强度（$A \cdot m^{-1}$）	功率密度（$W \cdot m^{-2}$）
0.1～3	87	0.25	20
3～30	$150/\sqrt{f}$	$0.40/\sqrt{f}$	$60/f$
30～3 000	28	0.075	2
3 000～15 000	$0.5/\sqrt{f}$	$0.0015/\sqrt{f}$	$f/1\,500$
15 000～30 000	61	0.16	10

注：f为电磁波的频率，单位为MHz。

表6—14　各种金属网屏蔽效果

金属丝种类	直径（mm）	网孔间距（目$\cdot in^{-2}$）	屏蔽效率（dB）
铜丝	0.4	95	20
铜丝	0.4	125	25
镀银钢丝	0.4	95	24
镀银钢丝	0.4	125	28

2. 眼面防护用品选用

非电离辐射中的强可见光、紫外线、红外线、微波等都会对眼面部产生刺激与伤害，为防止作业者受伤，采用的眼面部防护装备包括防护眼镜、眼罩、面屏。

（1）炉窑护目镜

1）应用场所

冶炼、玻璃制造、陶瓷、机械加工等行业的作业者经常接触高温热源，受高温产生的红外线、强可见光、紫外线的伤害。炉窑护目镜是在冶炼炉、加热炉、高温炉窑等存在大量红外线辐射的工作场所中使用的眼护具。

2）炉窑护目镜的关键技术指标

作为对可见光、红外线、紫外线辐射提供防护的眼面防护装备，炉窑护目镜最重要的性能指标是滤光片对可见光、红外波段、紫外波段的光透射比。

3）主要炉窑护目镜产品（见图 6—3）

①普通型：这种炉窑护目镜与普通眼镜样式相同，只是镜片具有防红外线辐射的作用。

②前挂型：安装在安全帽的前部，可以翻转，用时镜片向下，不用时镜片向上。

③防侧光型：在普通型的基础上，镜架两侧加挡光板，配防红外线辐射的镜片。

④开放型眼罩：由红外线滤光片和系带构成。滤光片可以按需要进行更换，眼罩下方不封闭。

⑤封闭型眼罩：红外线滤光片固定于眼罩框上，不能随意更换，眼罩全封闭。

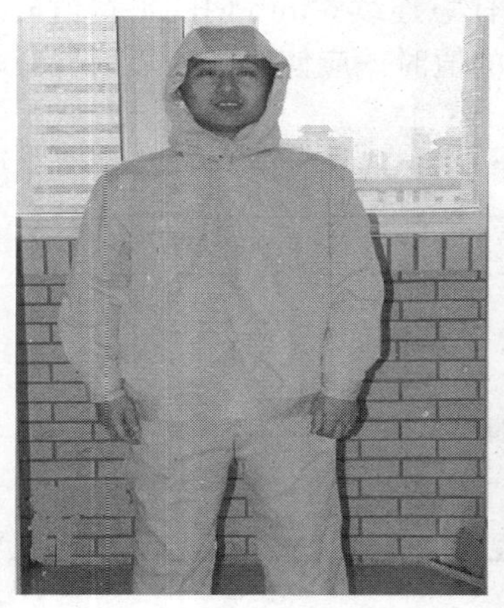

图 6—2　微波屏蔽防护服

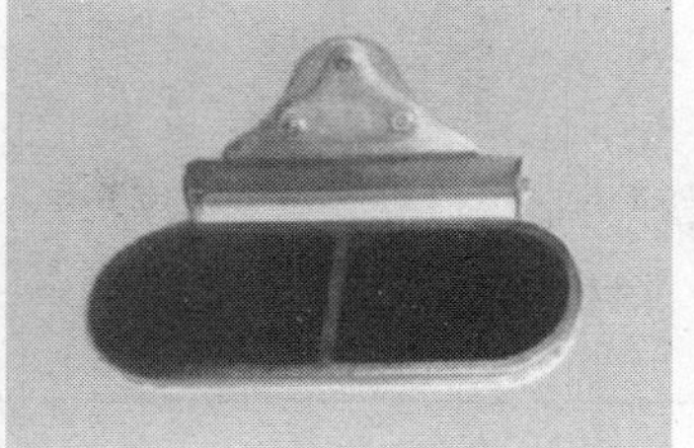

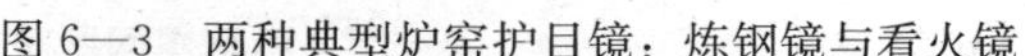

图 6—3　两种典型炉窑护目镜：炼钢镜与看火镜

（2）焊接眼面护具

1）应用场所

焊接和电焊切割等场所多发电光性眼炎和其他眼面部损伤，焊接眼面护具是此类场所作业人员佩戴的主要眼面防护装备。

2）焊接眼面护具的关键技术指标

焊接眼面护具对有害光辐射的防护主要是通过滤光片实现的。滤光片外加透明保护性镜片可以起到防护冲击，使遮光片免受伤害的作用。由于焊接眼面护具的使用环境恶劣，因此还必须具有耐高低温、耐腐蚀、耐潮湿、阻燃的功能，并应具有一定的强度，不导电。

①遮光号。遮光号是衡量滤光片遮光能力的指标，遮光号的大小与滤光片的遮光能力成正比，即遮光号越大的滤光片对可见光、红外线、紫外线的滤光能力越强。

②保护片透射比。保护片是为防止遮光片被划伤，加在遮光片外的透明镜片。保护片的可见光透射比小于 0.89 时，应及时更换，以免视线受阻，发生安全生产事故。

3）主要焊接眼面护具产品

目前主要有以下几类焊接眼面护具，如图 6—4～图 6—6 所示。

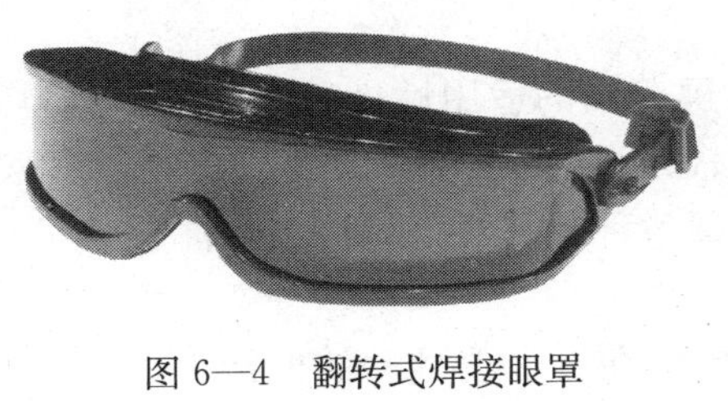

图 6—4　翻转式焊接眼罩

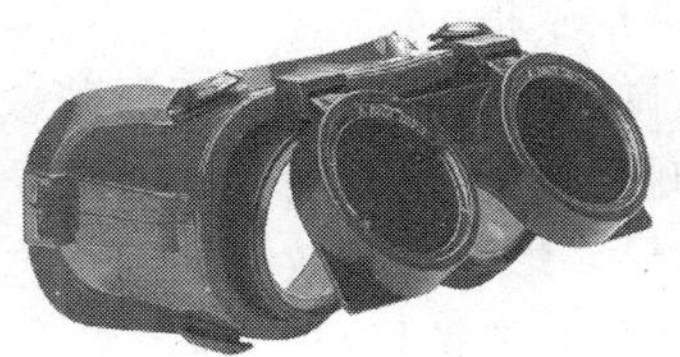

图 6—5　单片焊接眼罩

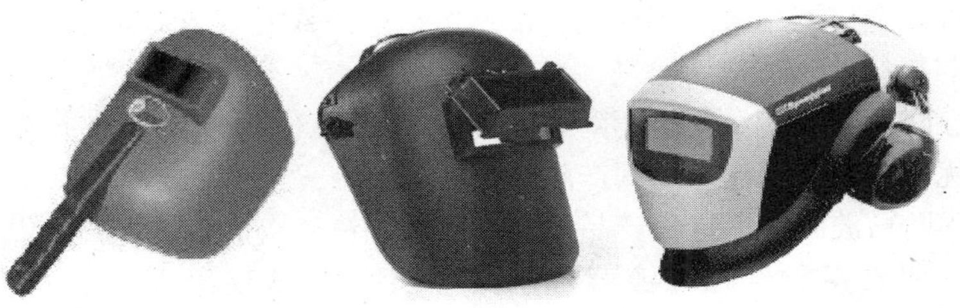

图 6—6　各类焊接面罩

①普通焊接眼镜：这种焊接眼镜可防侧光，样式与普通眼镜相同。

②翻转式焊接眼罩：这种焊接眼罩可以将焊接滤光片翻转，便于观察焊接件的部位，同时在眼罩上设透气孔，起到通风散热的作用。

③折叠式焊接眼罩：这种焊接眼罩的特点是左、右眼罩之间以轴链连接，可以折叠，携带方便。

④开放式焊接眼罩：这种焊接眼罩的特点是可以根据需要更换不同遮光号的滤光片，更换时只需将滤光片从框架的插槽中向一侧推出，然后插上需要的滤光片。

⑤单镜片式焊接眼罩：这种产品的特点是结构简单、间接通风。

⑥手持式焊接面罩：这类产品由面罩、观察窗、滤光片、手柄等部分组成。面罩部分的材料用化学钢纸或塑料注塑成型，这类产品多用于一般短暂电焊、气焊的工作场所。

⑦头戴式焊接面罩：这类产品由面罩、观察窗、滤光片、头戴等部分组成。按材料不同又有头戴式钢纸焊接面罩和头戴式全塑钢焊接面罩。头戴式焊接面罩与手持式焊接面罩基本相同，头戴由头围带和弓状带组成，面罩与头戴用螺栓连接，可以上下掀翻。不用时可以将面罩向上掀至额部，用时则掀下遮住眼面。这类产品适用于电焊、气焊等操作时间较长的

岗位。

⑧安全帽式电焊面罩：将电焊面罩与安全帽用螺栓连接，可以灵活地上下掀翻，适用于既要防护弧光伤害，又要防护作业环境坠落物体打击头部的场所。

（3）防微波护目镜

1）应用场所

在现代科学技术高度发展的形势下，微波的应用领域，除了人们十分熟悉的微波通信之外，还涉及雷达、医药卫生、公路建设、航空航天、环境保护、能量传送等各个方面，在这些工作场所中需要佩戴防微波护目镜以防止微波对眼面部位的伤害。

2）关键技术指标

选用防微波护目镜时，可用屏蔽效率对屏蔽罩的适用性进行评估，单位为 dB。屏蔽效率代表了加防微波护目镜前后眼面部受到的辐射强度的比值。防微波护目镜多采用金属网以达到屏蔽效果，影响屏蔽效率的因素包括金属丝种类和网孔间距，见表 6—14。

3）主要防微波护目镜产品

①金属网防微波眼镜（罩）。将金属网装配在可上下翻动的框架上，以防护微波辐射。此金属网框架挂在普通眼镜上前方的框架上，不用时掀起，用时则放下。另外，也可用金属网直接制成眼罩，金属网用人造革或软皮革包边，用松紧带作为头系带。它的缺点是导致视物不清晰，影响作业。

②金属微孔防微波眼镜。与金属网防微波眼镜（罩）基本相同，但使用打孔金属片代替金属网。它的优点是透光率比金属网产品高，视物清晰。

③镀金属膜防微波眼镜。这种产品由滤光镜片和镜架组成。滤光镜片以普通的青托片或白托片为基片，用真空溅镀法，镀蒸单层或多层的金属氧化物，如半导电的二氧化锡（SnO_2）薄膜，对微波起反射作用。镜架用对微波有吸收性能的塑料制成，内镶导电良好的细铜丝网，可以反射侧面的微波。这种防微波护目镜对 3～5 cm 波段微波辐射的反射和吸收效果可达到 20 dB。

（4）防激光护目镜

1）应用场所

激光技术是涉及光、机、电、材料及检测等多门学科的一门综合技术。应用激光的作业场所包括激光加工、激光焊接、激光切割、激光打标、激光打孔、激光热处理、激光测量等。人眼对强光刺激会产生生理保护性反射，即眨眼反射，反应时间为 0.25 s，而激光脉冲时间短至纳秒（10^{-9} s）甚至皮秒（10^{-12} s），显然仅靠眼睛对强光的生理保护反应是不能防护激光损伤的。在这类工作场所需要配备防激光护目镜（见图 6—7）以避免眼面部受到激光伤害。

2）关键技术指标

防激光护目镜的防护性能由光密度衡量，光密度是表示防护镜对特定波长激光的防护程度。光密度越大，对特定波长激光的衰减作用越大。光密度为 3.0 的镜片，能将光束衰减到原光强的 0.1%；光密度为 6.0 的镜片，能将光强衰减到原来的 0.000 1%。

3）主要防激光护目镜产品

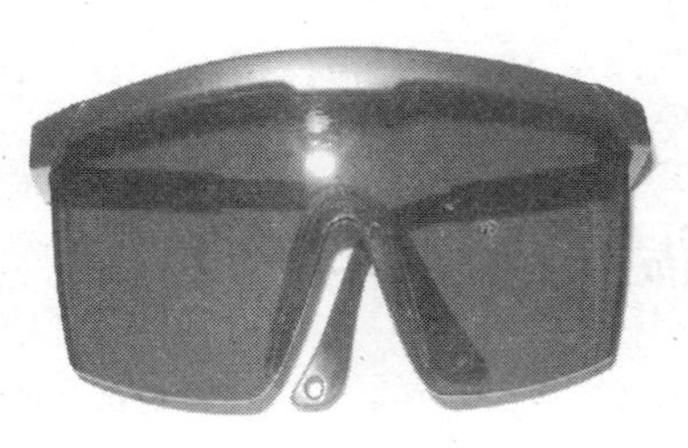
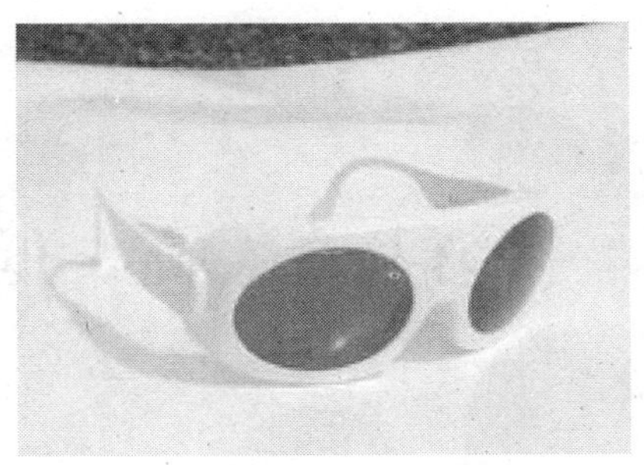

图 6—7 防激光护目镜

防激光护目镜主要有以下类型：

①吸收型防护眼镜。由掺无机或有机燃料的玻璃或塑料制成，利用材料对防护波长的选择性吸收使激光衰减，达到防护的目的。这类产品包括有色玻璃吸收型防护眼镜、染色塑料吸收型防护眼镜等。

②反射性防护眼镜。通过镀膜设计的铣膜工艺，在玻璃基底上交替镀制高折射率和低折射率的介质膜。每层膜的光学厚度为制定防护激光波长的 1/4，激光通过多层介质膜时，利用光的干涉和反射作用选择性衰减特定波长的激光，而其他波长的光可透过镜片。

③复合型激光防护眼镜。这类产品是集吸收和反射两种技术制成的防护镜，具有两种类型防护镜的优点，但是成本高、生产周期长，可见光透过率较低。

④全息激光防护镜。在全息光学元件基础上研制的新型激光防护器材，利用布拉格衍射原理使激光在镜片表面产生极强的一级衍射光。

⑤微爆型防护镜。在镜片表面涂特定高透明度化学薄膜，入射能量超过一定值时，化学物质“爆炸”变黑，使镜片完全不透明，保护眼睛免受激光伤害。除此之外，还有光化学反应型激光防护镜、光电型防护镜、变色微晶玻璃型防护镜、透镜式激光防护镜、高强度激光防护镜、相差激光防护镜等。

参考文献

[1] 陈正其，姚洪章，刘定理等. 低剂量电磁辐射对放射工作人员健康影响的调查 [J]. 中国辐射卫生，2005，14 (2).

[2] 闪淳昌. 职业卫生与安全百科全书 [M]. 北京：中国劳动社会保障出版社，2000.

[3] 佘启元. 个体防护装备技术与检测方法 [M]. 广州：华南理工大学出版社，2006.

[4] GB 8702—1988 电磁辐射防护规定 [S]. 北京：中国标准出版社，1988.

第七章　高、低温的个体防护

第一节　高、低温环境对人体的影响、危害及防护原理

一、高温环境对人体的影响、危害及防护原理

1. 高温环境对人体的影响

热量的来源包含两个：自身产热和外部加热。研究表明，在正常情况下，人体内的大部分热量是由自身产生的（代谢热）。一般人在静止时，体内代谢率耗氧 30 mL/min，产热功率为 100 W；在从事每分钟消耗 1 L 氧的稳定工作时，产生的热量功率升高至 350 W。由于作业过程中的能量转化效率较低，甚至在肌肉工作的机械效率最高时，75%～80%的能量也是以热的形式被释放出来，而人体内部并无有效的散热途径，只能通过呼吸、排汗的手段将内部热量散发出来。因此，即使在中等劳动强度的作业过程中，人体深层体温也将每 15 分钟升高约 1℃。

外部加热是指当外部环境中的温度高于体温时，或是当外部有热辐射源时，热量就有可能以热传导的方式进入人体，进一步提升人体的体温，并有可能造成肌肉和器官的热衰竭。为了保持体内适当的温度，当人暴露于热环境中时，生理性散热机制就开始启动，以维持正常体温，这种额外的热量以及人体代谢过程中所释放的热量就必须通过汗液蒸发的方式散发掉。但随着环境和体内温度的不断增加，汗液蒸发得也越来越严重，随着出汗所带来的盐分和电解质等的损失就不容忽视了。

当从事重体力工作或在热环境中时，人体体温的升高激活了汗腺，可产生大量汗液，出汗量可多达 2 L/h。当出汗量达到体重的 1%（600～700 mL）时，即可对人体的作业能力产生巨大影响，这可由心律（HR）的增加（身体水分每丢失 1%，每分钟心率约增加 5 跳）和深层温度的增加表现出来。如果工作持续进行，体温就可逐渐升至 40℃。当体温升至这个温度时，严重的脱水可导致的中暑和循环衰竭，此时人体不能维持正常的血压，继而产生晕厥。在中暑时，其症状是物理性中枢症状，并常伴有头痛、头晕和恶心。引起中暑的主要原因是由于血液循环系统失水导致的循环系统紧张。因为皮肤表面散热的减少进一步增加了深部的体温，血压降低使流向脑部的血量减少，所以机体可能出现晕厥。

如果所引起的中暑进一步恶化，就可能发展成为热射病。这时皮肤循环逐渐减少，可使温度越来越高，从而导致出汗减少，甚至停止出汗，深层温度很快升高，引起循环虚脱，甚至导致死亡或造成大脑的不可逆损伤。

2. 高温环境对人体的危害

高温、高湿、剧烈运动和散热障碍均能引起多种热损伤，其中包括作为系统损伤的热晕厥、热水肿、热痉挛、热衰竭和热休克以及作为局部损伤的皮肤损伤。

热痉挛、热衰竭和热休克具有临床上的重要性，产生这些系统损伤的主要机理是血液循环不畅、水和电解质不平衡以及过热（高体温）。最严重的是热休克，如不及时适当处理，它可导致人体死亡。

（1）热晕厥

热晕厥是由于大脑血流减少引起的一种暂时性意识丧失，其表现为脸色苍白、视力模糊、头晕和恶心，处于热紧张的人可出现这种情况，“热虚脱”常用作“热晕厥”的同义词。此时的症状是由于皮肤血管舒张和体位引起的血流淤积，致使回心的静脉血液减少、降低了心脏的输出量所致。接触热环境的大多数人中产生轻度脱水都可出现热晕厥。心脏病患者或对热无习服的人均易发生热虚脱。

（2）热水肿

轻度的水肿（即手和脚的水肿）是由于对热不适应的个体接触热环境后所发生的，主要发生于女性身上。

（3）热痉挛

热痉挛是在人们长期从事体力作业并大量出汗后所引起的一种中暑病症，这是指在进行大强度作业和出现疲劳时人体四肢和腹部肌肉产生的阵发痉挛性疼痛，此时体温很少升高。热痉挛是由于盐的损失引起的，当血液中钠的浓度降至临界水平以下时，也可出现这种情况。热痉挛常见于强体力作业的健康人体。

（4）热衰竭

热衰竭是临床上遇见的最常见的热损伤，它是在大量出汗后由于严重的脱水所致，它常常发生于长时间从事体力作业的健康年轻人中，这种热损伤的基本原因是水和盐缺乏所引起的循环衰竭，可以把它看作热休克的前期，其主要症状是头痛、头晕、虚弱、疲乏、恶心、呕吐、腹泻、肌肉痉挛和意识模糊，如不处理，则将最终发展为热休克。

（5）热休克

热休克是一种可致死的严重急症，它是一个复杂的临床病症，此时不可控制的过热可引起组织损伤。体温升高是由过量的热负荷引起的，过热可引起中枢神经系统功能失调，其中包括正常体温调节机制的失灵，这就进一步加剧了体温的增加。热休克主要表现为两种类型：原发性热休克和继发性热休克。热休克往往是突然发作而无先期症状的，但是即将发生热休克的一些病人可以有包括头痛、恶心、头晕、虚弱、嗜睡、不清醒、烦躁、迷惑、发抖、抽搐和痉挛等一些中枢神经系统功能障碍。严重的热休克病人全部实质性器官、皮肤和胃肠道都会发生出血。

3. 高温环境的个体防护原理

（1）隔热。主要取决于封闭于织物里面的空气以及织物本身的性质对热辐射进行吸收和反射。由于所环绕空气的传导性和辐射传导的原因，织物的传导性是与织物的类型、厚度、编织方法密切相关的一个有效的常数。一般来说，织物越厚，其隔热性能越好，对热的防护性能越高。

（2）AC系统制冷（空气循环制冷）。利用风扇或压缩机将周围环境的空气或预冷空气通过管道流入服装并吹向人体带走热量。

（3）LC系统制冷（液体循环制冷）。利用可进行外部循环的液体流经分布在服装上的管道网来带走人体产生的热量。

（4）化学药剂制冷。利用化学反应中的吸热反应来达到局部降温的目的。

二、低温环境对人体的影响、危害及防护原理

1. 低温环境对人体的影响

低温环境在我国相当普遍，我国东北、西北和华北北部地区，属寒区和亚寒区，具有气温低、寒期长的特点。最低气温可达－50℃，最冷月平均气温为－28～－10℃，严寒期长达4～6个月。新疆北部和内蒙古等地为大陆性气候，西南地区为高原性气候，其寒冷问题也是较为突出。在航空、宇航活动中，高空低气温环境是另一个冷源，它对飞行人员的生命安全至关重要。我国海域辽阔，海岸线长达18 000 km，其中渤海沿岸水温最低，每年1～2月份水温可达0℃左右，甚至有结冰现象。低水温对人的生命威胁很大，冷水浸泡是一个特殊的寒冷暴露问题，不仅飞行人员落入寒区海水中存在这个问题，而且海上航行、海上资源开发、水上养殖、水下作业等也会碰到这个问题。

人体暴露在冷环境中会产生不同形式的冷应激。所谓冷应激是指人在行为上的表现，把人体活动的行为与生理调节结合起来将决定冷应激的最终影响，它们可分为急性影响（在受冷的几分钟或几小时内发生）、长期影响（在受冷的几天甚至几年内发生）和其他影响（不是与受冷本身直接有关的反应）。与冷接触期间有关的反应的例子见表7—1。

表7—1　不能代偿的冷应激的持续时间和有关的反应

时间	生理影响	心理影响
几秒钟	吸气性哮喘	皮肤感觉不舒适
	过度换气	—
	心律增加	—
	外周血管收缩	—
	血压升高	—
几分钟	组织受冷	操作功能下降
	极度受冷	受冷局部疼痛
	神经-肌肉（功能）减退	—
	寒战	—
	接触和对流的冻伤	—
几小时	损害体力工作能力	损害脑力功能
	体温降低	—
	冷损伤	—

续表

时间	生理影响	心理影响
多天或上月	非冷冻的冷损伤	习惯形成
	适应	不舒适感减少
几年	不可确定的慢性组织影响	—

（1）冷的急性影响

冷应激最明显、最直接的影响是它能立即使皮肤和上呼吸道受冷，其反应的类型和强度主要是由冷的类型和强度所决定的。人体对冷的主要防御机制是使周围血管收缩和发生寒战，这两项御寒机制有利于保存热和人体的核心温度，但他们也可能危及心血管和神经肌肉的功能。

但是，接触冷环境所引起的心理影响也能减轻人在复杂情况和危机状态下的生理反应；冷环境可引起人们思想涣散。另外，寒冷还可以唤醒、提高应激水平，可增加交感神经的活动，为行动做好准备。正常情况下，人们仅仅使用他们能力中较小的一部分，而保留着大量的潜能用于应付意外的或是更加需要的情况。

（2）冷的其他影响

1）体温

当环境温度降低时，身体的表面将受到最大影响，尽管皮肤也有很大的耐受能力。当皮肤直接接触很冷的金属表面时，在短短的几秒钟内皮肤温度就可降至0℃，同样，在血管收缩和防寒措施很差时，手掌和手指的温度可在1分钟内降低几度。当发生低体温（核心体温降低）时，冷环境对生理和心理产生的影响见表7—2。

表7—2　冷环境对生理和心理产生的影响

阶段	核心温度（℃）	生理反应	心理反应
正常	37	正常体温	适中的温热感觉
	36	血管收缩，手脚受凉	不舒适
轻度低体温	35	强烈寒战，工作能力降低	损伤判断能力，定向力障碍，冷淡
	34	疲劳	神志尚清醒，有应答反应
	33	动作笨拙，举步蹒跚	—
中度低体温	32	肌肉僵化	进行性神志不清醒，出现幻觉
	31	呼吸微弱	神志模糊
	30	—	昏迷
	29	无神经反应，心率减慢，几乎感觉不到心跳	—
重度低体温	28	心跳无节律性	—
	27	瞳孔对光反射消失，深腱反射消失	—
	25	由于心室纤颤或心搏停止而死亡	—

2）心脏和血液循环

前额和头部受冷可引起收缩压立即上升，最终加快心跳。当把裸手放入很冷的水中可以见到类似的反应，这种反应只维持很短的时间，在受冷后的几秒钟或几分钟内，即可恢复正常。

过度的体热散失可引起外周血管的收缩，特别是在短暂的过渡阶段，外周阻力增加可以导致收缩压的升高和心率的增加。人体在低温环境从事体力工作，比在常温从事近似工作时心脏的做功量要大，因此，工人往往出现心绞痛那样的心区疼痛现象。

3）肺和气道

吸入适量的干燥冷空气，不致使健康人体产生大的问题，但若是吸入非常冷的空气，就会使人感到不舒适，特别是当用鼻孔吸入很冷的空气时更是如此。在非常冷的环境中以很大的通气量进行呼吸时，还可引起人体上呼吸道黏膜的轻微炎症。随着低体温的发展，肺功能在全身代谢降低的同时也逐渐减弱。

2. 低温环境对人体的危害

冷环境对人体的危害主要取决于冷环境作用于机体的冷负荷强度，而冷负荷强度的大小又取决于环境温度、环境介质相对运动速度、个体身体特征、机体产热影响和代谢热平衡状态以及个体低温的适应与耐受能力。冷环境对人体的危害主要有三种类型：第一类是使人体组织产生冻痛、冻伤和冻僵；第二类是冷金属与皮肤接触时产生粘皮伤害；第三类是冷环境对人体全身性生理影响所造成的低温不舒适症状。第一、二类影响，主要发生在温度极低的情况下，有时即使暴露时间不长，伤害也会发生。第三类影响，主要发生在全身性的低温暴露时间较长的情况下，有时温度虽未低到足以引起冻痛和冻伤的程度，但是由于长时间暴露，人体热损失过多，深部体温下降到生理可忍耐限度以下，从而产生了低温不适症状。

冻痛是冻伤的先兆，冻痛发生后，如继续在冷环境中暴露，则有可能发生冻伤和冻僵。皮肤冻痛和冻伤一般发生在－10～－5℃。温度越低，冻伤出现得越早。例如，－10～－5℃的温度环境造成冻伤需要几天时间，但在－73℃的低温只需暴露 12 s 即可使面部冻伤。周身血管收缩严重增加了冻伤的可能性，由于肢体表面积与体积之比较大，从而对冷损伤很敏感。冻伤比较容易发生在肢端和血流较少的部位，所以在冷环境中这些部位的保暖对于防止冻较为重要。一般来讲，对于－15.5～－4.5℃的冷环境必须采取一定的防护措施，以防止肢端冻伤；－67～－12℃的冷环境必须采取全身性冻伤防护措施。

局部冻伤通常发生在零下温度环境停留时间过长之后，尤其是手、脚保暖不足又处于高湿条件下时更容易发生，这是严重的局部损伤。局部冷却通常不会致命，但能引起部分细胞和组织的坏死，严重的会导致截肢。在温度很低的冷暴露时，皮肤与金属接触会使皮肤粘着，这就是所说的“冷金属粘皮”。一般在－20℃以下的冷环境中，稍湿润的皮肤即可能与金属粘贴，引起表层脱落。

全身性冷环境暴露产生不舒适症状，主要是由于人体热损失过多，导致深部温度过分的降低，形成外部温度过低引起的核心温度过低。

3. 低温环境的个体防护原理

（1）保温。采用封闭气体或镀膜反射等原理达到保温的作用以防止受到伤害。

最普通的方法是在身体皮肤表层造成空气保温层，它可减缓人体热量对外界环境的热辐射，从而达到保温的目的。常见的保暖服装，如羽绒衣、棉服等，都是利用此种方法进行保暖的。

另一种方法是通过金属镀膜复合絮片，其设计原理是利用金属镀膜反射人体散发的热量而增加保温性。

（2）放热。采用物理或化学方法发生放热反应以防止局部温度过低。

化学法多通过铁粉、活性炭、无机盐、蛭石（一种铁镁质铝硅酸盐矿物、水等合成的混合物）利用铁氧化反应放热来发热，实际上也就是根据铁在潮湿空气中发生吸氧腐蚀的原理。同时利用活性炭的强吸附性，在活性炭的疏松结构中储有水蒸气，水蒸气液化成水滴，流出与空气和铁粉接触，在氯化钠的催化作用下较为迅速地发生反应生成氢氧化铁，释放出热量，同时利用外包装（如无纺布等）控制氧气的透过量，从而控制氧化反应速度，来调节发热温度和时间。

化学法存在反应过程不易控制的问题，同时化合物的质量较大，不易更换。另一种方法是通过电热元件，其原理是在通电后发热，将电能转化为热能。电致发热可以较为方便地控制温度的高低，同时结构简便，便于携带。

第二节　高、低温危害的个体防护用品

一、高温个体防护用品

1. 头部防护类

头部防护类高温个体防护用品主要是高温防护头罩，通常由头罩、面罩和披肩部分组成（见图 7—1、图 7—2）。为防御物体打击，头罩常与安全帽配合使用。在高温环境中，防热辐

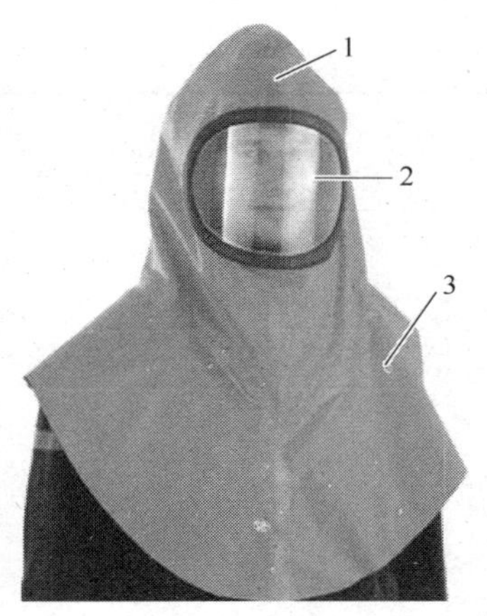

图 7—1　防热辐射阻燃帆布头罩

1—头罩　2—面罩　3—披肩

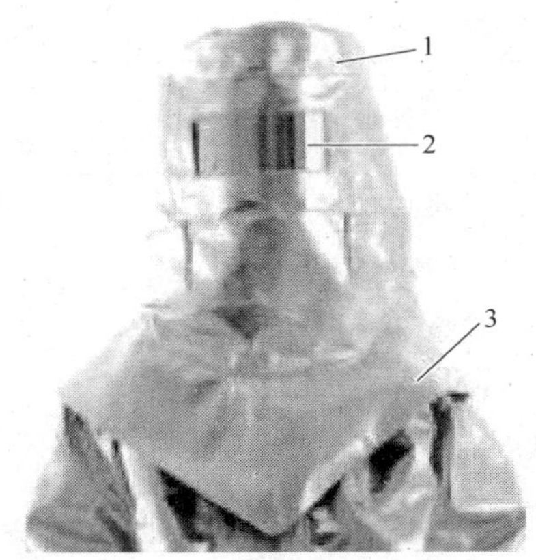

图 7—2　防热辐射铝膜布头罩

1—头罩　2—面罩　3—披肩

射和火焰的头罩，其材料选用喷涂铝金属的织品或阻燃的帆布制作，面部用镀铝或其他金属膜的有机玻璃做成观察窗。

2. 躯体防护类

（1）隔热防护服

隔热防护服由具有阻挡辐射热效率高、导热系数小、表面反射率高等性能的材料制作，防止高热物质接触或强烈热辐射伤害，适用于在高温、高热及强辐射的工作场所的人员穿用。一般用帆布、石棉和铝膜布等材料制成。目前国内生产的各类防高温、强辐射热伤害的服装种类如下：

1）白帆布防热服

白帆布防热服是用天然植物纤维织成的棉帆布、麻帆布制作，具有隔热、防飞溅火星及熔融物、易弹落、耐磨、扯断强度大和透气性好等特点，用于防止一般性热辐射伤害。

2）石棉防热服

石棉防热服用含少量棉纤维的石棉布制作，对热辐射有很强的遮挡效率。但石棉对人体有害，使用时须注意不要吸入体内。熔融金属作业的工人常用石棉的护腿和围裙。

3）铝膜布防热服

在阻燃纯棉织物上采用抗氧化铝箔黏结复合法、表面喷涂铝粉法或薄膜真空镀铝的铝膜复合法等技术增加织物表面反射热辐射的能力，适用于熔炼炉抢修、火场抢救等极高温度的作业。铝膜呈银白色，反射率高，里衬起隔热作用，耐老化，防火，但透气性差（见图 7—3）。铝膜布防热服主要性能见表 7—3。

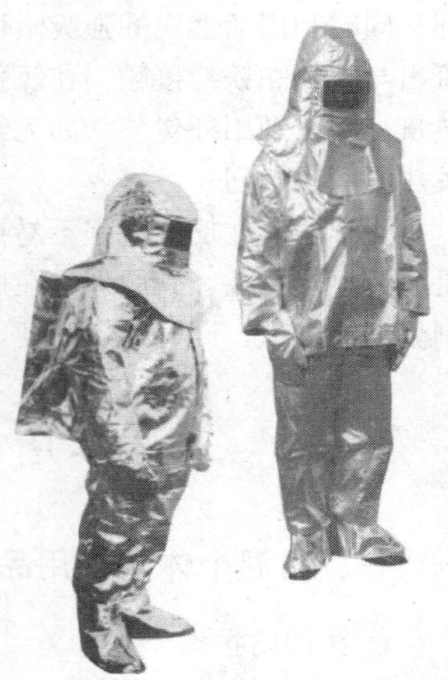

图 7—3　铝膜布防热服

表 7—3　　铝膜布防热服性能

性能	21 s/3×3 棉布帆布铝箔复合布	备注
续燃时间（s）	≤4	—
阻燃时间（s）	≤4	—
损毁长度（mm）	≤10	—
热辐射反射率（%）	≥90	
抗辐射热渗透性：内表面温度上升（℃）	≤25	热辐射源 1 W/cm² 下 30 s
断裂强力（经、纬）（N）	≥785	—
撕破强力（经、纬）（N）	≥45	—
剥离强力（N）	>15	在热辐射源 1 W/cm² 下 30 s 后，剥离强力>10

4）耐高温阻燃防护服

耐高温阻燃纤维织物主要包括：诺梅克斯、凯夫拉、聚苯并咪唑纤维、聚苯砜酰纤维、芳砜纶纤维、耐高温难燃 TC 型非织造布、其他耐高温阻燃纤维。由这些织物制成的防护服，不需要添加阻燃剂就具有耐高温、阻燃特性。

①诺梅克斯（Nomex)。这是 1957 年由美国杜邦公司研制成功的芳香族聚酰胺纤维（聚间苯二甲苯二胺纤维）织物，其具有良好的阻燃、耐高温性能。在 385℃左右分解，火焰中不延燃，并能在人体和衣服之间形成阻隔，降低传热效果，从而降低遭受二度和三度烧伤的百分率。由于阻燃性能来自纤维本身特性，因此制成的防护服手感柔软、吸湿性强、强力高，防护性能不会因洗涤或着装次数的增加而减弱。Nomex 在 200℃下持续使用 1 000 h，仍能保持原强度的 80%，而棉纤维在 200℃下，强度很快会完全损失。此外，Nomex 还具有良好的耐化学品性能，可耐很多种酸、碱。

NomexⅢA 是美国杜邦公司开发的一种新型耐高温阻燃织物。它主要是由聚间苯二甲苯二胺纤维、聚对苯二甲酰对苯二胺纤维和碳纤维混纺组成，而碳纤维分布于纱芯中。NomexⅢA 化学结构稳定，具有良好的耐热性。即使在 260℃下持续使用 1 000 h，它仍能保持原强度的 65%～70%，当温度提高到 400℃以上时，才开始分解、炭化、发脆，纤维并不熔融。同时它也具有良好的阻燃性，在火焰中不延燃，极限氧指数（LOI）为 28.5～30，机械性能好，强度为 4.9 cN/dtex，弹性模量为 132 cN/dtex。此外，它还能耐多数酸的作用，对碱的稳定性亦好，具有良好的抗辐射性能。它的缺点是耐光性稍差，难以染色，遇火时有明显的收缩及炭化膜开裂。

②凯夫拉（Kevlar)。Kevlar 是 1968 年由美国杜邦公司研制成功的另一种高强度芳香族聚酰胺纤维，其具有良好的热稳定性，分解温度为 500℃左右，遇火不蔓延、不收缩熔融。在 300℃下，强力仍保持在 50%～70%。Kevlar 是一种高强度、高模量的合成纤维，除了用于制作高温阻燃防护服外，还用于制造防弹背心和防弹头盔。

③聚苯并咪唑纤维。它的熔点为 560℃，在 304℃加热 50 h 时，断裂强力仍保持在 50%，回潮率超过棉花，为 10%～13%，适用于航空、航天领域。

④聚苯砜酰纤维。它在 300℃加热 100 h 时，强度仍保持 80%，在 450℃时仅失重 10%左右。

⑤芳砜纶纤维。它是中国于 20 世纪 80 年代初研制成功的，其性能接近 Nomex 标准。

⑥耐高温难燃 TC 型非织造布。TC 纤维在 500℃时，极限氧指数（LOI）为 45～50。用 TC 纤维采取针刺工艺制成的非织造布与棉织物、石棉布的耐热性能比较见表 7—4。

表 7—4　　TC 型非织造布与其他织物的性能比较

性能	TC 型非织造布	棉织物	石棉布
单位质量（$g\cdot m^{-2}$）	400	700	1 000
厚度（mm）	2.5	3.8	2.1
分解温度（℃）	600～100	150～204	266～760
212℃热传导 25 s 时上升温度（℃）	15	10	45
1 000℃金属熔滴	无开裂	烧毁	开裂

⑦其他耐高温阻燃纤维。我国总后军需装备研究所成功地研究出芳纶及芳纶与棉纤维不同比例混纺物，它是一种既克服了 Nomex 难以染色的缺点，降低了昂贵的 Nomex 成本，又能满足热防护性能要求的面料。芳纶和纯棉织物阻燃整理前后的性能见表 7—5。

表 7—5　　芳纶/纯棉织物整理前后的物理性能表

性能		织物					
		芳纶 100%	阻燃纯棉	阻燃纯棉（50 次洗涤后）	芳/棉	芳/棉（阻燃整理）	芳/棉阻燃整理（50 次洗涤后）
断裂强力（N）	经	1 300	660	725	960	880	895
	纬	935	410	430	740	660	650
撕破强力（N）	经	290	34	32	92.2	80.3	79.2
	纬	164	21	20	46.4	40.5	40.0
损毁长度（mm）		25	45	75	—	42	45
阻燃时间（s）		2.5	0	0	—	0	0
续燃时间（s）		2.5	0	0	—	0	0
燃烧特征		收缩开裂	炭化	炭化	全燃、收缩	无明显收缩、不开裂	炭化、不开裂
抗弯总刚度（mg・cm）		425	1 610	1 163	278	293	281
透湿量［g・（m^2・24 h）$^{-1}$］		7 190	7 490	—	7 480	7 313	—

（2）制冷防护服

1）压气通风服

为了克服隔热服透气性不良的弊病，进一步研制出了压气通风服。这种服装是利用空气压缩机或高压风机所产生的压力，将冷却空气通过风管压入服装内，吸收热量后从排气阀或衣服孔隙中排出，如此反复循环，不断将热量带走，以达到降温的目的，如图 7—4 所示。

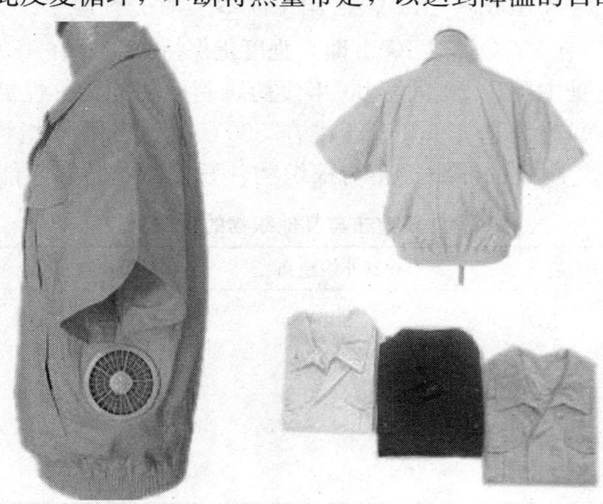

图 7—4　压气通风服

2）液体制冷服

这是一种用液态制冷剂作为降温手段的防护服。它是用厚度小于 6 mm 的聚氨基甲酸酯制冷板制成，在紧靠人体的部位有许多流通的管道，冷却剂通过一个小泵的驱动，在这些管道内循环流动，不断吸收周围的热量，从而起到良好的降温效果。这种降温服每小时可吸收 63 kcal 热量，可用于航天、炼钢等高温工作场所。

3）冷冻服

①化学冰袋制冷服。它是利用装在塑料袋内的化学药品（如硝酸铵、氯化铵、尿素等）在水解时产生吸热反应所造成的局部低温环境来达到降温的目的。这种化学冰袋由大小两个塑料袋组成（大塑料袋在小塑料袋上面），大袋内装的是硝酸铵，氯化铵或尿素，平时是被塑料袋与水隔开的，故不发生任何反应。当需要使用时，只需用手指压小塑料袋上的缺口，缺口就会破裂，小塑料袋内的水就会同大塑料袋中的药物混合，产生吸热的化学反应。这种吸热反应所造成的局部低温随着化学冰袋内的成分不同可变化为 6.1～17.8℃，持续时间随着药量和水量的不同可分别维持 30 min、60 min、150 min 等。

②冰袋冷冻服。它是利用冰有较大的融化潜热，在融化时能从周围吸收大量的热量来达到降温的目的。这种冷冻服通常被使用在井下的硫化矿区，它的有效使用时间与穿着劳动强度、所带冰的质量有关。一般情况下，带 4.5 kg 的冰可以使用 2.5 h 左右。使用完后的冷冻服可相互紧贴地悬挂在冷库冷冻箱的支架上。一般制冷 120 套冷冻服，使其从 35℃降到 0℃，所需时间不超过 8 h，需要 4 kW 的冷冻设备。

③干冰降温服。这是一种利用二氧化碳干冰作为冷媒的降温服。由于干冰的冷却能力很强（一般比冰要高 50%），降温效果显著，在相同的作业条件和工作时间里，需携带的干冰量比冰要少，因此使用者的负荷轻，机动性强，工作效率高，适合于劳动强度大的场合使用。

3. 手部防护类

耐高温阻燃手套是由内包阻燃布的特制石棉布、阻燃帆布、铝箔布、耐火隔热毡等材料制成。如果温度在 100℃以下，那么皮手套或棉手套都可以断断续续地使用。但如果温度在 200℃左右，那么使用耐热材料制作的手套，安全性会提高很多。高温防护手套被广泛用于金属和玻璃制造业及铸造业等，其种类有以下几种，如图 7—5 所示。

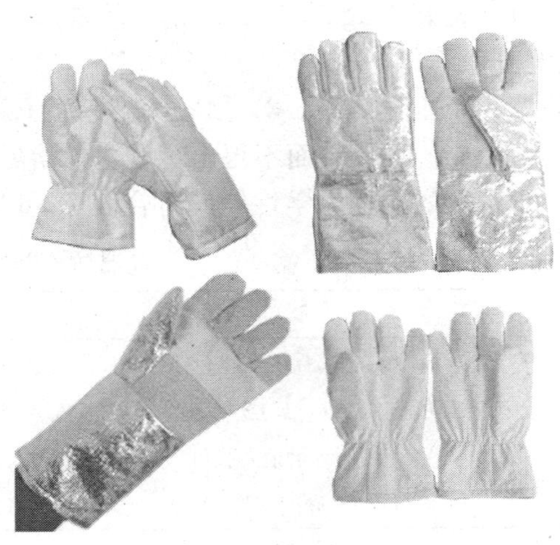

图 7—5　高温防护手套

（1）皮革或石棉布喷（镀）铝布。内加隔热阻燃棉，可耐 200℃左右高温。虽然由于铝有反射热能的作用，而在耐热手套上镀了铝，但是铝自身没有耐热性。因此，在接触 150～200℃或高温的物体时，或是手套表层的铝脱落时，要特别注意。

（2）里面用尼龙编织物，中间使用毛毡，外面使用聚亚安酯作涂料。

（3）里面用尼龙编织物，中间使用毛毡，外面使用耐热纤维制作。可承受 300℃的温度。

（4）表面使用耐热硅胶，内侧加入了 2 层隔热材料，可以承受 200℃左右高温。

（5）聚酰胺纤维。能承受 400℃的高温，内部的纯棉制品能产生空气层，使热传导时间延长。

（6）耐火纤维。耐火纤维在 1 200℃能耐 1 h 的高温，在 200℃以上持续工作而不烫手。

（7）Kevlar 纤维。可耐 350～500℃高温。

4. 足部防护类

（1）耐热防护鞋

耐热防护鞋是保护高温作业人员足部免受烫伤、灼伤的防护装备，根据 GB 21146—2007《个体防护装备 职业鞋》，影响耐热防护鞋功能的主要性能有鞋底隔热性、外底耐热接触性、鞋帮/外底结合强度、防漏性、特定的工效学特征、鞋帮厚度、鞋帮撕裂强度、鞋帮拉伸性能、鞋帮耐折性、外底撕裂强度、外底耐磨性、外底耐折性、外底耐油性、水蒸气渗透性和系数、pH 值、六价铬含量等。

（2）高温防护鞋

高温防护鞋是指在内底与外底之间装有隔热中底，以保护高温作业人员足部在遇到热辐射、飞溅的熔融金属火花或在热物面（一般不超过 300℃）上短时间行动时免受烫伤、灼伤或砸伤的防护鞋，主要应用在冶炼、金属热加工、焦化、工业炉窑等高温工作场所。高温防护鞋的产品技术标准为 LD 32—1992《高温防护鞋》，按款式可分为靴式（A 型）和高腰式（B 型）两类。应用在冶炼行业的高温防护鞋又称为炼钢鞋，主要功能是防烧烫、防刺割，并能抗一定静压力和耐一定温度，不易燃。高温防护鞋产品的质量技术要求应符合 LD 32—1992 的规定：

1）装有 4 kg 的 ϕ5 mm 钢球的鞋放在（150±4)℃的铝板上，20 min 后要求内底表面温度上升值不得超过 22℃。

2）用压强（20±2）kPa，温度为（3 000±2)℃的烙铜头压在有铝箔片的试样上，保持（60±1）s，观察表面不得出现软化、熔融、开裂等现象。

3）外底物理力学性能应符合表 7—6 的要求。

表 7—6　　高温防护鞋外底物理力学性能要求

项目	指标
剥离强度（N·cm^{-1}）	≥59
耐折（预割口 5mm，屈挠 4 万次）裂口长度（mm）	≤12
耐磨（磨痕）长度（mm）	≤10
硬度（邵尔 A）	60～80

（3）焊接防护鞋

焊接防护鞋是我国独有的鞋类，既要求耐高温又要求有电绝缘功能及足趾防砸功能，是我国为数不多的多功能鞋。它主要适用于气割、气焊、电焊及其他焊接工作场所，预防焊接过程的火焰、电弧、飞溅的金属熔滴等造成足部灼烫事故，并且能够保护人体避免发生触电危险。焊接防护鞋按照耐热性能分为普通型、低耐热型、高耐热型，产品技术标准为 LD 4—1991《焊接防护鞋》。

影响焊接防护鞋防护功能的主要性能有外底耐折性、外底耐磨性、耐热性、隔热性、绝缘性、保护足趾性等。LD 4—1991 中规定：

1）产品分类：

普通型（HP），不要求耐热温度。

低耐热型（HN-1），要求耐热温度为（150±5)℃。

高耐热型（HN-2），要求耐热温度为（250±5)℃。

2）鞋帮的燃烧速度应不大于 1 cm/s。

3）保护足趾要求应能符合 An3 型（耐 4.4 kN 压力，抗 23 kg 重锤落高 120 mm 冲击，变形间隙大于 15 mm）的规定。

4）材料要求见表 7—7。

表 7—7　　焊接防护鞋材料要求

材料	厚度（mm）
牛正面革、修面革、绒面革	≥1.3
猪正面革、牛正面革、绒面革	≥1.5
猪正面革、修面革	≥1.2
鞋里革	≥0.7

5）外底物理性能见表 7—8。

表 7—8　　焊接防护鞋外底物理性能

项目	指标
预割口 5 mm，连续屈挠 4 万次，裂口长度（mm）	≤12
磨痕长度（mm）	≤10
剥离强度（$N\cdot cm^{-1}$）	≥59
硬度（邵尔 A）	55～72

6）耐热要求

将鞋放在可调温度的（250±5)℃加热板上，鞋内装入钢球（直径为 5 mm，质量为 4 kg)，然后将沙填在鞋的周围，沙的高度达到鞋底上沿，但不能超过鞋帮。待温度上升到（150±5)℃或（250±5)℃时，稳定 20 min。再冷却到室温，观察鞋底不应出现熔化、变形或分离现象。高耐热型应耐热（250±5)℃不出现熔化、变形或分离现象。

7）隔热要求

在（150±5)℃条件下，在 40 min 内，每隔 5 min 记录一次鞋内底表面温度，然后计算出平均温度（从试样放在加热板上时开始），其与试验前鞋内底表面温度之差不得超过 22℃。

（4）森林防火鞋

森林扑火人员的作业环境十分恶劣，身处高温热辐射、火焰直接烧灼、地面泥水交加、余火和锐利树茬等环境，因此要求森林防火鞋应同时具有阻燃、防水、防刺穿和防滑性能。森林防火鞋一般采用经防水阻燃处理的帆布和牛皮绒革为帮面和帮里，配以耐高温合成橡胶的外底，用模压工艺制成，产品质量应符合 LD 60—1994《森林防火鞋》的规定：

1）款式：森林防火鞋为靴式，后帮垂直高度不低于 300 mm。

2）材料要求见表 7—9。

表 7—9　　森林防火鞋材料要求

材料部位	技术指标	
帮面材料	帆布	经阻燃防水处理，其静水压力大于 490 Pa；帆布规格为经纱 27.8×3tex，纬纱 27.8×4tex
	阻燃牛皮绒革	厚度大于 1.5 mm
前帮材料	前帮里为帆布，厚度大于 1.25 mm	
内底材料	内底用皮革、再生内底革等材料制作，厚度大于 2.5 mm，鞋内底应加海绵垫	
外底材料	外底用耐高温合成橡胶制成，其在（300±1）℃的烙铜头试验（60±1）s 的条件下，试片表面不得出现软化、熔融、开裂等现象	

3）材料的阻燃性能见表 7—10。

表 7—10　　材料的阻燃性能

材料	氧指数（%）	阻燃时间（s）	续燃时间（s）	损毁长度（mm）
牛皮	≥48	0	0	≤20
帆布	≥34	0	0	≤20

4）外底物理机械性能应符合表 7—11 的要求。

表 7—11　　外底物理机械性能

项目	要求
剥离强度（N·cm^{-1}）	≥60
耐折（预割口 5 mm，屈挠 4 万次）裂口长度（mm）	≤10
耐磨（磨痕）长度（mm）	≤7
硬度（邵尔 A）	60～80

5）防水性能：在静态水压值 1 961 Pa 时，3 h 不透水。靴帮皮革防水性能不低于 3 级。

6）鞋底隔热性能：将靴置于（150±4）℃的电热板上，在鞋的四周堆沙直到外底边缘为止。鞋内装直径为 5 mm，质量为 4 kg 的钢球，经 20 min，记录内底表面试验前后的温度差，应不大于 22℃。

7）鞋的质量：不大于 1.5 kg。

二、低温个体防护用品

1. 头部防护类

低温环境的头部防护用品主要是防寒安全帽。它是在寒冷季节对人体头部起保暖和防御物体打击伤害的安全帽，其由帽面、帽里、衬壳、帽耳扇和头门等组成，如图 7—6所示。

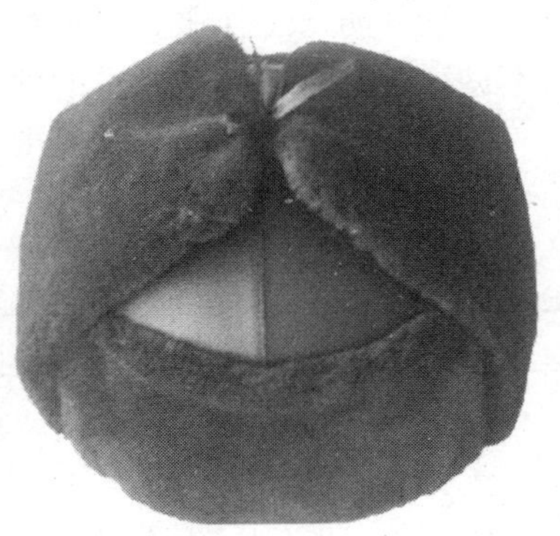

图 7—6　防寒安全帽

衬壳用工程塑料或其他材料制成半球形硬壳。帽面用皮革、人造革或其他织物制成，蒙在衬壳的外面成为帽罩。帽里包括帽顶、帽围、帽顶衬和充填料（棉花、腈纶棉或其他防寒材料）。用长毛绒或羊剪绒制成帽耳扇，作为围绕颈部和耳部的防寒构件。头门起挡住风寒保护前额的作用。它的主要技术指标应符合 GB 2811—2007《安全帽》的规定，主要技术指标见表 7—12。

表 7—12　　防寒安全帽主要技术指标

技术性能	项目	指标
技术性能	冲击吸收性能	经 50℃、紫外线老化照射、浸水处理后，冲击力≤4 900 N
	耐穿刺性能	经 50℃、紫外线老化照射、浸水处理后，钢锥不接触头模表面
	下颏带强度	150～250 N
	耐低温性能	经－20℃处理后做冲击测试，冲击力≤4 900 N； 经－20℃处理后做穿刺测试，钢锥不接触头模表面

2. 躯体防护类

（1）防寒服（保温服）

防寒服由具有良好保温性，导热系数小，外表面吸热效率高的材料制作，一般用天然植物、动物皮毛羽绒或化纤作填充物，用于冬季室外作业人员或常年低温环境作业人员的防寒。普通的棉、皮防寒服保温性能好，而化纤的防寒服质量轻，适于野外作业的人员穿用。防寒服的防寒保暖性能应符合 GB/T 13459—2008《劳动防护服　防寒保暖要求》的规定，具体技术性能见表 7—13。

表 7—13　　各服装气候区分区限值范围及总保暖量要求

服装气候区	分区限值范围（℃）	总保暖量要求（clo）
1	≥5	3.2
2	－5～5	4.2
3	－15～－5	5.0
4	－25～－15	6.0
5	－35～－25	7.0

（2）劳保羽绒服

人体在寒冷季节户外作业或冷库作业，常常受到低温的影响。劳保羽绒服是以羽绒为保暖充填层的防寒工作服，适于在－35～－25℃地区的室外作业人员穿用，以防御低温对人体的不良影响，保护作业人员的健康和维持正常的工作效率。

劳保羽绒服的主要技术要求如下：

1）羽绒服面料应符合表 7—14 规定的主要指标要求。

表 7—14　面料主要指标要求

项目	主要指标
织物防风（透气量）	不大于 2.3×10^{-2} m^3/（m^2·s）
织物透湿量	不少于 2 300 g/（m^2·24 h）
织物硬挺度	对应于－18℃时，不小于 7.5 cm

2）在易燃、易爆、烧灼危险的工作场所，应使用防静电、阻燃面料。

3）羽绒服的充填料覆盖层必须有防钻绒性能（不包括缝制钻绒）。

4）成衣最低充绒量应符合表 7—15 的指标要求。

表 7—15　最低充绒量指标要求

绒类别	指标（g·cm^2）
鹅绒（含绒量 40%）	0.021
鸭绒（含绒量 50%）	0.037

（3）浸水保温服

浸水保温服是由帽（可戴面罩）、衣、裤、靴、手套等连为一体（手套亦可不连接），具有一定保温性能和浮力的救生用服装，如图 7—7 所示。

浸水保温服分为绝缘型浸水保温服（B 型）和非绝缘型浸水保温服（B_d 型）。产品应符合 GB 9953—1999《浸水保温服》的规定。

保温性能要求如下：

1）绝缘型浸水保温服（B 型）：应使穿着者在水温 0～2℃的静水中，历时 6 h 漂浮，人体肛温下降不超过 2℃。

2）非绝缘型浸水保温服（B_d 型）：应使穿着者在水温为 5℃的静水中，历时 1 h 漂浮，人体肛温下降不超过 2℃。

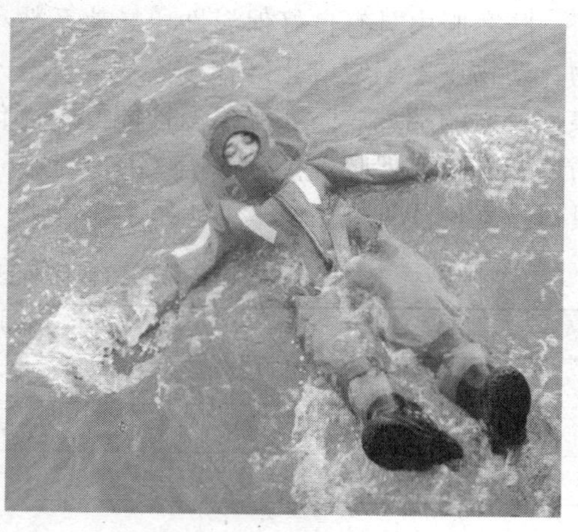

图 7—7　浸水保温服

3. 手部防护类

低温防护手套是保证人手在低温环境下长时间工作时能够保持灵活性和舒适性以及

防治手部冻伤的一种防护产品，主要用于需要搬运与液氮相关设备的工作、冷冻储藏室、低温打磨作业等低温工作场所，对低温液体喷溅等有很好的防护作用。其材质和结构多由优质防水头层牛皮、防寒进口海绵夹层、堪培拉衬里组成，能抵御－250～－180℃的低温环境。

4. 足部防护类

(1) 耐寒防护鞋

耐寒防护鞋是用于低温环境，预防作业人员足部冻伤的防护装备。根据GB 21146—2007《个体防护装备　职业鞋》，影响耐寒防护鞋功能的主要性能有鞋底防寒性、鞋帮/外底结合强度、防漏性、特定的工效学特征、鞋帮厚度、鞋帮撕裂强度、鞋帮拉伸性、鞋帮耐折性、外底撕裂强度、外底耐磨性、外底耐折性、外底耐油性、水蒸气渗透性和系数、pH值、六价铬含量等。鞋底防寒性的具体要求为：鞋底隔冷层不能移动；－17℃低温环境30 min后，内底上表面的温度降低≤10℃。

(2) 低温环境作业保护靴

低温环境作业保护靴是用于温度5℃及以下的低温环境，保护作业人员，预防足部冻伤的防护装备，又称防寒靴。低温环境作业保护靴的产品技术标准为GB/T 20098—2006《低温环境作业保护靴通用技术要求》。按款式分为高腰靴、半筒靴和高筒靴三种。传统的防寒靴产品有皮毛靴、毡靴和棉靴，为了加强局部保暖量，还可内加用毛线或棉制成的套袜。

影响低温环境作业保护靴防护功能的主要性能有耐低温性、撕裂强度、拉伸性、耐折性、耐磨性、靴帮高度、靴帮与外底结合强度、靴帮厚度、水蒸气渗透性和系数、pH值、六价铬含量、外底防滑区域等。低温环境作业保护靴的技术要求见表7—16。

表7—16　低温环境作业保护靴技术要求

结构与款式	结构	采用注压、硫化、模压或胶黏工艺；靴底防寒保温层与大底为一体。
	款式	高腰靴、半筒靴、高筒靴
通用要求	靴帮高度	不同款式、不同鞋号的靴帮高度最小值满足相应要求
	靴帮与外底结合强度	≥4.0 N/mm (若测试试验后大底有撕裂现象，则结合强度≥3.0 N/mm)
	水蒸气渗透率和系数	水蒸气渗透率≥2.0 mg/ (cm^2 · h)；水蒸气系数≥20 mg/cm^2
	pH值	pH值≥3.2；若pH值≤4，则稀释差应<0.7
	六价铬含量	萃取试验后无六价铬检出
耐低温要求	外底和靴后跟硬度	－25℃低温预处理3 h后，硬度≤20 IRHD；冷冻处理后，硬度≤95 IRHD
	靴帮柔软性	橡胶靴帮试样伸长率达到100%时，应力≤8 N/mm^2；聚合材料靴帮试样伸长率达到100%时，应力为1.3～4.6 N/mm^2
	整靴防寒性	防寒性试验后，内底表面温度降低≤10℃

第三节　个体防护用品的选用与维护

一、高温防护用品的选择

在强高温环境下工作，人体需要具有特殊样式的个体高温防护服。被动防护是提供隔热和反射热的防护服装。隔热是暂时使皮肤与热源隔开，而具有反射功能的衣服则是用来保护面对一定辐射热源的作业人员。必须接触高温燃烧火焰的消防队员则穿的是称作“掩体”的防护服。

另一种被动防护的方法是穿着冷冻服，但必须定时更换冰块（或干冰）。实践证明在凡能提供冰（或干冰）的场所进入深层矿井、轮船发动机室和其他湿热环境等，冷冻服都是十分有效的。

主动防护高温的服装是提供空气或液体进行冷却的衣服，用这种衣服可覆盖全身或身体的某一部分，常常是覆盖躯干，有时也覆盖头部。

空气冷却理论上是通过对流（温度改变）或出汗蒸发（相的变化）使空气冷却，但由于空气的比热很低，在低温情况下很难将热传送至高温环境中，因此对流的效果是有限的，多数空气冷却服装都是通过蒸发来达到冷却的目的。但空气冷却的缺点是：需要将人体与空气来源连接起来；充气服装体积很大；很难将风送至人体的四肢。

液体冷却是通过小管子或管道网，循环冷却液体使其通过人体时消除人体多余热量。它具有远比空气系统大得多的潜在冷却效果，但任何冷却装置都增加了身体的质量，使身体臃肿，这会妨碍手工作业。

高温防护鞋是指提供在高温场所工作的人员穿用，以保护双脚在遇热辐射、熔融金属火花或飞溅沫时以及在热物面上（一般指不高于300℃）行动一段时间而免受伤害的特种防护鞋。高温防护鞋适用于冶炼、铸造、金属热加工、焦化、工业炉窑等高温工作场所。

高温防护鞋分为靴式（A型）和高腰式（B型），两者对腿部的保护程度不同，前者用于有熔融金属火花和飞溅沫伤害的场所，后者用于一般高温工作场所，即没有熔融金属火花和飞溅沫伤害的场所。

二、低温防护用品的选择

低温防护用品用于冬季室外作业或室内冷藏作业的主要防寒措施。低温防护用品主要是指防寒服装，防寒服装保暖量的卫生要求可按下式计算：

$$I=3.5-0.1T_Z$$

式中　I——服装总保暖量，Clo；

T_Z——综合气温$=T_a-T_w$，℃；

T_a——气温，℃；

T_w——风冷指数，℃。

在冷环境中，风可增加机体散热量和降低服装的保暖值，这种作用称为“风冷作用”或“风降温”，即风增加冷强度的程度，可用相当于气温降低的摄氏度数（又称风冷指数）表示，见表7—17。

表7—17　　**风冷指数表**

风速（m/s）	指数（℃）
<0.15	0
0.50	3.0
1.00	4.0
1.50	4.5
2.00	4.9
2.50	5.1
3.00	5.3
4.00	5.6
5.00	5.8
6.00	6.0
8.00	6.2
10.00	6.3
15.00	6.6
>15.00	6.8

防寒服装保暖量的单位是clo（克罗）。一个安静坐着或从事轻度脑力劳动的人，在气温21℃，相对湿度50%以下，风速不超过0.1 m/s的环境中，感觉舒适时，所穿衣服的热阻值为1 clo。在室内安静状态下（机体产热量为209.2 kJ/h·m^2），平均皮肤温度可保持33℃的服装保暖量。

环境气温和风俗并不恒定，日、月间变动范围很大，为了确保防寒的卫生安全，可以采用综合温度作为计算防寒服装保暖量的参数，各地可根据本地区气象台（站）近十年的1月份气温和风速的平均值作为依据，我国部分地、市1月综合温度如图7—8所示。

在生产中，冬季防寒服作为劳动保护用品发放，因此不可能根据综合温度不同分得过细。为便于防寒服制作与发放，可根据1月综合温度划为五个防寒服装气候区，各区防寒服装总保暖量及服装配套可参考表7—18。

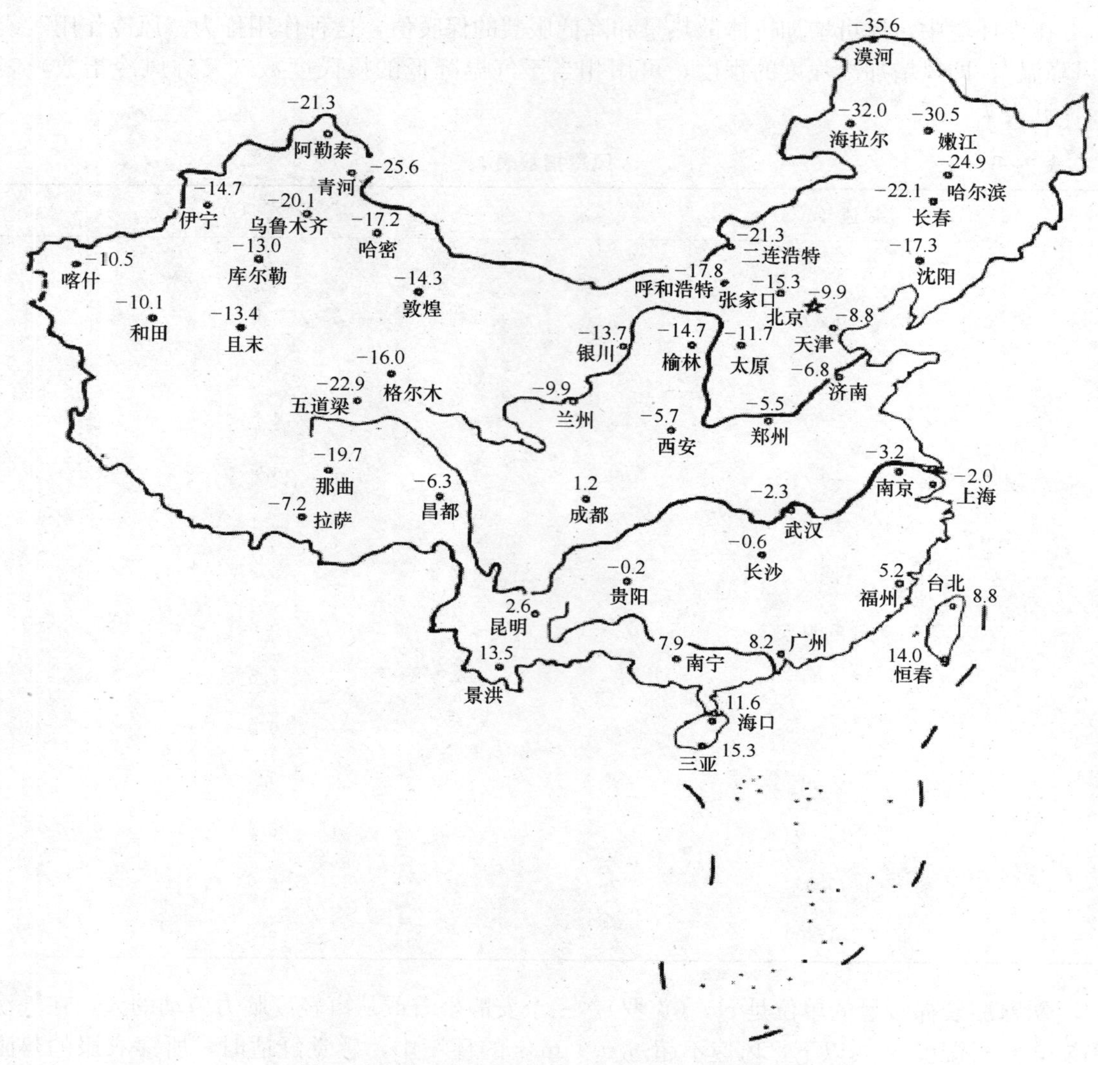

图 7—8　我国部分地、市 1 月综合温度图（℃）

表 7—18　　各服装气候区服装配套及其总保暖量举例

服装气候区	区界标志	服装配套	总保暖量（clo）
1	福州以南	防护服、200 g/m² 絮片紧身棉上衣、绒裤、衬衣裤	3.2
2	郑州（不含）以南	防护服、300 g/m² 絮片棉衣裤、200 g/m² 絮片棉背心、衬衣裤	4.3
3	张家口（不含）以南	300 g/m² 絮片短大衣、防护服、300 g/m² 絮片棉衣裤、200 g/m² 絮片棉背心、衬衣裤	5.2
4	哈尔滨以南	400 g/m² 絮片短大衣、防护服、400 g/m² 絮片棉衣裤、200 g/m² 絮片紧身棉衣裤、衬衣裤	6.2
5	哈尔滨（不含）以北	400 g/m² 絮片齐膝大衣、防护服、450 g/m² 絮片棉衣裤、200 g/m² 絮片紧身棉衣裤、衬衣裤	6.8

三、高低温防护用品的保管与维护

对高低温防护用品的维护要根据使用说明书中的要求，定期检查、维护，并进行清洗和消毒，每次使用前应对产品关键部件进行检查，确保其正常工作。保管存放时应注意以下几点：

1. 防护用品的存放应避免日光的直接照射，以免橡胶部件老化。
2. 存放地点应干燥，避免潮湿环境对产品产生影响，降低产品性能。
3. 存放时应远离具有腐蚀性物质的场所，避免腐蚀性物质损坏产品。

参考文献

[1] LD 32—1992 高温防护鞋［S]. 北京：中国标准出版社，1992.

[2] LD 4—1991 焊接防护鞋［S]. 北京：中国标准出版社，1991.

[3] LD 60—1994 森林防火鞋［S]. 北京：中国标准出版社，1994.

[4] GB 2811—2007 安全帽［S]. 北京：中国标准出版社，2007.

[5] GB/T 13459—2008 劳动防护服 防寒保暖要求［S]. 北京：中国标准出版社，2008.

[6] GB 9953—1999 浸水保温服［S]. 北京：中国标准出版社，1999.

[7] GB 21146—2007 个体防护装备 职业鞋［S]. 北京：中国标准出版社，2007.

[8] GB/T 20098—2006 低温环境作业保护靴通用技术要求［S]. 北京：中国标准出版社，2006.

[9] 国际劳工局. 职业卫生与安全百科全书［M]. 北京：中国劳动社会保障出版社，2000.

[10] GB/T 13459—1992 劳动防护服 防寒保暖要求［S]. 北京：中国标准出版社，1992.

第八章　机械伤害及振动的个体防护

由机械造成的伤害统称为机械伤害，它是指机械设备运动（静止）部件、工具、加工件直接与人体接触引起的夹击、碰撞、剪切、卷入、绞、碾、割、刺等形式的伤害，多发生在生产加工、化工机械操作等方面。各类转动机械的外露传动部分（如齿轮、轴、履带等）和往复运动部分都有可能对人体造成机械伤害。机械伤害是四大工伤事故因素之一，并且占了因工伤事故造成人员部分身体部位致残的原因的15%，因此，加强管理，切实做好安全教育工作，提高员工安全意识，改善劳动条件，提高生产过程中的机械化和自动化水平以及做好劳动者的个体防护措施，是消除或减少伤亡事故发生的重要途径。

所谓振动，是指质点或物体在外力的作用下，使之通过其平衡位置作往复运动或旋转运动的运动形式。振动是常在生产过程中多与噪声一同出现的物理因素职业危害之一，多见于工作场所中的生产设备、工具的使用过程中，这种生产性振动是工业生产中常见问题之一。振动往往会引起人体生理上的不适，人长期暴露在强振动之下，会在神经系统、心血管系统、消化系统及新陈代谢等方面发生病症，从而造成工作效率的降低。最为常见的对人体的影响表现为头痛、头晕、疲劳、胸腹痛、注意力分散、姿势平衡障碍、空间定向障碍、视觉工作效率明显降低等。

第一节　机械伤害及振动对人体的影响

一、机械伤害对人体的影响

1. 对眼睛和面部造成的影响

在工作中眼睛和面部的外伤是最为常见的损伤，细小的粉尘颗粒、金属碎屑都可能对作业人员造成疼痛性刺激、损伤甚至失明。常见的造成眼睛和面部伤害的原因有：

（1）从事砂轮抛光、铸铁清砂、刨床加工等作业，极易被机器运转时高速飞溅的碎屑击伤眼球，或被锐物刺破眼球。

（2）机械强度不够致使零件、构件断裂或垮塌，导致可控或不可控运动中的零部件脱离而划伤眼睛和面部。

（3）旋转运动的部件，在运动中产生离心力，旋转速度越快，产生的离心力越大。如果部件有裂纹等缺陷，不能承受巨大的离心力，就会破裂并高速飞出，作业人员可能受到高速飞出的碎块打击。

2. 对足部造成的影响

滑倒和跌落是常见工伤事故发生的主要原因，同时也是工作场地造成死亡的第二因素。当工作人员滑倒或跌落时，身体将失去重心，躯体或肢体卷入旋转设备中，造成挤压伤害事故。在机械工业、冶金工业、建筑工业等生产或施工过程中，常有物体坠落或铁钉等锐利的物品散落在地面上，这样会砸伤工作人员的脚趾或刺伤足底。

3. 对手部造成的影响

许多作业都需要作业人员用手进行操作，手和手指是全身最容易受伤害的部位之一，手部伤害是人员伤害事故的主要表现。据国家安全委员会统计数据，每年大约有50万起事故是关于手受重伤、压伤，撕裂或烫伤的。如果按照受伤部位对工伤事故进行分类，那么在各类工伤事故中，手部伤害约占25%。由于我国机械化水平还不是很高，主要靠人亲自作业，因此手部伤害事故所占比例也会较国外高一些。

在生产或施工过程中造成手部伤害的因素大致可分为撞击、切割、擦伤等。除了以上外界因素容易造成作业人员的手部伤害外，作业人员自身的思想重视不够也会引起手部伤害的发生，例如违规操作、使用工具不当、安全意识不强等。

4. 其他

（1）头部损伤

头部损伤是作业中相当常见的事故，发生比例在工业化国家中占整个工业伤害的3%～6%。一般来说，头部损伤是受带有棱角的坚硬物体撞击所致，例如受到从几米高的地方掉下的设备零部件或者砖石等物体的撞击。如果作业人员失足跌倒在地面且头部碰撞到一些坚硬物体，就会造成致命的伤害。

（2）割伤、擦伤

割伤、擦伤主要是皮肤表面被粗糙物质或坚硬物质造成的损伤。受损部位最常见于手掌、肘部、膝盖、小腿等位置，若伤口不及时处理，则容易引发伤口发炎，甚至导致溃疡。

二、振动对人体的影响

1. 振动对人体的危害和影响

振动不仅会引起人的生理效应，还会引起人的心理效应。人体在接受振动之后，振动波会在人体的组织内进行作用和传播，顺序一般依次为骨、结缔组织、软骨、肌肉、腺组织和脑组织。依据振动对人体作用范围不同可分为全身振动和局部振动，它们对人体的危害是不同的。

（1）全身振动对人体的危害和影响

全身振动是由振动源（车辆、振动的机械、活动的工作台）通过身体的支持部分（足部和臀部），将振动沿下肢或躯干传布全身引起的振动，这种振动通常发生在运输工具上，振动着的建筑物中或工作中的机器附近。人体作为一个弹性体，各器官都有它的固有频率，当外来振动的频率与人体某器官的固有频率一致时，会引起共振，因而对该器官的影响也最大。接触强烈的全身振动可能导致内脏器官的损伤或位移，周围神经和血管功能的改变，会造成各种类型组织的生物化学改变，导致组织营养不良等症状的出现。全身振动还可造成腰椎损伤，影响运动系统。

1）全身振动对神经系统的影响

振动会刺激到神经末梢感受器，通过传入神经至神经中枢，使其处于持续兴奋状态，从而造成神经系统的功能失调，这种中枢神经系统失调会使得相连的各器官受到不同程度的危害和影响，发生功能性甚至器质性病变。

强烈的全身振动可引起大脑中枢神经系统机能降低、注意力分散、头痛头晕和失眠等，还可造成记忆力减退。全身振动通过对中枢神经系统、前庭神经系统、脊髓运动神经系统的作用，使视觉追踪能力、手眼配合能力下降，人体反应时间延长，工作人员的作业能力降低。

2）全身振动对消化系统的影响

全身振动有可能引起人体的内脏机械性移位，使内脏感受器兴奋而发生一系列反应，胃分泌机能出现障碍，肠蠕动变慢，从而出现食欲不振、胃紧张度降低、恶心、胃下垂等症状。

3）全身振动对肌肉的影响

全身振动是一种被动的运动，区别于主动的运动，在全身振动的情况下神经肌肉系统所发生的最明显改变就是失去了前馈控制机能。

人体呈坐姿状态受到源自座椅的全身振动时，背部肌肉发生紧张性收缩，肌电图显示一种与加速度相关的交替性活动，振动停止后便随之完全消失，在振动条件下坐姿者背部肌肉的疲劳程度要超过静态坐姿者。

4）全身振动对生理功能的影响

当人体受到全身振动时会发生两类生理学改变：一是所谓“受惊反应”，如心跳加快，随振动的持续很快就自动消失；二是生理性反应，持续存在或逐渐发展。生理性反应与振动的轴向、加速度及振动的类型（是正弦波式还是无规律的）以及机体自身的生物节律和特性有关。

5）全身振动对心血管、呼吸、内分泌及代谢系统的影响

全身振动会使人体的心率增加、血压上升及耗氧增多等。

6）全身振动对脊柱的影响

长期、强烈的全身振动对脊柱有不良作用并易诱发下背部疼痛。腰椎最易受到影响，其次是胸椎。

7）其他因素的协同作用

已知的与振动有关的协同因素有噪声、高度紧张和轮班工作等。在噪声和振动的双重影响下，加剧了噪声对听力的影响。

(2) 局部振动对人体的危害和影响

局部振动是指作用于人体特定部位的振动，主要以手部接触振动工具的方式为主，如使用手持式气动、电动工具或是用手操作的机械设备的振动。这种振动多为手部接触振动并向前臂、肘、肩传播，故又称为手臂振动。这种振动对人的机体影响是全身性的，可引起神经系统、心血管系统、免疫系统等多方面的改变，局部振动对人体的影响表现为发作性手指发

白（白指症）、手指发麻、掌指肌腱挛缩等。在生产过程中手臂所造成的危害较为严重，我国已将手臂的局部振动列为我国法定的职业病之一。

1）手臂振动对工作效率和工作质量的影响

在振动环境里工作时，效率往往下降，其主要原因在于以下三点：

①振动干扰手的操作。人和设备在振动状态中会妨碍手的操作，造成操作不准确，操作速度不稳定，从而引起工作效率下降或质量问题。

②振动影响视觉。在某些场合下，被阅读对象或被观察对象，观察者或阅读者的支承面或两者都在振动，在这些情况下，视觉机能会因为受到振动的影响而下降，影响阅读或观察的准确性和效率，降低工作效率，甚至出现质量问题。

③振动妨碍精力集中。在振动作业环境里，尤其是在振动和噪声共存的环境中，人的大脑思维难以集中精力进行判断、思考、运行和操作，从而造成工作效率下降，出现质量问题。

2）手臂振动对末梢循环和末梢神经的影响

手臂振动对人体的影响主要以上肢末梢神经的感觉和运动功能障碍为主，使用振动工具的作业人员有时会感到手指刺痛及麻木。这类作业人员因长期受到振动的作用，其温度及触觉的阈值升高，还可发生源端部位的神经病变，如外周神经水肿。随着时间的延长，由于末梢血管的损伤，症状日益严重，多数情况下会导致手指动脉完全阻塞，个别情况甚至会发展成坏死而被截肢。

3）手臂振动对骨骼的影响

承受低频大振幅的冲击振动会造成骨骼和关节病变，关节面的骨质出现增生、疏松，软骨硬化、粗糙，关节间隙变窄，致使关节变形疼痛，甚至影响整个手臂系统的功能。

4）手臂振动对大脑与心脏的影响

手臂振动还使大脑皮层功能下降，心脏心动过缓，窦性心律不齐和房室间传导阻滞，从而引起头晕、头痛、失眠、心悸、记忆力下降等疾病。

5）手臂振动对肌肉的影响

长期承受手臂振动会使掌指肌腱挛缩和萎缩，患者的手握力下降，手指伸不直，无法从事精细的操作工作，严重者可由肌无力发展为残疾。

6）手臂振动的其他影响

手臂振动对于人体的其他影响还有导致不良的情绪状态和心理状态，引发神经行为功能的改变，引起食欲不振、胃痛、孕妇流产等。

（3）手臂振动病

手臂振动病又称为职业性雷诺氏症，其发作一般是在受冷后出现患指麻、胀、痛，并由灰白变苍白，由远端向近端发展，界限分明，可持续数分钟至数十分钟，再逐渐由苍白、灰白变为潮红，恢复至常色。

2013 年 12 月 23 日，国家卫生计生委、人力资源社会保障部、国家安全生产监管总局、全国总工会联合颁布《职业病分类和目录》，规定手臂振动病属于我国的法定职业病之一。

1）手臂振动病的分级

依据国家标准 GBZ 7—2002《职业性手臂振动病诊断标准》将手臂振动病分为三级：

①轻度手臂振动病。具有下列表现之一者：

a. 白指发作累及手指的指尖部位，未超出远端指节的范围，遇冷时偶尔发作。

b. 手部痛觉、振动感觉明显减退或手指关节肿胀、变形，经神经-肌电图检查出现神经传导速度减慢或远端潜伏时间延长。

②中度手臂振动病。具有下列表现之一者：

a. 白指发作累及手指的远端指节和中间指节（偶见近端指节），常在冬季发作。

b. 手部肌肉轻度萎缩，神经-肌电图检查出现神经源性损害。

③重度手臂振动病。具有下列表现之一者：

a. 白指发作累及多数手指的所有指节，甚至累及全手，经常发作，严重者可出现指端坏疽。

b. 手部肌肉明显萎缩或出现“鹰爪样”手部畸形，严重影响手部功能。

2）手臂振动病识别和评价的指标

手臂振动病一旦发生就较难恢复，因此手臂振动病的早期识别、评价显得较为重要，这也是手臂振动职业危害防治研究的重点。

目前常用临床表现、神经电生理指标、骨-关节检查、手部温度测定、指端振动感觉的测定、肌力测定等作为手臂振动病识别和评价指标，但这些指标存在着或客观性差，或特异性差，或可操作性差等缺点，因此它们用于手臂振动病的早期识别和评价均非全面客观。近年来有关分子生物标志物在职业医学中的应用研究也迅猛发展起来，接触标志物、效应标志物、易感标志物 3 类标志物在职业流行病学调查、职业有害因素的危险度评价、生物检测、职业病临床中得到了广泛的研究和应用。

2. 振动危害人体的因素

振动对人体的影响主要与振动本身的特性、接振时间、体位和操作方式、工具质量和被加工件的硬度、环境温度和噪声因素有关。

（1）振动本身的特性

1）频率

人是一个弹性体，人的各个器官都有自己的固有频率，当外界的振动频率与人体某个器官的固有频率一致时，会引起共振，这时对这个器官的伤害就特别大，而且人体对各个频率的敏感程度也各不相同。当局部受振时，骨关节和局部肌肉组织受损较为明显；当人体处于低频（20 Hz 以下）振动下，主要受影响的是人体的前庭和内脏器官；高频（40～300 Hz）振动对末梢循环和神经功能的损害则较为明显。

2）振幅

在一定的频率下，振幅越大，对机体的影响就越大。大振幅、低频率的振动作用于前庭，会使得内脏移位。低振幅、高频率的振动则主要对人体组织内的神经末梢起不良的作用。

3）加速度

加速度的大小直接影响到局部振动病发病率的高低，加速度越大，振动性白指的发病率就越高，从接触到出现白指的时间就越短，因此要控制手传振动对人体的影响，就必须严格限制振动加速度的量值。

（2）接振时间

随着接振时间的增高，末梢神经受损程度加重，受损率加大。这就说明承受振动作用的时间越长，对人体的影响也越大。因此在评价振动对人体的危害时，接振时间的长短是最重要的因素之一。

（3）体位和操作方式

在承受振动时，操作者采用的不同姿势（如手指、手腕、肘关节、肩关节及腰弯的角度）直接影响到振动在手臂系统的传递以及血液的流动，因此，也就直接影响振动性白指的发病情况。操作者施加在工具上的作用力的大小与方向，都会影响到振动在手臂系统的传递率。试验表明，对于局部振动而言，当施加到手柄上的握紧力或推拉力增加时，振动的传递率也随之增大。因此在操作工具时，在保证安全高效生产的前提下，可采用较小的握紧力或推拉力，有助于减少振动对人体的伤害。而对于全身振动而言，立位时对垂直振动较为敏感，卧位时对水平振动较为敏感。

（4）环境条件

环境条件主要包括工作场所的温度、气流、湿度、噪声等，其中，寒冷是促使振动致病的重要外界条件之一。寒冷会使末梢血管收缩，影响指尖的供血。因此受振者伴随全身受冷或局部受冷时，最易激发出白指病，大多数白指病患者出自气温低于14℃的寒冷工作环境。

（5）个体因素

个体因素主要包括个体的工作方法与技术水平、健康状况、训练水平、熟练程度、是否戴手套、个人对损伤的敏感程度、性格及抽烟喝酒嗜好等，这些个体因素在振动对人体的影响中都会直接或间接起作用。

（6）其他因素

工具设计、工具种类、所涉及的材料，振动的方向、手接触振动工具的部位与面积大小，振动传递率、振动防护系统的结构设计、材料选用等，都会影响振动对人体的伤害。

第二节　机械伤害及振动的个体防护用品

一、机械伤害的个体防护用品

1. 眼睛和面部防护用品

GB 14866—2006《个人用眼护具技术要求》中，眼睛和面部防护用品的类型被分为眼镜、眼罩、面罩三大类。

（1）眼镜

防护眼镜，如图8—1所示，是在眼镜架内装有各种护目镜片，防止不同有害物质伤害眼睛的眼部防护具，主要用于防御金属或碎屑等对眼睛的机械损伤。眼镜样型分为普通型和带侧光板型两种。

该标准中规定了抗冲击性能的技术要求，要求用于抗冲击的镜片及眼护具，都应经受直径为22 mm、质量约45 g钢球从1.3 m高度自由落下的冲击；经受冲击后，不应发生的缺陷见表8—1。测试方法如下：把垫有橡胶垫圈的镜片安放在圆筒上，把一张白纸和复写纸衬于镜片下，复写纸位于镜片一侧，再用压圈和螺栓固定镜片的位置。调节装置到所需高度，并使钢球与圆筒中心相对，然后，不施加任何动能，使一个直径为22 mm、质量约45 g的钢球从1.3 m高处垂直下落到待测镜片上。

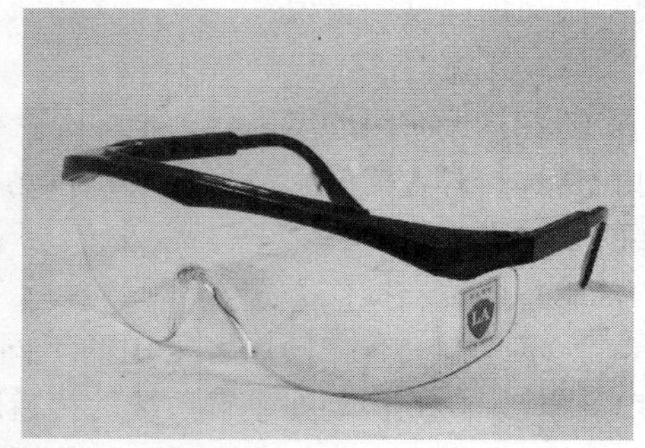

图8—1　防护眼镜

表8—1　　**不应发生的缺陷**

分类	缺陷	
镜片	镜片破损	如镜片碎裂为2片或2片以上，或者从钢球冲击的另一表面脱落大于5 mg的碎片，或者钢球穿透镜片，则可认为该镜片已破损
	镜片变形	经钢球撞击后，镜片背面的白纸上出现斑点，则可认为其变形
眼护具	镜片破损	如镜片碎裂为2片或2片以上，或者从钢球冲击的另一表面脱落大于5 mg的碎片，或者钢球穿透镜片，则可认为该镜片已破损
	镜片变形	经钢球撞击后，镜片背面的白纸上出现斑点，则可认为其变形
	眼护具框架破损	经钢球撞击后，其分离成几个部分，或其不再具有装夹镜片的能力，则可认为其破损

防高速粒子冲击性能的技术要求是指用于防高速粒子冲击的眼护具应能承受直径为6 mm、质量约0.86 g的钢球在以表8—2中给出速度的冲击。防高速粒子冲击的眼护具必须带有侧面防护。测试后，不应发生的缺陷见表8—3。测试方法如下：将待测眼护具按正常使用要求置于标准头模上，眼护具头箍的松紧程度按制造厂说明书调节，用适当尺寸的复写纸和白纸插入镜片和头模之间，眼护具和头模的组合装置位于发射器的正前方。从发射管的喷嘴到钢球撞击点的直线距离尽可能小，然后以选定的速度，对准双镜片眼护具的每一镜片中心发射钢球；单镜片眼护具的钢球撞击点处于镜片的中心水平线上，并与其垂直中线各相距33 mm。发射方向应与眼护具镜片表面垂直。

表8—2　　**防护要求**

眼护具种类	钢球冲击速度		
	低速（L）$45^{+1.5}_{0}$ m/s	中速（M）120^{+3}_{0} m/s	高速（H）190^{+5}_{0} m/s
眼镜	+	不适用	不适用
眼罩	+	+	不适用
面罩	+	+	+

表 8—3　　不应发生的缺陷

分类	缺陷
镜片破损	如镜片碎裂为两片或两片以上，或者从钢球冲击的另一表面脱落大于 5 mg 的碎片，或者钢球穿透镜片，则可认为该镜片已破损
镜片变形	经钢球撞击后，镜片背面的白纸上出现斑点，则可认为其变形
眼护具框架破损	经钢球撞击后，其分离成几个部分，或其不再具有装夹镜片的能力，则可认为其破损
侧面防护失效	如果侧面防护部分碎裂为两个或更多部分，或让钢球完全穿透，或其部分或完全从眼护具脱离，或其零件部分脱离，则认为防护失效

（2）眼罩

防护眼罩，如图 8—2 所示，主要用于防护飞溅的微粒、烟雾、粉尘和化学性危害物。防护眼罩样型分为开放型和封闭型。

眼罩的技术要求与测试方法同眼镜部分一致。

（3）面罩

防护面罩，如图 8—3 所示，用于防止固体屑末和化学溶液溅入眼睛和面部，罩面两侧及下端分别从两耳和下颌下端朝颈部延伸，使面罩能更全面地包覆面部，以增强防护效果。

防护面罩样型分为手持式全面罩、头戴式全面罩、头戴式半面罩、安全帽与面罩组合全面罩、安全帽与面罩组合半面罩、头盔式面罩。

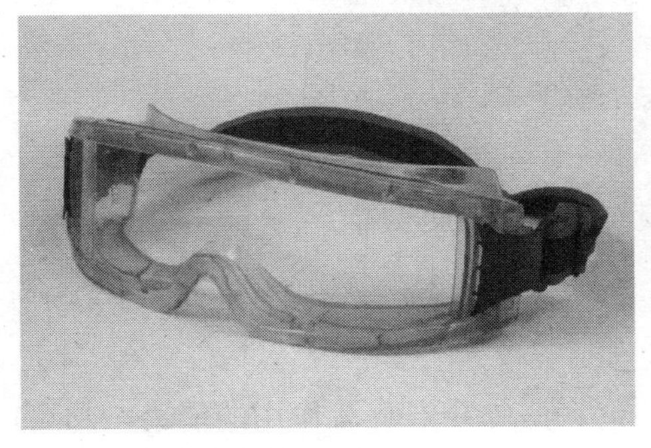

图 8—2　防护眼罩

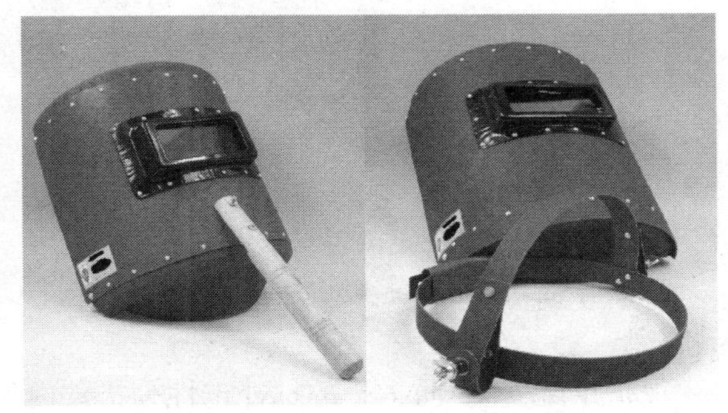

图 8—3　手持式全面罩（左）和头戴式全面罩（右）

2. 足部防护用品

足部防护用品种类众多，主要有保护足趾安全鞋、防刺穿鞋、多功能安全鞋、矿工安全靴等，不同的工作场合应穿着不同功能的防护鞋。

国家标准 GB 21148—2007《个体防护装备　安全鞋》与 GB 21147—2007《个体防护装备　防护鞋》，已详细地规定了安全/防护鞋的抗冲击性、耐压力性、成鞋刺穿力等重要指标。GB 21146—2007《个体防护装备　职业鞋》则规定了成鞋刺穿力等重要指标，并未涉及包头抗冲击性等要求，不具备保护足趾的功能，具体见表 8—4。

表 8—4　　安全鞋、防护鞋、职业鞋主要性能指标

品种	保护包头	抗冲击性	耐压力性
安全鞋	有	(200±4) J	(15±0.1) kN
防护鞋	有	(100±2) J	(10±0.1) kN
职业鞋	无	不具备此性能	不具备此性能

AQ 6105—2008《足部防护　矿工安全靴》标准适用于矿工穿用的、保护矿工足腿部免遭作业区域危害的全橡胶和全聚合材料靴，并且规定了矿工安全靴的技术要求、测试方法、检验规则、标志等方面内容。

(1) 保护足趾安全鞋

保护足趾安全鞋是用皮革、全橡胶、全聚合，或其他材料制成并在鞋内前端装有金属或非金属内包头，用于保护穿着者免受意外事故伤害的鞋。它能有效地保护足部免受重物挤压或冲击的伤害，如图 8—4 所示。

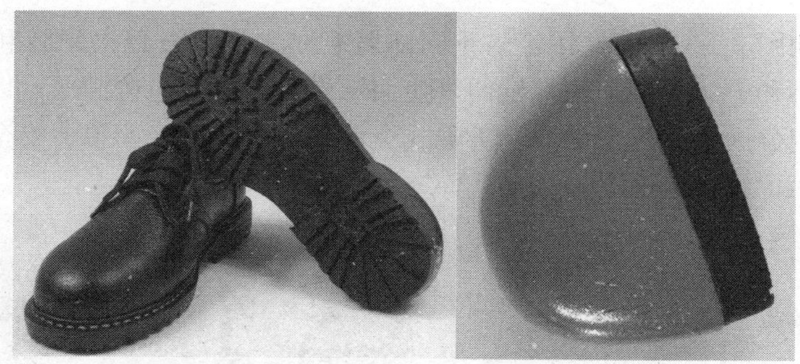

图 8—4　保护足趾安全鞋（左）和金属保护包头（右）

根据作业环境的需求，鞋应符合下列式样之一：低帮鞋、高腰靴、半筒靴、高筒靴、长靴。

保护足趾安全/防护鞋的抗冲击性是指鞋内保护包头抵抗冲击负荷作用的能力，尽可能地减轻坠落物体对作业者足趾造成的伤害，起到保护作用。测试时，将质量为（20±0.2）kg 的冲击锤，以安全型（200±4）J 或防护型（100±2）J 的冲击能量锤击鞋头，测量受冲击后的保护包头的最小间距应符合标准中鞋头与最小间距对应表中的要求。标准规定，在保护包头的测试轴线上不应产生任何贯穿材料的裂缝。

保护足趾安全/防护鞋的耐压力性是指保护包头抵抗外部施压负荷的能力，尽可能地减轻倒塌物长时间挤压足趾造成的伤害。测试时，将鞋头放置于测试装置的压板间，以（5±2）mm/min 的速度对鞋头施加安全型（15±0.1）kN 或防护型（10±0.1）kN 的力，测量鞋头耐压力后的最小间距应符合标准中鞋头与最小间距的相应要求。

(2) 防刺穿鞋

防刺穿鞋是用皮革、全橡胶、全聚合，或其他材料制成，并在鞋的内底和外底中间装有一块能防止尖锐物穿刺的金属或非金属防刺穿垫，用于保护穿着者免受意外事故引起的伤害，如图 8—5 所示。

根据作业环境的需求，鞋应符合下列式样之一：低帮鞋、高腰靴、半筒靴、高筒靴、长靴。

劳动者在作业中可能会接触到运转中的设备散落出的铁钉、玻璃、零部件、坚硬石块等带棱角的尖锐物体，因此，鞋中应装有防刺穿垫来抵御尖锐物体对足底造成的伤害。测试时，将鞋底部取下作为试样，并置于测试装置中，测试装置配有尖端直径为（1.00±0.02）mm 的测试钉，选取鞋底 4 个不同点（至少有一个点在后跟区域），以（10±3）mm/min 的速度对着鞋底施压直到测试钉尖端完全穿透，以穿透鞋底所需的力不应小于 1 100 N 为合格。

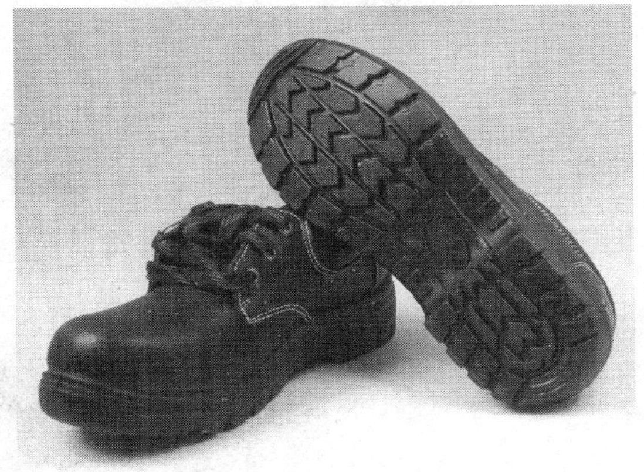

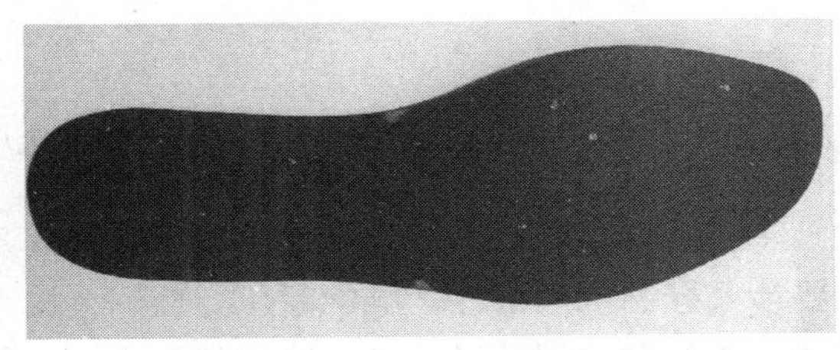

图 8—5　防刺穿鞋和金属防刺穿垫

此外，防刺穿垫的耐折性也是一个重要的考核指标。测试时，先确定金属防刺穿垫的屈挠线，距屈挠线的 90 mm 处切除金属防刺穿垫的后跟部分，保留脚掌部分作为试样，将试样置于耐折机中，以（16±1）次/s 的速度屈挠试样，连续屈挠 1×10^6 次后，取下试样并检查，合格的防刺穿垫不应出现看得见的裂缝痕迹。

（3）多功能安全鞋

多功能安全鞋是具有防静电、保护足趾、防刺穿、电绝缘等两个及两个以上组合功能的防护鞋，多用于复杂的工作场所，为人体提供较为全面的保护。根据作业场合要求，主要有以下款式：低帮鞋、高腰靴、半筒靴、高筒靴、长靴。

以多功能安全鞋为例，如图 8—6 所示，一般常用的功能组合有：

1）保护足趾＋防刺穿。

2）保护足趾＋防静电。

3）保护足趾＋电绝缘。

4）保护足趾＋隔热/防寒。

5）保护足趾＋耐油。

6）保护足趾＋防刺穿＋防静电。

7）保护足趾＋防刺穿＋电绝缘。

8）保护足趾＋防刺穿＋耐油。

9）其他。

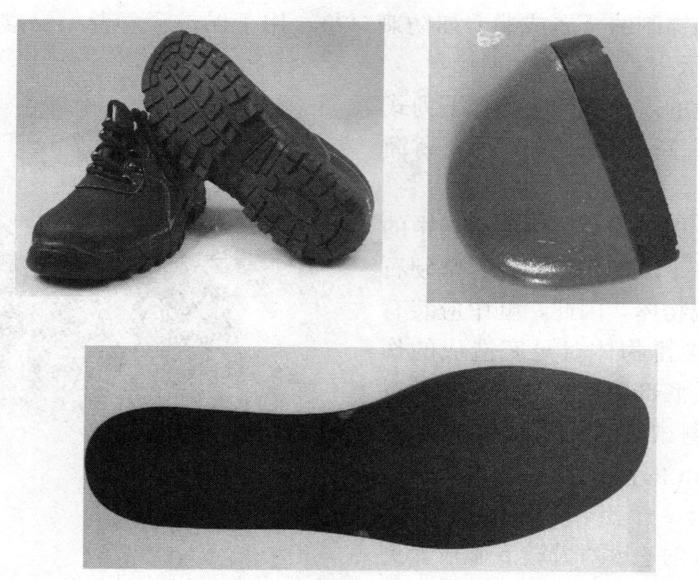

图 8—6　多功能安全鞋、金属保护包头和金属防刺穿垫

多功能安全鞋对人体足部提供的保护主要是防止足部受到冲击、挤压等伤害，考核指标主要涉及鞋的抗冲击性、鞋的耐压力性、金属垫的防刺穿性、金属垫的耐折性等，这些性能的考核指标在前面已经涉及，这里就不再一一赘述。

（4）矿工安全靴

我国作为世界第一产煤大国，矿工的安全受到广泛关注，保护矿工足部和腿部安全是其中的重点工作之一。

矿工安全靴是集耐油、抗冲击、抗刺穿、耐化学品腐蚀和防静电等功能于一体的防护靴，如图 8—7 所示。

根据工作环境的需求，可穿用的矿工安全靴的式样分为四种：高腰靴、半筒靴、高筒靴、长靴。

矿工安全靴按材料可分为全橡胶材料靴和全聚合材料靴，标准中要求在靴口的明显部位有一圈反光带，宽度不小于 5 mm。反光带应在光线较暗的环境下反射光线，起到醒目的警示作用。

耐油性的作用是测试油类（异辛烷）对矿工安全靴是否存在影响。耐油性是聚合材料、橡胶制品的一项物理性能指标，将靴底制成试样后浸泡在油类或者溶剂中，经过一定时间后观察试样是否会出现溶解、溶胀、开裂、变形、物理性能降低的情况。

抗冲击性是指防护靴保护包头抵抗冲击负荷作用的能力，尽可能地减轻坠落物体对作业者足趾造成的伤害，起到保护作用。测试时，将质量为（20±0.2）kg 的冲击锤以（200±4）J的冲击能量锤击靴头，测量受冲击后的保护包头的最小间距是否符合标准中靴头与最小间距的要求。标准规定，在保护包头的测试轴线上不能产生光线透过裂缝的现象。

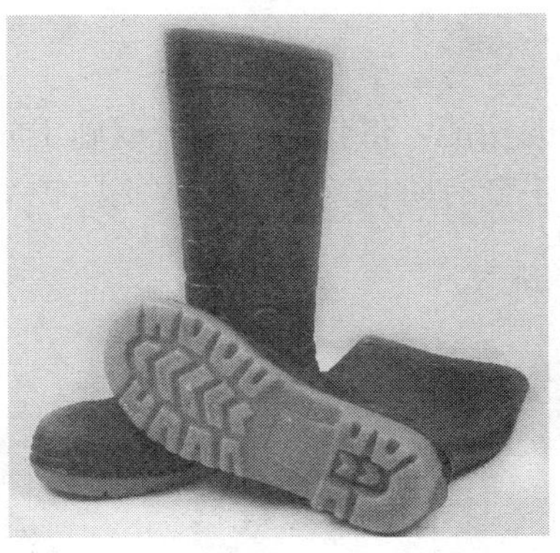
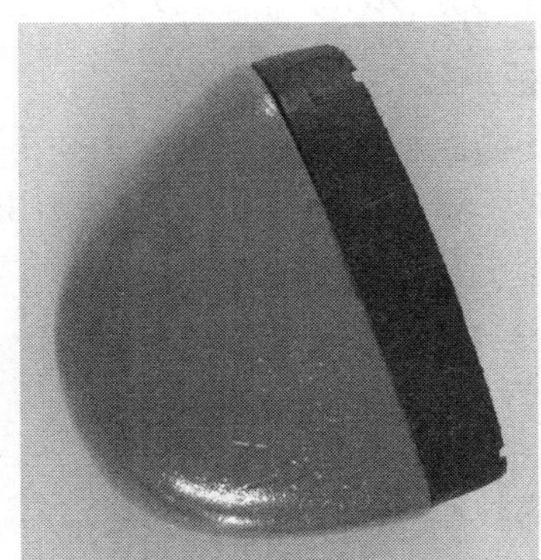
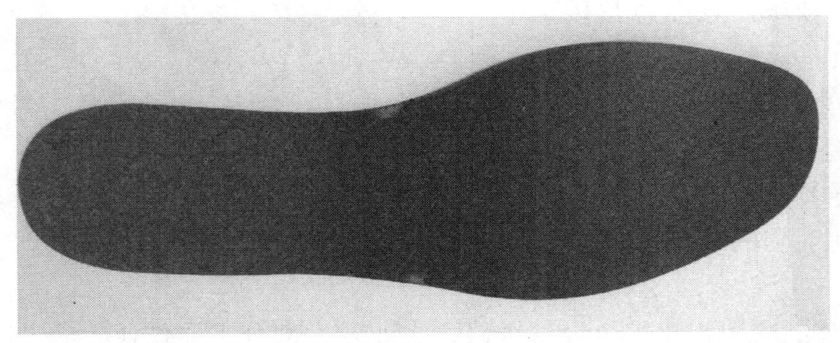

图 8—7　矿工安全靴、金属保护包头和金属防刺穿垫

耐压力性是指保护包头抵抗外加施压负荷的能力，测试时，将靴头放置于测试装置的压板间，以（5±2）mm/min 的速度对靴头施加（15±0.1）kN 的力，测量靴头耐压后的最小间距是否符合标准的最小间距要求。

矿工作业环境较为复杂，易接触到运转中的设备散落出的铁钉、玻璃、零部件、坚硬石块等带棱角的尖锐物体，因此，矿工安全靴应有防刺穿垫以防止这些尖锐物体刺穿作业者的足部。测试时，将鞋底部取下作为试样，并置于测试装置中，测试装置配有尖端直径为（1.00±0.02）mm 的测试钉，选取靴底 4 个不同点（至少有一个点在后跟区域），以（10±3）mm/min 的速度对靴底施压直到测试钉尖端完全穿透为试验终止，穿透靴底所需的力不应小于 1 100 N。另一个考察靴中防刺穿垫的指标是其耐屈挠性。测试时，先确定防刺穿垫的屈挠线，距屈挠线的 90 mm 处切除防刺穿垫的后跟部分，保留脚掌部分作为试样，将试样置于耐折机中，以（16±1）次/s 的速度屈挠试样，连续屈挠 1×10^6 次后，取下试样并检查，以不出现看得见的裂缝痕迹为合格。

部分矿井中含有大量的瓦斯和煤尘，若摩擦产生静电火花，将引发爆炸，造成严重后果。因此，矿工安全靴须具有防静电的功能。测试时取整只靴作为试样，分别放入干燥环境［（20±2)℃、相对湿度（30±5)％］与潮湿环境［（20±2)℃、相对湿度（85±5)％］中各调节 7 天后，将装满总质量为 4 kg 的钢珠的试样放置在铜板上，在铜板和钢珠之间施加（100±2）V 直流测试电压，时间 1 min 并计算电阻值。在干燥和潮湿环境中调节后，电阻值在 100 kΩ～1 000 MΩ 之间时为合格。

3. 手部防护用品

手部防护用品一般是指具有保护手和手臂的功能，供作业者生产或施工时佩戴的防护手套和套袖。针对工业、车间、建筑行业使用的手套有防切割手套、焊工防护手套等。

（1）防切割手套

防切割手套，如图 8—8 所示，主要用于接触使用锋利器物作业（如金属加工打毛清边、玻璃加工与装配）时防止手部被割伤或切伤，其材料要求具有一定的抗切割强度，多用于工业加工生产领域以及应急救援工作中的作业人员。

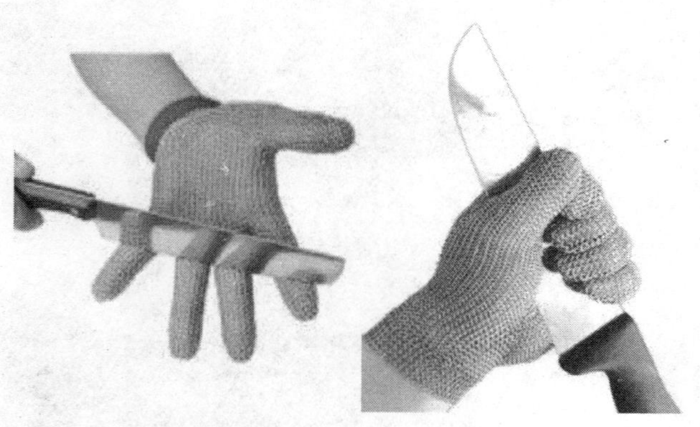

图 8—8　防切割手套

防切割手套产品必须符合 GB 24541—2009《手部防护　机械危害防护手套》的要求。

按照防切割手套的材料不同，可分为：

1）皮革手套：适用于建筑、设备维修，农业及大部分工业作业。

2）丁腈浸胶手套：适用于工业制造、电子行业及其他工业领域。

3）钢丝手套：适用于使用刀具切割器械等领域。

4）耐磨 PVC 手套：适用于机械制造、装备作业、油脂处理、渔业、建筑工程、矿业和印刷业等。

5）PU 防切割手套：适用于汽车制造与维修类、玻璃加工处理类、回收处理类、金属材料制造类、切割类行业等。

6）芳纶纤维材料：由凯夫拉（Kavlar）制成的纱线针织而成，这种纤维比相同直径的钢丝强度要大，其耐切割强度比棉手套高 3 倍，比皮革手套高 5 倍，耐高温范围在 425～475℃，具有优良的化学稳定性和热稳定性。这种芳纶纤维材料具有密度低、强度高、韧性好、耐高温的特征，但由于芳纶纤维产量较少、价格昂贵，还难以形成商品推广使用。

防切割手套根据机械防护性能的不同共分为 5 级，应符合表 8—5 中性能等级的最低要求。

表 8—5　机械防护性能等级

性能	1 级	2 级	3 级	4 级	5 级
耐磨性（周期）	100	500	2000	8000	—
抗切割性（指数）	1.2	2.5	5.0	10.0	20.0
抗撕裂性（N）	10	25	50	75	—
抗刺穿性（N）	20	60	100	150	—

（2）焊工防护手套

焊接工人在作业过程中容易受到电弧产生的强烈紫外线及热辐射影响，且手部容易受到焊接火花及飞溅的熔融金属的烫伤，容易发生触电的危险。因此，焊工防护手套必须是由天然皮革和内里制成的，其产品性能及标志标识应符合 AQ 6103—2007《焊工防护手套》的规定，如图 8—9 所示。

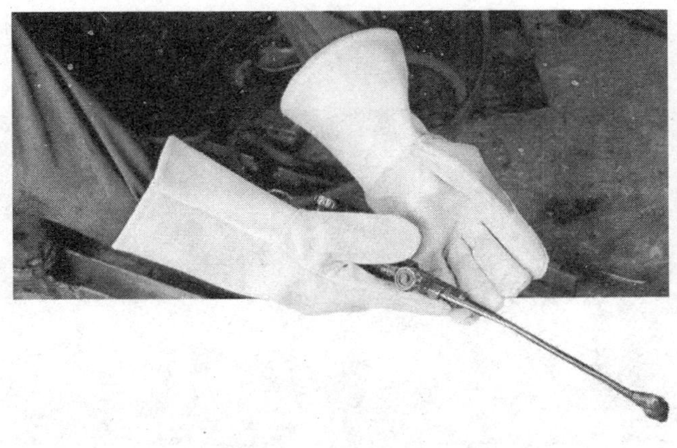

图 8—9　焊工防护手套

焊工防护手套外层和内层的材料主要可以由以下材料制成：

1）外层：牛二层皮、牛头层皮、猪皮、羊皮等天然皮革。

2）内层：加厚内里、纯棉内里、棉质内里、牛仔布内里等各种内里。

手套的外层与内层材料之间不应用金属部件连接，以防止导电。

焊工防护手套按其性能可分为两种类型：

1）A 类：低灵活性（具有较高的其他性能）。

2）B 类：高灵活性（具有较低的其他性能）。

焊工防护手套的最低防护性能应符合表 8—6 的规定。

表 8—6　　焊工防护手套的最低防护性能

要求	要求的最低性能	
	A 类	B 类
耐磨性	性能等级 2（500 圈）	性能等级 1（100 圈）
抗切割性	性能等级 1（指数 1，2）	性能等级 1（指数 1，2）
抗撕裂性	性能等级 2（25 N）	性能等级 1（10 N）
抗刺穿性	性能等级 2（60 N）	性能等级 1（20 N）
燃烧特性	性能等级 3（续燃时间≤25 s，阻燃时间≤25 s）	性能等级 2（续燃时间≤3 s，阻燃时间≤25 s）
耐接触性	性能等级 1（接触温度 100℃，临界时间≥15 s）	性能等级 1（接触温度 100℃，临界时间≥15s）
耐对流热	性能等级 2（HTI≥7 s）	—
抗熔融金属滴冲击性	性能等级 3（25 滴）	性能等级 2（15 滴）
灵活性	性能等级 1（最小直径 11 mm）	性能等级 4（最小直径 6.5 mm）

二、振动的个体防护用品

1. 防振手套

防振手套，如图 8—10 所示，是对振动具有衰减性能的防护手套，其作用主要是防止局部受振，减弱振动向手、臂的传递，主要供工矿企业操作油锯、气铆枪、凿岩机等作业人员使用，可以减弱振动的传递，减轻风动工具的反冲力和高频振动对人的影响。

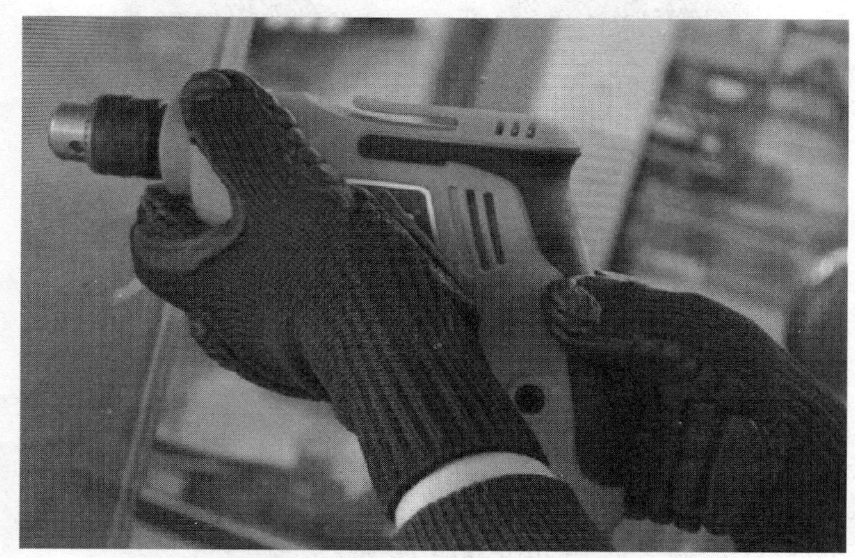

图 8—10　防振手套

防振手套的基本结构是在手掌、手指部位添加一定厚度的泡沫塑料、乳胶以及空气夹层等来有效吸收振动。对防振手套的评价主要是从减振效果、防寒保温效果、操作性及安全性方面来考虑，但这几个因素有时候是相互矛盾和制约的。比如减振效果与操作性，衬垫厚度越厚，其含空气量越多，减振效果就越好，但隔振率太高时需要的握力大，易使作业人员疲劳，影响操作，尤其对装有把手开关的工具易造成停车，因此性能好的防振手套应在减振效果及操作性之间选择一个相对好的折中。

防振手套的减振效果主要通过其对振动的衰减值来判定。防振手套的衰减值指输入振动加速度与输出振动加速度之比的对数，用分贝（dB）表示，依据振动传输率原理使用人工手，采用振动台作为激振装置来测定。

防振手套的种类主要采用以下几种：

（1）橡胶管方式。在手指和手掌的每个关节之间设置固定的天然橡胶制作的橡胶管，它有吸收振动和能够弯曲的优势，并且具有隔热性和耐热性。

（2）海绵方式。在手掌部安装海绵，如果海绵厚就能提高吸收振动的效果，但若太厚，弯曲部分的抵抗力就会增大，妨碍操作。

(3) 气眼方式。该种类的手套质量小，工作性能好。但是如果受到外力影响而损坏，它吸收振动的性能就会降低，所以不适合破坏性使用。

(4) 气眼与海绵共享方式。由于气眼在外力作用下容易损坏，加上海绵就能有效地防止该种情况的发生，并且吸收振动的性能高、容易使用。

(5) 装入空气方式。该方式是用作业气泵向手套内装入空气，其性能非常优越。但是如果空气太满，很容易破裂，一次装满70%最好。

(6) 用圆形橡胶材料作缓冲的方式。该方式是把像章鱼吸盘一样的橡胶管切短，安装在尼龙手套上，减振效果良好。

(7) 棉罩手套。使用时，即使两只重叠在一起，被压缩后，反弹性也很小，吸收振动的效果也很小，达不到预期的防振效果。

防振手套产品应符合 LD 2—1991《防振手套一般技术条件》的规定。主要性能指标为：

(1) 手套防振结构层厚度不超过 7 mm。

(2) 防振手套的防振性能应符合表 8—7 的规定。

表 8—7　　防振手套的防振性能

试验频率（Hz）	衰减值（dB）
63	>6
125	>10
250	>10

2. 防振鞋

具有衰减振动性能的劳动防护鞋称为防振鞋，如图 8—11所示，它能衰减来自足部的振动，减轻人在站立时所受到的全身振动，缓解全身振动对人体的伤害。由于人的脚掌有减振的功能，而脚跟没有，因此防振鞋后跟部分可用较软的橡胶制作，以利用其弹性使全身减振。防振鞋可以做成套鞋的形式，应能系紧在普通鞋上。

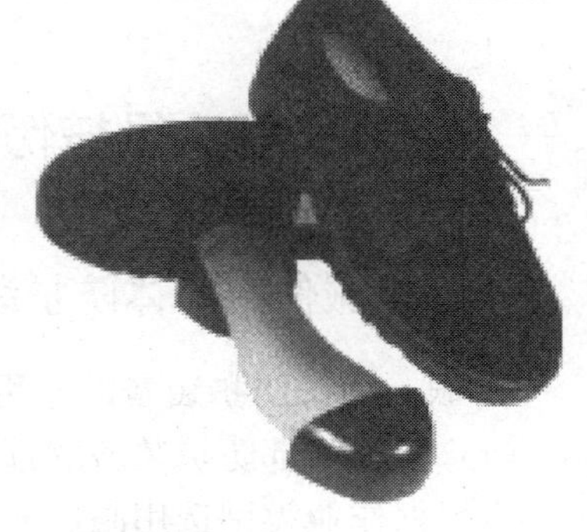

图 8—11　防振鞋

防振鞋一般由皮革和纺织材料以及减振材料（减振值 4～7 dB）等合制而成，内配由微孔橡胶制成的鞋垫。防振鞋的鞋底不宜太厚、太硬，否则减振效果不佳。

防振鞋的减振效果主要通过其减振值判定。减振值是指输入鞋底的振动速度级与鞋底传给足部的振动速度级的差值，常以分贝（dB）表示。在防振鞋减振值的测试试验中，穿着防振鞋的试验者站在振动台上，通过测定振动台的输入振动速度级与鞋底输出的平均振动速度级的差值来求得防振鞋的减振值，测试系统示意图如图 8—12所示。

防振鞋产品应符合 LD 3—1991《防护鞋一般技术条件》的规定，其减振值应符合表 8—8 的规定。

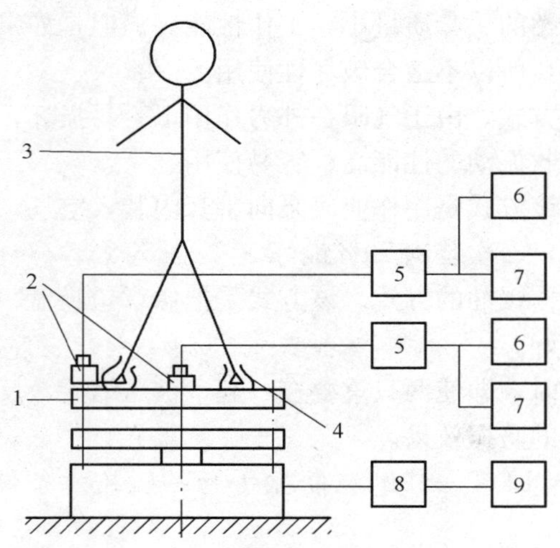

图 8—12　防振鞋减振值测试系统示意图

1—振动台　2—加速度针　3—试验者　4—防振鞋　5—测量放大器
6—测量仪　7—记录仪　8—放大器　9—控制系统

表 8—8　　防振鞋的减振值

倍频程频带中心频率（Hz）	减振值（dB）
16	2～4
31.5	4～7
63	4～7

第三节　机械伤害及振动个体防护装备的选用与维护

一、机械伤害个体防护装备的选用与维护

1. 眼、面部防护装备的选用与维护

（1）眼、面部防护装备的选用

应根据作业类别选用眼、面部防护用品。

1）应仔细阅读制造商的使用说明书，了解眼、面部防护用品的佩戴方法和适用场合。

2）佩戴前应检查眼、面部防护用品是否完好。

3）佩戴后应做低头、摇头、弯腰等动作，检查防护用品是否佩戴牢固，是否会松脱。

具体的劳动防护用品配备规定见表 8—9。

表 8—9　劳动防护用品配备标准中对眼、面部防护用品的规定

工种名称	眼护具要求	工种名称	眼护具要求
机舱拆解工	防冲击眼护具	汽车维修工	防异物护目镜
农机修理工	防冲击眼护具	船舶水手	防紫外线眼护具
带锯工	防冲击眼护具	灯塔工	必须配备眼护具
铸造工	防红外线、防冲击眼护具	水泥制成工	防异物眼护具
电镀工	防异物眼护具	玻璃熔化工	防红外线眼护具
喷砂工	防冲击眼护具	玻璃切裁工	防冲击眼护具
钳工	防冲击眼护具	玻纤拉丝工	必须配备眼护具
车工	防冲击眼护具	合成药化学操作工	防异物眼护具
电焊工	焊接护目镜	电解工	必须配备眼护具
冷作工	防冲击眼护具	挤压工	必须配备眼护具
绕线工	防异物眼护具	碾磨工	防冲击眼护
制铅粉工	防冲击眼护具	陶瓷机械成型工	必须配备眼护具
开挖钻工	防冲击眼护具	检验工	必须配备眼护具
木工	防冲击眼护具	石棉纺织工	防异物眼护具
筑路工	防异物眼护具	海洋水文气象观测工	防异物眼护具
下水道工	防异物眼护具	中药方制剂员	防异物眼护具
沥青加工工	防异物眼护具	天文测量工	防异物眼护具
配料工	必须配备眼护具	钨铜粉末制造工	必须配备眼护具
炉前工	防红外线眼护具	单晶制备工	必须配备眼护具
酸洗工	防异物眼护具	光电线缆绞制工	必须配备眼护具
拉丝工	防冲击眼护具	石油钻井工	必须配备眼护具
碳素制品加工工	必须配备眼护具	采煤工	必须配备眼护具
电光源导丝制造工	必须配备眼护具	制粉清理工	必须配备眼护具
工具装配工	必须配备眼护具	化工操作工	必须配备眼护具
机车司机	必须配备眼护具	调剂工	必须配备眼护具
汽车驾驶员	防紫外线护目镜		

（2）眼、面部防护装备的维护

1）使用前应注意检查眼、面部防护装备是否出现破损，若有破损，应及时更换新的眼、面部防护用品。

2）应尽量避免镜片与其他粗糙表面接触，不应用含有化学成分的试剂清洗镜片，也不应用粗糙的纸或布擦拭镜片。

3）应避免眼、面部防护具与其他物品放置在一起而导致其被挤压。

4）应避免高温材料直接接触眼、面部防护具。

5）可参照制造商提供的说明书进行产品的维护保养。

2. 足部防护装备的选用与维护

（1）足部防护装备的选用

应根据作业环境的需要选用适合的足部防护用品。

1）选用适合的种类、功能与式样的足部防护用品，穿着应舒适，外观不应存在任何的质量缺陷。

2）选择穿着者适合的鞋号，保证穿着舒适性及防护有效性。

3）应确认生产企业是否取得相关资质。

4）检查是否配有使用说明书，确保穿着者规范使用。

5）查看产品及产品包装上的标识是否齐全。

6）须注意不要选用超过有效期限的足部防护用品，以免出现功能失效等情况。

（2）足部防护装备的维护

1）不得擅自改造足部防护用品的构造，以免影响其防护功能。

2）注意个人卫生，避免鞋内滋生细菌。

3）清理鞋时应避免使用强酸、强碱，以免与鞋产生化学反应。

4）不得用尖锐物清除鞋底污垢，以免其被划伤而影响正常使用。

5）注意产品功能的有效期限，保证其防护功能未失效。

6）储存时应避免阳光直射，应放于干燥、阴凉和通风的地方，远离潮湿、炎热及有化学品的区域，严禁受油、酸、碱类以及其他腐蚀性物质的影响。

3. 手部防护装备的选用与维护

（1）手部防护装备的选用

选用手部防护用品时必须要注意以下几点：

1）通过风险评估，找出对手部引起的危害及其造成的严重性和程度。危害可能是物理性（振动，切割等）、化学性（酸碱，油类等）、生物性（液体中含有传染性细菌，寄生病菌等）以及混合危害（高低温接触，辐射）。应佩戴相应场所所需的手部防护用品。

2）手部防护用品的尺寸要适当。若手套太紧，限制了血液的流通，则容易造成身体疲劳，或产生其他身体不适；若手套太宽松，则穿戴不灵活，且容易脱落，危及手部健康。

3）应确认生产企业是否取得相关资质。

4）检查是否配有使用说明书，确保穿着者规范使用。

5）查看产品及产品包装上的标识是否齐全。

（2）手部防护装备的维护

1）使用前后应彻底洗净手部。

2）不得随意更改产品的外观与质量，不得刻意破坏其结构。

3）定期检查手部防护用品的防护功能是否失效，若防护功能失效，则须及时更换。

4）确保手部防护用品的使用期限，超期的产品有可能防护功能失效。

5）使用专用清洗剂清理产品上的污垢与有害物质，避免再用时接触到外露皮肤。

6）储存时应避免阳光直射，放置于干燥、阴凉和通风的地方，远离潮湿、炎热及有化学品的区域，严禁受油、酸、碱类以及其他腐蚀性物质的影响。

二、振动个体防护装备的选用与维护

1. 防振手套的选用与维护

（1）防振手套的选用

1）防振手套的选择

①根据工作场所选择。防振手套种类很多，应选用适合于工作场所的防振手套。

②选择的防振手套要具有足够的防护作用。应根据各种材质、作用和优缺点进行选择，购买时到专业生产厂家或正规的商店，并且应注意检查手套的标识，包括型号、使用期限、生产商或经销商的全名和地址、使用说明、存储要求等。

③选用防振手套尺寸要适当。如果手套太紧，就会限制血液流通，容易造成疲劳，并且不舒适；如果太松，使用就不灵活，而且容易脱落。一般应选择大一号的和稍宽松的手套。

2）防振手套的使用

在使用防振手套的过程中要注意以下几点：

①定期更换防振手套，防振手套的使用一定要在规定的使用期限内。

②在每次使用前和使用后都应对手套进行检查，检查的内容包括有无小孔，是否有破损、磨蚀的地方等。

③注意手套应在其规定的场合使用。

④使用手套时要注意安全，工作场所不能乱放，暂时不用的手套要放在安全的地方。

⑤摘取手套一定要注意正确的方法以防止破坏手套。

⑥戴手套前和使用手套后都应清洗双手，并在使用手套后涂点护手霜以补充油脂。

⑦若手上皮肤出现红斑、痛痒、干燥、刺痒、气泡等，应及时就医。

⑧天然橡胶制作的手套使用时不得与酸、碱、油类长时间接触，并应防止尖锐物件穿刺。

⑨所有橡胶、乳胶、合成橡胶制作的手套的颜色必须均匀，手套除手掌部要求偏厚外，其他部分薄厚要相差不多，表面要光滑（为防滑在手掌面部制成条纹或颗粒状止滑花纹者除外）。在手掌面部不允许有大于 1.5 mm 的气泡存在，允许有轻微皱皮但不得有裂纹存在。

⑩当手套的手掌部分磨断、破损，或漏出防振材料时，应更换新产品。

（2）防振手套的维护

1）使用后应冲洗干净、晾干，放置于通风干燥处。

2）储存仓库内应干燥通风，堆放离开地面和墙壁 20 cm 以上，离开热源 1 m 以外。

3）包装、运输及储存时应避免阳光直射、雨淋及受潮，不得与酸、碱、油及腐蚀性物品存放在一起。

2. 防振鞋的选用与维护

（1）防振鞋的选用

1）防振鞋的选择

①应到专业生产厂家或定点经营单位购买防振鞋，购买时应注意鞋是否有标识和合格证，是否表明生产商或经销商的名称及地址，以及鞋号、生产日期、存储条件等信息。

②应在选购时和使用前检查外观质量，包括帮面是否有伤残，色泽是否统一，是否有并线重针、跳针、断线，针码是否均匀，帮底是否有开胶、脱线，鞋底和胶面是否有过硫、欠硫、喷硫等。

③选月防振鞋尺寸要适当，要兼顾防振性和舒适性。

2）防振鞋的使用

①若反革、橡胶等破损则不得继续使用防振鞋。

②在穿用时应防止水浸湿，避免接触酸碱腐蚀性物质，以防止影响防护功能。

③要注意鞋的使用期限，定期更换。

（2）防振鞋的维护

1）防振鞋运输时，严禁与酸、碱、油及易燃品放在一起。

2）防振鞋应储存在阴凉、干燥的库房内。

参考文献

[1] 陈浩．工作场所中的眼面部防护［J］．职业卫生与应急救援，2012（6）：332～334.

[2] 杯立，张强，张春之．我国手臂振动病防治研究中存在的几个问题［J］．中国工业医学杂志，2004（2）：107～108.

[3] 骆知俭．影响公交司机健康因素的探讨［J］．职业医学，1991（2）：74～76.

[4] 马文领，郑璇，郭俊生．运动病神经生物学机制研究进展［J］．中国公共卫生，2007（3）：307～309.

[5] 潘达颜．手臂振动与噪声联合作用对听力影响的调查［J］．职业医学，1996（23）：19～20.

[6] 孙玉华，何素芬．全身振动对脊柱骨关节损伤的调查研究及防护措施探讨［J］．中国工业医学杂志，1993（1）.

[7] 王慧深，孙建娅．局部振动危害与接振时间关系的调查评价［J］．卫生研究，2001（4）：236～238.

[8] 王林．振动病［M］．北京：人民卫生出版社，1983.

[9] 王勇，李文建．振动与噪声作业对消化系统的危害调查［J］．职业与健康，2000（5）：20～21.

[10] 韦光毅，谢华．全身振动对人体的危害调查［J］．水利电力劳动保护，2003（4）：8～11.

[11] 炅国梁．局部振动对人体的危害及其控制方法［J］．噪声与振动控制，1990（4）：13～18.

[12] 当建民，郑凡颖．手传振动的危害及防护［J］．中国安全科学学报，1998（1）：47～50.

[13] 张春之，张凯．振动对作业工人神经行为功能影响的研究［J］．劳动医学，1997

(14)：203～205.

[14] 张凯，张春之. 不同接振作业工人情感状态的变化 [J]. 中国行为医学科学，1998 (7)：111～113.

[15] 职业卫生与安全百科全书 [M]. 北京：中国劳动社会保障出版社，2000.

[16] 刘旭荣. 劳动防护用品管理和使用知识 [M]. 北京：化学工业出版社，2012.

[17] 陈沅江，吴超，吴桂香. 职业卫生与防护 [M]. 北京：机械工业出版社，2009.

[18] 朱锴，张驎. 安全科技概论 [M]. 北京：中国劳动社会保障出版社，2011.

[19] 韩文成. 振动的危害及预防 [M]. 劳动安全卫生，2002 (3)：38～39.

[20] 余萌，盛海涛，张鹏. 矿工安全靴标准的执行与产品管理 [J]. 安全，2012 (8)：49～51.

[21] 古月. 足部安全不容忽视 [M]. 职业卫生与应急救援，2007，25 (6)：291～292.

[22] 张元虎，朱震忠，程均. 安全鞋、防护鞋和职业鞋的选择、使用和维护 [J]. 劳动防护，2009 (4)：42～43.

[23] 焦阳. 减少手部伤害 [J]. 现代职业安全，2012，4 (128)：101～103.

[24] 汪万起. 正确选择防护手套 [J]. 劳动防护，2012 (2)：96～98.

第九章 腐蚀性化学品的个体防护

大多被人们归为具“腐蚀性”的危险品都会对生物组织造成破坏，这些物品包括强酸、强碱及高浓度的弱酸、弱碱等。它们有些是固体，有些是液体，也有些是挥发性气体。

腐蚀性化学品（简称腐蚀品）主要是透过酸碱水解反应破坏生物组织（如皮肤、肌肉及视网膜）的。蛋白质（由酰胺化学键相连）会被酰胺水解反应分解，而脂肪（大多由酯键相连）则会被酯水解反应分拆。这会造成化学性烧伤，也是主要的化学腐蚀原理，大多数的酸碱就是通过这两种化学反应破坏皮肉。

不过，某些腐蚀品还可以通过其他的化学特性造成肉体损伤。例如，高浓度的硫酸还具有强烈的脱水性，能抽走生命体里碳水化合物的水分子并释出大量热能，除了造成化学烧伤外，还会造成二级火焰性灼伤。另也有一些化学品，如硝酸及浓硫酸，具有强氧化性，除了会对金属造成很大破坏外，同样也会加深对肉体的腐蚀。氢氟酸的腐蚀性主要来自于氟离子而不是一般酸溶液的氢离子，它不会造成很明显的即时性损伤，但会被吸收并对身体造成慢性破坏。氯化锌因锌离子会分拆羟基而腐蚀细胞纤维素。

除此之外，一些酸在遇到空气后会释出酸性气体，这些气体同样会刺激呼吸道而造成损伤，如盐酸及硝酸。

再者，若不慎入眼，这些腐蚀品也有机会在很短时间里对视网膜造成极大损害而致盲；若不慎误服，它们也可能对消化道造成不可逆的破坏，甚至致命。

第一节 腐蚀性化学品及其危害

腐蚀性化学品是指能灼伤人体组织并对金属等物品造成损坏的固体或液体。它是与皮肤接触在 4 h 内会出现可见坏死现象，或温度在 55℃时，对 20 号钢的表面均匀年腐蚀率超过 6.25 mm 的固体或液体。

腐蚀性化学品的危害是多方面的，若发生泄漏，则可造成生产设备腐蚀，人员伤害，环境污染，损失严重。各种腐蚀性化学品的危害有其共同点，又有不同之处。腐蚀品对人体有一定危害，腐蚀品是通过皮肤接触使人体形成化学灼伤。腐蚀品有些本身能着火，有的本身并不着火，但与其他可燃物品接触后能着火，腐蚀品标记如图 9—1 所示。

一、化学特征

1. 强烈的腐蚀性

腐蚀性化学品的化学性质比较活泼，能和很多金属、有机化合物、动植物机体等发生化

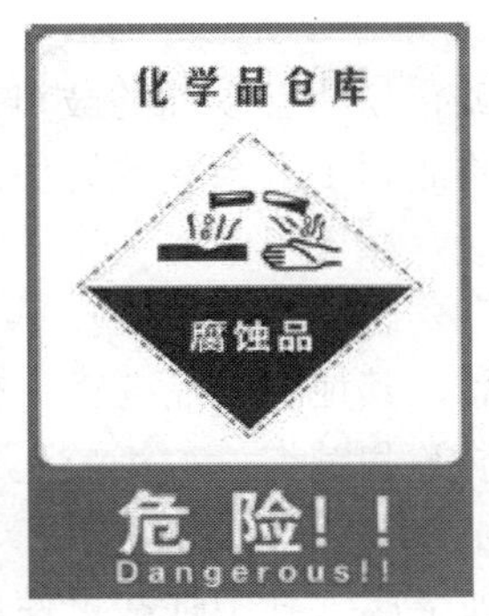

图 9—1　腐蚀品标记

学反应。这类物质能灼伤人体组织，对金属、动植物机体、纤维制品等具有强烈的腐蚀作用。

（1）对人体有腐蚀作用

腐蚀性化学品使人体细胞受到破坏所形成的化学灼伤，与火烧伤、烫伤不同。化学灼伤在开始时往往不太痛，待发觉时，部分组织已经灼伤坏死，所以较难治愈。如氢氧化钠等强碱能和油脂起皂化反应，因而能灼伤动植物机体；生石灰（氧化钙）具有很强的吸水性，能和水发生反应，生成强碱并产生大量的热，能灼伤皮肤。

（2）对金属有腐蚀作用

腐蚀性化学品中的酸和碱甚至盐类都能引起金属不同程度的腐蚀，使其遭受腐蚀损坏。它也能腐蚀玻璃。如盐酸、稀硫酸等强酸能和钢铁反应，从而使钢铁制品遭受腐蚀。

（3）对有机物质有腐蚀作用

腐蚀性化学品能和布匹、木材、纸张、皮革等发生化学反应。

（4）对建筑物有腐蚀作用

由于腐蚀性化学品具有酸性、碱性、氧化性或吸水性等，因此会造成对建筑物的腐蚀。如酸性腐蚀品能腐蚀库房的水泥地面。

2. 毒性

该类物质多数具有易挥发性，挥发的蒸气具有刺激性，能刺激眼睛、黏膜，可引起眼炎、喉炎，吸入后会中毒，引起气管炎、肺炎，甚至发生肺水肿。多数腐蚀品有不同程度的毒性，有的还是剧毒品，如氢氟酸、溴素、五溴化磷等。

3. 易燃性

许多有机腐蚀物品都具有易燃性，如甲酸、冰醋酸、苯甲酰氯、丙烯酸等。

4. 氧化性

部分无机酸性腐蚀品，如浓硝酸、浓硫酸、高氯酸等具有氧化性，遇有机化合物（如食糖、稻草、木屑、松节油等）易因氧化发热而引起燃烧。高氯酸浓度超过 72%时遇热极易爆炸，属爆炸品；高氯酸浓度低于 72%时属无机酸性腐蚀品，但遇还原剂、受热等也会发生爆炸。

5. 危险性

热的浓硝酸沾到衣服会引起着火；将渗透浓硫酸的破布与沾有废油的破布丢弃在一起会着火；装有热的浓硫酸的熔点测定管会发生破裂；浓硫酸沾到手上会导致烧伤。

二、化学品分类

腐蚀性化学品按其性质分为酸性腐蚀品、碱性腐蚀品、其他腐蚀品 3 类。按其腐蚀性的强弱又细分为一级腐蚀品和二级腐蚀品。其主要品类是酸类和碱类。

1. 酸性腐蚀品

酸性腐蚀品危险性较大，能腐蚀动物皮肤，也能腐蚀金属。其中强酸可使皮肤立即出现坏死现象。这类物品主要包括各种强酸和遇水能生成强酸的物质，常见的有硝酸、硫酸、盐酸、五氯化磷、二氯化硫、磷酸、甲酸、氯乙酰氯、冰醋酸、氯磺酸、溴素，还有由 1 体积的浓硝酸和 3 体积的浓盐酸混合而成的王水等。

2. 碱性腐蚀品

碱性腐蚀品危险性较大。其中强碱易起皂化作用，故易腐蚀皮肤，可使动物皮肤很快出现可见坏死现象。本类腐蚀品常见的有氢氧化钠、硫化钠、乙醇钠、二乙醇胺、氢氧化钙、氢氧化钾、硫氢化钙、二环己胺、水合肼等。

3. 其他腐蚀品

如苯酚钠、氟化铬、次氯酸钠溶液、甲醛溶液等。

三、腐蚀的类型

腐蚀的类型可分为湿腐蚀和干腐蚀两类。湿腐蚀指金属在有水存在时的腐蚀，干腐蚀则指在无液态水存在时的干气体中的腐蚀。由于大气中普遍含有水，化工生产中也经常处理各种水溶液，因此湿腐蚀是最常见的，但高温操作时干腐蚀造成的危害也不容忽视。

1. 湿腐蚀

金属在水溶液中的腐蚀是一种电化学反应。在金属表面会形成阳极区和阴极区隔离的腐蚀电池，金属在溶液中失去电子，变成带正电的离子，这是一个氧化过程，即阳极过程。与此同时，在接触水溶液的金属表面，电子有大量机会被溶液中的某种物质中和，中和电子的过程是还原过程，即阴极过程。常见的阴极过程有氧被还原、氢气释放、氧化剂被还原和贵金属沉积等。

随着腐蚀过程的进行，在多数情况下，阴极或阳极过程会受到阻滞而变慢，这种现象称为极化，金属的腐蚀随极化而减缓。

2. 干腐蚀

干腐蚀一般指在高温气体中发生的腐蚀，常见的是高温氧化。在高温气体中，金属表面产生一层氧化膜，膜的性质和生长规律决定金属的耐腐蚀性。膜的生长规律可分为直线规律、抛物线规律和对数规律。直线规律的氧化最危险，因为金属失重随时间以恒速上升。抛物线和对数规律的氧化速度随膜厚增长而下降，较安全，如铝在常温氧化遵循对数规律，几天后膜的生长就停止，因此它有良好的耐大气氧化性。

四、腐蚀形态

腐蚀形态可分为均匀腐蚀和局部腐蚀两种。在化工生产中，后者的危害更严重。

1. 均匀腐蚀

均匀腐蚀发生在金属表面的全部或大部分，也称全面腐蚀。多数情况下，金属表面会生成保护性的腐蚀产物膜，使腐蚀变慢。有些金属如钢铁，在盐酸中不产生膜而迅速溶解。通常用平均腐蚀率（即材料厚度每年损失的毫米数）衡量均匀腐蚀的程度，也作为选材的原则，一般年腐蚀率小于1～1.5 mm，可认为其合用（有合理的使用寿命）。

2. 局部腐蚀

局部腐蚀只发生在金属表面的局部，其危害性比均匀腐蚀严重得多。它约占化工机械腐蚀破坏总数的70%，而且可能是突发性和灾难性的，会引起爆炸、火灾等事故。

第二节　常见腐蚀性化学品

一、有机酸和有机酸酐

有机酸及其衍生物包含了多种化合物，它们几乎用于所有化合物的合成。酸酐是由两个同样的酸分子脱除一个水分子而得到的。由于有机酸官能团化学结构的多样性，可能发生若干种毒性效应。这些化合物有一种主要的刺激作用，其刺激程度部分取决于它们的解离和水溶性。某些有机酸可能引起与强酸类似的严重组织损伤。致敏作用也可能发生，但酸酐比酸的致敏作用发生得更普遍。

有机酸用于塑料、制革、纺织、纸张、金属、制药、食品、饮料和化妆品等工业，还用于香料、除草剂、染料、润滑剂和清洁剂。有机酸包括甲酸、乙酸、丙酸、氯乙酸、棕榈酸、硬脂酸、二羧基酸（丁二酸、顺丁烯二酸、反-丁烯二酸、己酸）和三羧基酸、草酸等。

1. 甲酸

甲酸主要用于纺织和皮革工业，可以作为大量天然纤维和合成纤维的染料提取剂，在很多染料中甲酸作为还原剂，在皮革工业中甲酸用作脱水剂和中和剂，对于橡胶乳液甲酸作为凝结剂。甲酸也用于消毒剂和杀虫剂的制造。

甲酸的基本危害是严重伤害皮肤、眼睛和黏膜表面。致敏作用很少发生，但有可能发生在原本对甲醛过敏的人身上。对人的误伤害与其他相当强度的酸是一样的，但没有关于延迟性或长期慢性影响的报道。甲酸是一种易燃液体，甲酸的蒸气和空气混合会形成易燃、易爆混合物。

2. 乙酸

乙酸在皮革鞣制过程中作为化学半成品、脱水剂，还作为溶剂和油井酸化剂。另外，对于各种食品和上光剂来说，乙酸是一种添加剂；在染料和纺织工业中，乙酸是一种催化剂和抛光剂。

乙酸蒸气与空气混合可能生成爆炸性混合物，直接构成火灾危害或通过释放氢气造成火灾危害。以浓缩形式存在的冰乙酸或乙酸是主要的皮肤刺激物，会使皮肤产生红斑（变红）、化学灼伤和水疱。在误食乙酸或冰乙酸的情况下，可以观察到上消化道出现严重的溃疡性坏死损伤，并伴有吐血、腹泻、震颤和血红蛋白尿，随后会有尿失调（无尿和尿毒症）症状出现。

乙酸蒸气对于暴露的黏膜，尤其是结膜、鼻咽和上呼吸道有刺激作用。多年暴露于浓度高于0.02%以上的工人被发现患有伴有淋巴结肥大的睑水肿、结膜充血、慢性咽炎、慢性卡他性支气管炎。某些情况下，还出现哮喘性支气管炎和牙齿前庭表面（切牙和犬牙）的侵蚀。

3. 丙酸

丙酸的水溶液对若干金属都有腐蚀性。丙酸对眼睛、呼吸道和皮肤有刺激性。

4. 顺丁烯二酸

顺丁烯二酸是一种强酸，对皮肤和黏膜产生明显的刺激作用，尤其对眼睛，当浓度只有5%时就会对眼睛产生严重影响。顺丁烯二酸能够造成严重的眼睛和皮肤灼伤，为了防止其溶液与皮肤或眼睛接触，必须考虑采取严格的防护措施。

5. 草酸及其衍生物

草酸是一种强酸，以固体或浓液体的形式出现，能够引起皮肤、眼睛或黏膜灼伤。低至5%～8%浓度的草酸如果暴露时间过长就具有刺激作用。人体吸入5 g的草酸就可致死。已有关于长期皮肤暴露于草酸或草酸钠溶液可以引起局部疼痛和手指青紫，甚至造成坏疽性改变的报道，很显然这是由于局部吸收了草酸而导致动脉炎。由于草酸粉尘具有强酸的性质，因此人体暴露必须严格控制，工作区域的草酸浓度必须保持在人体健康可接受的范围之内。

草酸二乙酯是由乙醇和草酸通过酯化反应生成的，在水中微溶，在许多有机溶剂中可以任意比例混溶，是一种无色、不稳定的油状液体。草酸二乙酯作为溶剂可用于多种天然树脂和合成树脂。老鼠在食入大量草酸二乙酯后出现呼吸紊乱、肌肉抽搐的症状，在口服剂量为400 mg/kg之后，体内发现大量的草酸盐沉积。

6. 乙酸酐

如果暴露于热环境，乙酸酐就能够放出毒性烟雾，它的蒸气在有火存在的情况下能够发生爆炸。乙酸酐能够与强酸和氧化剂剧烈反应，如硫酸、硝酸、盐酸、高锰酸钾、三氧化二铬、过氧化氢以及苏打等。

乙酸酐是一种强刺激物，与眼睛接触时有腐蚀性，通常带有延迟作用，接触后有流泪、畏光、结膜炎和角膜水肿现象。吸入乙酸酐可以引起鼻、咽和上呼吸道刺激，引发灼烧感、咳嗽、呼吸困难，长期患病可能导致肺水肿。食入乙酸酐可引起疼痛、恶心和呕吐。长期皮肤暴露能够导致皮炎。

7. 邻苯二甲酸酐

邻苯二甲酸酐是可燃的，可构成中等火灾危害。与其他工业酸酐相比，它的毒性比较低，但是它仍是皮肤、眼睛和上呼吸道的刺激物。邻苯二甲酸酐对于干燥的皮肤没有影响，只灼伤潮湿的皮肤。实际上真正的刺激物是邻苯二甲酸，它是酸酐与水接触的产物。

邻苯二甲酸酐必须储存在凉快、通风良好并远离明火和氧化物的地方。在处置该酸酐的地方需要有局部或全面通风。在许多工艺过程中所使用的邻苯二甲酸酐不是片状粉末而是液体。因此，该酸酐是通过储罐运到工厂，或直接泵入管道系统，这样可防止接触以及带尘空气的污染，在这样的工厂环境中工作的工人就杜绝了刺激现象。然而，从液相释放出来的邻苯二甲酸酐蒸气与片状粉末的刺激作用一样，因此，必须小心地避免管道系统的任何泄漏。若在液体溢出的情况下与皮肤接触，应当立即用水洗掉并反复冲洗。

二、无机酸

无机酸是氢元素与一个或多个其他元素（碳元素除外）结合的化合物，具有腐蚀性。无机酸的水溶液本身是不易燃的，但是，当它们与某些其他的化学物质或可燃物质接触时就会导致火灾和爆炸危害。无机酸和某些金属反应释放氢气，当氢气与空气或氧气混合时，是高度易燃、易爆的。当与有机物或其他可氧化物质接触时，这些酸作为氧化剂，可以发生剧烈的破坏性反应。

高浓度无机酸会破坏机体组织，并引起化学灼伤。当与皮肤和黏膜接触时，特别是对眼睛，其危害是明显的。无机酸蒸气或酸雾是呼吸道和黏膜的刺激物。刺激强弱程度主要取决于酸的浓度。在无机酸职业暴露的工人当中，有可能发生牙体硬组织脱钙缺损，即牙齿侵蚀。皮肤反复与酸接触可以导致皮炎。事故性吸入浓无机酸会严重刺激喉道和肠胃道，使内部器官组织遭到损害，如果抢救不及时，甚至可能致死。某些无机酸也可导致系统性中毒。

1. 硫酸

硫酸是一种强酸。当把它加热到30℃以上时，就会放出酸蒸气；若加热至200℃以上时，就会放出二氧化硫。当冷却时，硫酸和所有的金属（包括铝）发生反应；当加热时，反应会更加强烈。稀硫酸可溶解铝、铬、钴、铜、铁、锰、镍和锌，但不溶解铅和汞。硫酸与水有很大的亲和力，能够吸收大气中的水分，并从有机物中吸取水分，引起有机物碳化。硫酸能够分解除了硅酸以外的所有其他酸的盐。与易燃物（如苯）和有机物（如糖、纤维素等）接触会发生剧烈反应，甚至引起燃烧。能与一些活性金属粉末发生反应，放出氢气。遇水大量放热，可发生沸溅，具有强腐蚀性。

硫酸的职业接触机会比较多，硫酸以硫为原料制成，主要用于生产化学肥料，在化工、染料、医药、塑料、石油提炼等工业也有广泛的应用。在生产、储存、运输和使用过程中都会有接触。可经呼吸道、消化道进入人体，皮肤接触会引起灼伤和局部疼痛，并结成酸性蛋白盐而形成颜色不同的厚痂。

硫酸对皮肤、黏膜等组织有强烈的刺激和腐蚀作用。对眼睛可引起结膜炎、水肿、角膜浑浊，以致失明。吸入会引起呼吸道刺激症状，重症者发生呼吸困难和肺水肿。高浓度吸入引起喉痉挛或声门水肿而死亡。口服后引起消化道烧伤以致溃疡形成，严重者可能有胃穿孔、腹膜炎、喉痉挛和声门水肿、肾损伤、休克等。慢性影响有牙酸蚀病、慢性支气管炎和肝硬化等。

可能引起的职业病为化学性皮肤灼伤、急性化学性眼灼伤、牙酸蚀病等。

2. 盐酸

无水氯化氢是非腐蚀性的，但氯化氢的水溶液几乎腐蚀所有的金属（银、金、铀和某些合金是例外），释放出氢气。盐酸和硫化物反应生成氯化盐和硫化氢。盐酸是一种很稳定的化合物，但是在高温下，它会分解成为氢气和氯气。

盐酸的特殊危害在于它对皮肤和黏膜组织的腐蚀性。当盐酸与某些金属和金属氢化物反应形成氢气时具有毒性。盐酸会使皮肤和黏膜组织产生化学灼伤，其严重性取决于溶液的浓度，这可能导致溃疡，随后产生瘢痕疙瘩和反复接触性伤痕。盐酸和眼睛接触会造成视力下降或失明。灼烧到面部会产生严重的破相疤痕。频繁与大量的盐酸溶液接触会导致皮炎。

盐酸蒸气对呼吸道有刺激作用，可引起喉炎、喉头水肿、支气管炎、肺水肿，甚至死亡。盐酸也会导致消化系统疾病，并以牙体硬组织脱钙缺损为特征，牙齿失去原有的光泽，变黄，变软，变尖，然后脱落。

3. 硝酸

硝酸具有很强的腐蚀性，并可侵蚀大量金属。硝酸和各种有机物的反应通常是过热的和具有爆炸性的，和金属反应会生成有毒气体。硝酸会引起皮肤灼伤，其蒸气对皮肤和黏膜组织具有高度刺激性，吸入一定量的蒸气将会产生急性中毒。

硝酸侵蚀大多数物质以及除了贵金属（金、铂、铱、钍、钽）和某些合金以外几乎所有的金属。反应速率的变化取决于金属的种类和酸的浓度；在反应中产生的气体包括氧化氮、氮和氨，这些都是有毒的或窒息性的气体。如果硝酸与钠或钾接触，那么它们的反应是剧烈和危险的，并释放氮气。然而，硝酸与某些金属反应，可在金属表面生成一层保护性的氧化膜，这层氧化膜可防止金属进一步腐蚀。硝酸可与硫化氢发生爆炸性反应，由硝酸和各种碱生成的硝酸盐都是强氧化剂。低浓度的硝酸也是一种强氧化剂，浓度高于45%的硝酸溶液可以引起如松节油、木材、稻草等有机物的自燃。

硝酸溶液具有强腐蚀性，会对皮肤、眼睛和黏膜产生损害，而损害的严重程度取决于接触时间的长短和溶液的浓度；损害程度从刺激到灼伤以及长期接触后导致的局部坏死。硝酸雾对皮肤、黏膜和牙齿珐琅质也有腐蚀作用。

硝酸蒸气总是会含有一定比例的其他气态氮化物（如氧化氮），比例的大小取决于硝酸的浓度和操作工艺的类型。吸入硝酸蒸气可能导致急性中毒和超急性中毒。超急性中毒的情况虽然很少，但是能导致死亡。急性中毒通常有三个阶段：第一阶段是刺激上呼吸道（喉咙灼伤，咳嗽，感觉窒息），眼睛流泪；第二阶段令人迷惑，因为有一段时间，可以到若干小时，都没有疾病的征兆；第三阶段是呼吸系统失调的征兆复发，并可能迅速发展为急性肺水肿，常伴有严重的后果。

事故性食入硝酸会对嘴、咽喉、食管和胃产生严重损伤，并可能引起严重的后遗症。

4. 氢氟酸

氢氟酸对皮肤和黏膜有极强的刺激和腐蚀作用，能使脂肪溶解、细胞膜破坏和骨质脱钙，还可形成溃疡。

三、碱类物质

碱类物质包括氨、氢氧化铵；氢氧化钙和氧化钙；钾、氢氧化钾和碳酸钾；钠、碳酸钠、氢氧化钠、氧化钠、过氧化钠、硅酸钠以及磷酸钠。

一般来说，不管是以固体形式还是以浓溶液形式存在的碱，对组织的破坏性都比大多数酸厉害。游离的碱性粉末、雾滴和喷雾都可以引起对眼睛和呼吸道的刺激，对鼻中隔造成损害。强碱与组织结合形成变性蛋白，与天然脂肪皂化生成肥皂。它们使组织凝胶化，生成可溶性的化合物，可以导致组织深部的疼痛性破坏，所形成的创痂，其颜色和质地因碱类不同而各异，一般其创底深凹，愈合很慢。氢氧化钾和氢氧化钠是碱类物质中最活泼的化合物。初次暴露于被碱轻微污染的空气中也可能引起刺激，但这种刺激很快就变得不易察觉。在这样气体环境中工作的人常常没有任何反应，但对敏感人群的暴露将引起咳嗽、喉咙疼痛和鼻刺激。

1. 氢氧化钾和氢氧化钠

这两种化合物不论是以液体形式还是以固体形式对眼睛都是非常有害的。因为强碱能够破坏机体组织，会引起严重的化学灼伤。吸入氢氧化钾和氢氧化钠的粉末或液滴能够引起整个呼吸道严重的伤害，吞入则严重伤害消化系统。尽管它们不可燃，也不助燃，但当溶于水时会产生大量的热，因此必须用冷却水冷却，否则，溶液会沸腾，并在大面积范围内发生腐蚀性液体的溅射。

2. 碳酸盐和碳酸氢盐

所有的碳酸氢盐都是水溶性的，而普通的碳酸盐只有碱金属碳酸盐是可溶的。无水碳酸盐在加热至熔点以前就分解了。

在各种工业性的操作过程中，如处置、储存和加工等，碱性碳酸盐可以引起对皮肤、结膜和上呼吸道的有害刺激，对于装卸袋装碳酸盐的工人，其胳膊和肩膀上可能出现樱桃大小的坏死皮肤，有时在棕黑色的结痂脱掉后可观察到相当深的溃疡型的凹痕。它与苏打溶液长时间接触后可以引起湿疹、皮炎和溃疡。

3. 钙及其化合物

（1）金属钙

有碱性，与水汽反应，能引起眼睛和皮肤灼伤。

（2）碳化钙

有明显的刺激作用，与湿空气或汗反应形成氢氧化钙。干燥的碳化钙与皮肤接触可引起皮炎，与潮湿的皮肤、黏膜接触可导致溃疡和伤痕，而且碳化钙对眼睛特别有害。由热碳化钙引起的灼伤是最常见的，组织通常被损伤到1～5 mm深，灼伤恢复非常缓慢，难以医治，常常需要切除。受伤的工人只有在被灼伤的皮肤表面完全形成疤痕之后才能重新工作。暴露于碳化钙的工人常常由于干燥引起唇炎、嘴唇肿胀和充血，严重脱皮，并有很深的放射状裂纹。有长时间工作史的工人常患有指甲损伤，即职业性甲床炎和甲沟炎。眼睛损伤使眼睑和结膜明显充血，并常伴有黏性分泌物。对于重病例，结膜和角膜的敏感性大大降低，最初没有角膜炎和结膜炎症状，但到后来就退化为角膜的浑浊。

（3）氯化钙

对皮肤和黏膜具有强刺激作用。在灌装干燥氯化钙的工人当中，有各种刺激现象发生，如伴有红斑和表皮脱皮，流泪，眼睛分泌物，鼻孔内灼烧感和疼痛，偶尔流鼻血和喉咙发痒。

（4）硝酸钙

对皮肤和黏膜有刺激和灼烧作用。它是一种很强的氧化剂，存在着火灾和爆炸危险。

（5）硫酸钙

事故性食入几克硫酸钙可以使人反复呕吐，强烈腹泻，循环系统紊乱。

4. 氨

在工业上氨中毒通常是急性的，尽管有可能发生慢性中毒，但是慢性中毒较少。氨有刺激作用，尤其是对上呼吸道。氨为高浓度时，会影响中枢神经系统，能够引起痉挛；对上呼吸道的刺激往往发生在浓度为 100 mg/m^3 以上，而 1 h 内的最大可耐受浓度是 210～350 mg/m^3。氨水溅射到眼睛是特别危险的，氨能够快速穿透性地进入眼组织，导致角膜穿孔，甚至眼球死亡。

四、氯酸盐和高氯酸盐

如果食入或吸入对人体有害的氯酸盐粉尘，就能够引起喉咙疼痛、咳嗽、头晕和晕厥、贫血等症状。一旦吸入大量的氯酸钠就会引起血清中的钠含量增高。

通过吸入或食入粉尘的方式，高氯酸盐可以进入人体，它们刺激皮肤、眼睛和黏膜，并能引起带有正铁血红蛋白血症的溶血性贫血，使肝脏和肾脏受到损害。

五、有机过氧化物

有机过氧化物广泛应用于化学工业、塑料工业和橡胶工业中。它们常作为自由基引发剂，用于单体聚合生成热塑性聚合物，用于热固性聚酶树脂的固化剂和交联弹性体和聚乙烯的交联剂。有机过氧化物也用于很多有机合成中，作为自由基的来源。

大部分过氧化物的主要毒性是侵蚀皮肤、黏膜和眼睛。长时间或高浓度的皮肤接触或溅射到眼睛，可能引起严重的伤害。某些过氧化物的蒸气也有腐蚀性，能够引起头痛，类似于酒精引起的中毒。吸入高浓度的过氧化物可能会引起肺水肿。有些过氧化物，如氢过氧化枯烯，是已知的皮肤过敏剂。氢过氧化物（ROOH）、过氧化酸，尤其是甲基乙基酮过氧化物对眼睛的刺激性和腐蚀性很强，并且有致盲的危险，如果摄入量很大，就有可能引起严重的伤害或死亡。

六、有机硫化物

有机硫化物和硫酸盐在工业中用作溶剂、化学中间体、调味剂和橡胶硫化的加速剂，并用于金属电镀的电解液。

硫醇具有强烈的难闻气味，与其液体或蒸气接触时会对皮肤、眼睛和上呼吸道黏膜产生刺激作用。液态硫醇还能引起接触性皮炎。工人意外接触高浓度的硫醇会引起肌肉无力、恶心、头昏眼花和昏迷。

硫酸二甲酯是一种极具危险的毒性物质，它的毒性来自于其烷基化性质和水解形成的硫酸和甲醇，该液体对皮肤和黏膜的刺激性很强，对皮肤会造成很典型的慢愈性水泡，以及持续数月的伤疤和麻木。对眼睛的刺激会造成流泪、轻度过敏（怕光）、结膜炎和角膜炎，严重的还会造成角膜浑浊和永久性视力损伤。此外，对呼吸道的急性刺激会造成延迟性的肺水肿、支气管炎和肺炎。其蒸气对三叉神经、喉和迷走神经末端的影响会造成心动过缓或心动过速以及肺血管舒张。

七、苯

苯为无色浅黄色透明油状液体，不溶于水，易挥发为蒸气，具有强烈芳香，遇热、明火易燃烧、爆炸。能与氧化剂发生剧烈反应。苯蒸气比空气重，可扩散相当远距离。苯易产生和积聚静电，并对神经系统起抑制作用。

第三节　腐蚀性化学品危害的个体防护

一、腐蚀性化学品对人体造成危害的途径

腐蚀性化学品对人体产生有害的作用，其主要途径是：

1. 食入

由于偶然的机会从口而入的可能性较大，如把香烟放在被化学品污染了的凳子上或壁架上，而口入也包括沉积在上呼吸道里的灰尘粒子及其他方式吞入的灰尘粒子。

2. 吸入

灰尘及蒸气的吸入。

3. 皮肤接触

通常是手，也可以通过其他的部位，如脸、脖子，特别是在多灰的环境中，那些皮肤与衣服有摩擦的地方更容易产生接触吸入，如袖口和领口部位。

二、预防有害物质进入人体的方法

为预防有害物质进入人体，有两种方法可以采用（为了获得最佳的防护效果，通常将两种方法结合使用）：

1. 注意使用方法

注意该物质的使用方法，为防止吸入及皮肤吸收的危险，采用适当的技术方法予以消除或减少。

2. 对身体的各部分采用防护措施

如眼睛、面部的防护可用防尘面罩、过滤器、化学安全防护眼镜等；手部的防护可戴防化学品手套；躯体的防护可用防护服；足部的防护可用防护鞋等。主要的防护机理是采用隔离、反射、吸收、分散、悬浮封闭等手段，避免或减少有害物质与人体的接触。

三、腐蚀性化学品的个体防护原则

腐蚀性化学品的个体防护有如下原则：

1. 穿防护服装及采用防护设备

穿防护服装及采用防护设备以避免化学品与皮肤及眼睛的接触。当操作的产品对眼睛有刺激作用时，应当戴上防护眼镜；如果有大量的固体或液体，液体的开口管线直接冲着人的面部时，就要采用面部防护罩；按规定，当液态的药品正在操作时，应当穿上无透过性的围裙，以防污染衣服；对于那些对皮肤有刺激性的或者是易引起皮肤过敏的药品，则要戴上手套，其上面要盖过袖口；如果需要进入或工作在多尘或有蒸气的环境中，就要戴上适当的防尘面罩、过滤器等，避免灰尘及蒸气吸入体内；当化学药品可能溅到脚上时，要穿上工作鞋或靴子。

2. 控制工作环境中的灰尘

对工作环境中灰尘及蒸气浓度，国家职业卫生标准 GBZ 2—2002《工作场所有害因素职业接触限值》规定了时间加权平均容许浓度（8 h）、最高容许浓度（指在一个工作日内任何时间都不应超过的浓度）及短时间接触容许浓度（15 min）。应该指明 GBZ 2—2002 仅仅是一个指南，而不是一个安全与危险毒性浓度的清楚分界线。为此，可以把表内数据认为是最高极限，而不高于浓度的二分之一可以被认为是安全的。

3. 建立良好的工作和生活习惯

在工作场合不进食；在操作化学品的场合中不吸烟；在吃、喝、吸烟、上厕所之前要先洗手；如果是工作在灰尘及蒸气的环境中，下班后要淋浴。

4. 给使用者提供安全操作信息

大多数的供应商对于每个产品都应提供毒性、防护等有关数据，如化学成分、物理状态、物理数据、危险警告标示、毒性危险、火灾危险、紧急抢救措施、操作预防措施、保存及处理等。

第四节　腐蚀性化学品的防护用品

腐蚀性化学品的防护用品按照防护部位分为眼面部防护用品、躯体防护用品、手部防护用品、足部防护用品。

一、眼面部防护用品

在生产过程中的酸碱液体或腐蚀性烟雾进入眼中或接触到面部皮肤，可引起角膜或面部皮肤的烧伤。使用氢氧化钠，操作氧化钙管子，输送含有腐蚀性液体或气体的管道，打开装有腐蚀性液体的筒或罐时由于压力过大而使液体喷出，在金属淬火时有氰化物和亚硝酸盐飞溅等，都可能导致眼面部的伤害。工业生产中化学性眼伤害较多见，而由碱引起的烧伤最严重，因碱比酸更易穿透。

防御化学物质等伤害眼睛和面部的眼面部防护用品，根据产品外形结构分为防护眼镜、防护眼罩（见图 9—2）和防护面罩（见图 9—3），其产品应符合 GB 14866—2006《个人用眼护具技术要求》。

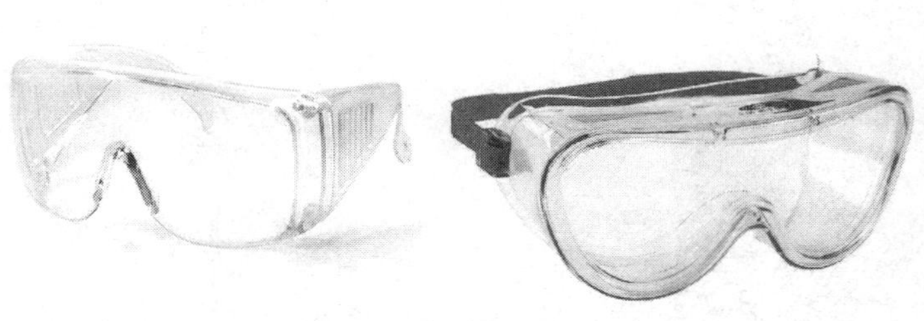

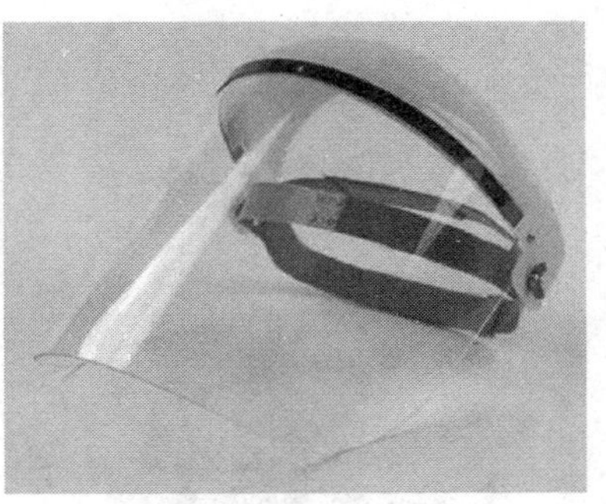

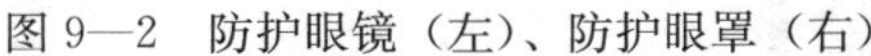
图 9—2　防护眼镜（左）、防护眼罩（右）

图 9—3　防护面罩

二、躯体防护用品

化学药剂包括酸碱溶液、农药、化肥以及其他经皮肤侵入的化学药剂，这些化学药剂对皮肤产生烧灼伤害或者刺激皮肤发生过敏反应、毛囊炎以及全身性中毒症状。

防护化学药剂伤害的躯体防护用品主要包括酸碱类化学品防护服和防化服两种。

1. 酸碱类化学品防护服

酸碱类化学品防护服是用耐酸碱织物或橡胶，塑料等材料制成的防护服，适合从事与液态酸碱接触相关工作的人员穿用。该类产品应该符合 GB 24540—2009《防护服装　酸碱类化学品防护服》的要求。GB 25450—2009 标准覆盖了碱类、酸类、酸碱类防护服。

标准内容解析如下：

（1）分类

酸碱类化学品防护服按照服装材质分为织物类和非织物类。

（2）分级

织物类防护服按穿透时间、耐液体静压性能分为一级、二级、三级；非织物类防护服按渗透时间分为一级、二级、三级。一级防护性能最低，三级的防护性能最高，以分级条件中最低者的等级作为防护等级。

（3）结构

防护服按照服装的结构分为分体式和连体式。分体式防护服上衣应“领口紧、袖口紧和下摆紧”，裤子应为直筒裤（见图 9—4）；连体式酸碱类化学品防护服应“领口紧、袖口紧、裤脚紧”（见图 9—5）。

（4）性能要求

1）穿透时间和渗透时间

穿透时间和渗透时间是酸碱类化学品防护服最重要的检测项目，是用于衡量服装抵御酸碱渗透或穿透能力的指标。穿透是指化学品从孔隙，接缝，针孔或者瑕疵透过服装材料的过程；渗透是指化学品分子透过防护服的过程，包括化学品分子被服装材料吸附、在服装材料内的扩散以及从服装材料另一面的解吸附过程。

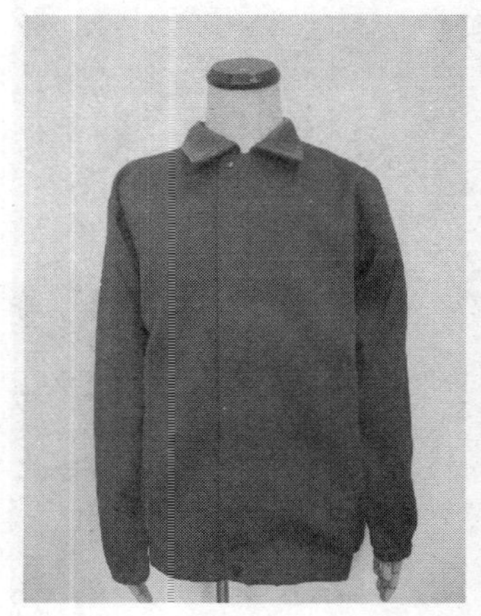
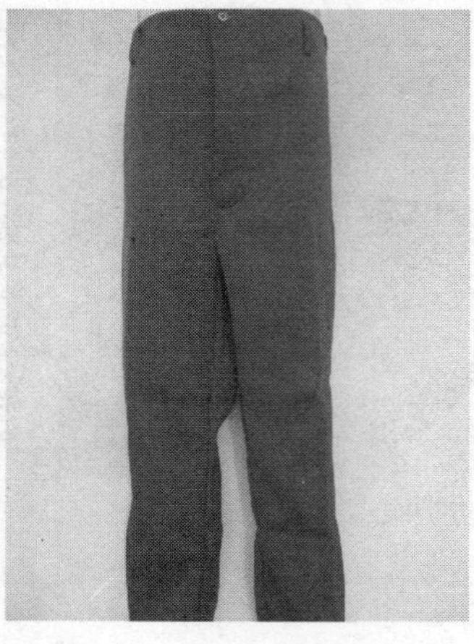

图 9—4 分体式酸碱类化学品防护服

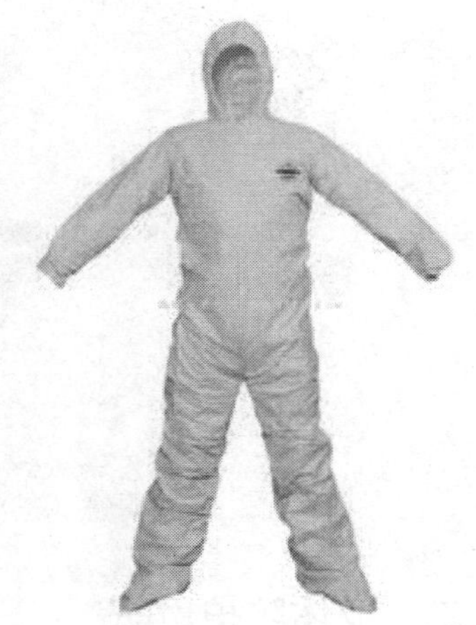

图 9—5 连体式酸碱类化学品防护服

织物駿碱类化学品防护服有接缝部位和无接缝部位的穿透时间应满足表 9—1 的要求。

表 9—1 织物酸碱类化学品防护服穿透时间

	渗透时间 t（min）		
洗后	一级	二级	三级
	$3\leqslant t<5$	$5\leqslant t<10$	$t\geqslant 10$
洗前	$t\geqslant 30$		

非织物酸碱类化学品防护服有接缝部位和无接缝部位的渗透时间应满足表 9—2 的要求。

表 9—2 非织物酸碱类化学品防护服渗透时间

渗透时间 t（min）		
一级	二级	三级
$90\leqslant t<120$	$120\leqslant t<240$	$t\geqslant 240$

2）拒液效率

拒液效率是衡量防护服表面不附着酸/碱液能力的指标。织物酸碱类化学品防护服洗前和洗后拒液效率应不小于 90%。

3）耐液体静压力

耐液体静压力是检查布料能够承受多大压力的液体穿透。织物酸碱类化学品防护服耐液体静压力见表 9—3。

表 9—3 耐液体静压力

等级	耐液体静压力值 P（Pa）
一级	$175\leqslant P<520$
二级	$520\leqslant P<1\ 020$
三级	$P\geqslant 1\ 020$

4）强力下降率

强力下降率是检查布料经受酸碱腐蚀后性能的变化情况。织物酸碱类化学品防护服对硫酸、盐酸、硝酸、氢氧化钠的强力下降率≤30%，非织物酸碱类化学品防护服对硫酸、盐酸、硝酸、氢氧化钠的强力下降率≤50%。

5）接缝断裂强力

织物酸碱类化学品防护服的接缝断裂强力≥98 N，非织物酸碱类化学品防护服的接缝断裂强力≥45 N。

6）耐磨性

耐磨性检查非织物酸碱类化学品防护服经受日常摩擦的能力。非织物酸碱类化学品防护服经过 100 圈磨损后应无破洞。

7）耐屈挠性

耐屈挠性检查非织物酸碱类化学品防护服在穿着时作业人员反复屈伸肢体对防护服的影响。非织物酸碱类化学品防护服屈挠 1 000 次后应无破坏或断裂。

8）抗刺穿性

抗刺穿性检查非织物酸碱化学品防护服穿着时抵御意外穿刺的能力。非织物酸碱化学品防护服的穿透力＞10 N。

9）甲醛含量

织物酸碱类化学品防护服的甲醛含量≤75 mg/kg。

10）pH 值

织物酸碱类化学品防护服的 pH 值应为 4.0～7.5。

11）耐干摩擦色牢度

织物酸碱类化学品防护服的耐干摩擦色牢度≥3 级。

12）断裂强力

织物酸碱类化学品防护服的断裂强力见表 9—4。

表 9—4　　织物酸碱类化学品防护服的断裂强力

服料	断裂强力（N）
经向	≥980
纬向	≥490

非织物类酸碱类化学品防护服断裂强力≥250 N。

13）撕破强力

织物酸碱类化学品防护服的撕破强力见表 9—5。

表 9—5　　织物酸碱类化学品防护服的撕破强力

服料	撕破强力（N）
经向	≥147
纬向	≥49

14）喷溅液密性和喷射液密性

成品防护服均应对防护对象具有一定液密性。该标准对一般场所使用的防护服和存在加压液态酸碱场所使用的防护服引入了成品服装的液密性能要求，这具有重要的现实意义。喷溅液密性是指防护服上总污渍面积不应超过标准污渍面积的 3 倍。喷射液密性要求应用场所在加压液态酸碱时防护服上总污渍面积不应超过标准污渍面积的 3 倍。

2. 防化服

1990 年，美国消防协会（NFPA）和美国材料实验协会（ASTM）对防化服（见图 9—6）提出和发展了附加的标准，而且被 OSHA 认可。FPA1991 标准对气密防化服提出了性能要求，这些要求包括防化学和防火焰测试，可防 21 种基本化学品。该类产品应符合 GB 24539—2009《防护服装　化学防护服通用技术要求》。

（1）分类

防化服根据防护对象和整体防护性能分为应急救援用气密型化学防护服、应急救援用非气密型化学防护服、喷射液密型化学防护服、应急救援用喷射液密型化学防护服、泼溅液密型化学防护服、颗粒物化学防护服。

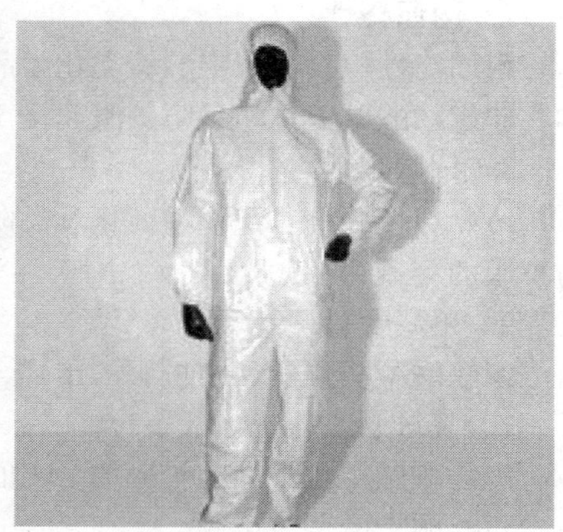

图 9—6　防化服

（2）技术要求

防护服的技术要求比酸碱类化学品防护服的要更加具体和严格。防护服种类比较多，各类别的技术要求各不相同。防化服依据的标准为 GB 24539—2009《防护服装　化学防护服通用技术要求》，其检测项目见表 9—6。

表 9—6　防化服检测项目

性能	测试项目	应急救援用气密型化学防护服	应急救援用非气密型化学防护服	喷射液密型化学防护服	应急救援用喷射液密型化学防护服	泼溅液密型化学防护服	颗粒物化学防护服
整体防护性能	气密性	√					
	液体泄漏性能	√	√				
	液密喷射			√	√		
	液密泼溅			√	√	√	
面料化学防护性能	渗透性能	√	√	√	√	√	
	液体耐压穿透性能	√	√	√	√		
	拒液性能					√	
	耐静水压性能						√
	耐固体颗粒物穿透性能						√

续表

性能	测试项目	应急救援用气密型化学防护服	应急救援用非气密型化学防护服	喷射液密型化学防护服	应急救援用喷射液密型化学防护服	泼溅液密型化学防护服	颗粒物化学防护服
面料物理防护性能	耐磨损性能	√	√	√	√	√	√
	耐屈挠破坏性能	√	√	√	√	√	√
	撕破强力	√	√	√	√	√	√
	断裂强力	√	√	√	√	√	√
	抗刺穿性	√	√	√	√	√	√
	耐低温耐高温性能	√	√	√	√	√	√
接缝性能	渗透性能	√	√	√	√		
	液体耐压穿透性能	√	√	√	√	√	
	接缝强力	√	√	√	√	√	√
化学视窗	渗透性能	√	√				
	抗刺穿性	√	√				
化学防护手套	渗透性能	√	√				
	液体耐压穿透性能	√	√				
化学防护鞋/靴	渗透性能	√	√				
	液体耐压穿透性能	√	√				

三、手部防护用品

人手在生产过程中是最有价值和最万能的工具，手部伤害在生产过程中也是相当严重的，化学物质是手部伤害的常见因素。

防护化学药剂伤害的手部防护用品主要包括耐酸碱手套、橡胶耐油手套和浸塑手套。

1. 耐酸碱手套

耐酸碱手套（见图 9—7）是用于手部接触酸碱或需要浸入酸碱液中工作时使用的防护手套，也适用于农、林、牧、渔各业一般操作时使用。该类产品应该符合AQ6102—2007《耐酸（碱）手套》的要求。

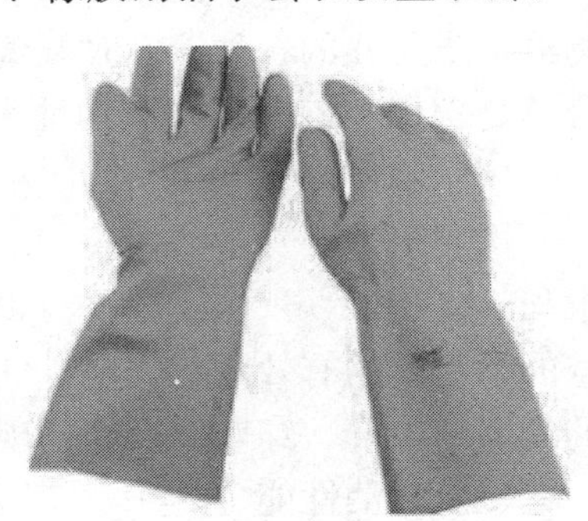
图 9—7　耐酸碱手套

（1）手套防护长度

手套防护长度是指在手套与酸碱溶液接触时，能起到有效隔离作用的长度，它应不小于表 9—7 所列出的对应型号手套的最短长度。

表 9—7　**手套的规格尺寸**

手套尺寸号码	手套的最短长度（mm）
6	220
7	230
8	240
9	250
10	260
11	270

（2）手套的不泄漏性能

手套的不泄漏性能主要检查的是手套是否气密，能否保证佩戴操作时酸碱液不浸入手套内部伤害作业人员手部。标准要求在规定的压力下手套不能有漏气现象。

（3）物理机械性能

手套的物理机械性能主要是检查手套材质是否能够抵御日常使用时遇到的摩擦、拉升、穿刺以及切割对手套的破坏。它的具体物理机械性能要求见表 9—8。

表 9—8　**物理机械性能**

性能	1 级	2 级	3 级	4 级	5 级
耐磨性（圈）	100	500	2 000	8 000	—
抗切割性	1.2	2.5	5.0	10.0	20.0
抗撕裂性（N）	10	25	50	75	—
抗刺穿性（N）	20	60	100	150	—

（4）手套的耐渗透性能

耐渗透性能是耐酸碱手套最重要的技术性能指标，主要检查的是手套对酸、碱溶液的防护效果。标准要求暴露在浓度为 96%的硫酸或 40%的氢氧化钠溶液中的手套不应有渗透、龟裂、剥离、溶解，无明显膨胀、收缩和硬化等异常现象。

2. 橡胶耐油手套

橡胶耐油手套（见图 9—8）是作业人员接触矿物油、植物油、脂肪族的各种溶剂时佩戴的防护手套。该类产品应该符合 AQ 6101—2007《橡胶耐油手套》的要求。

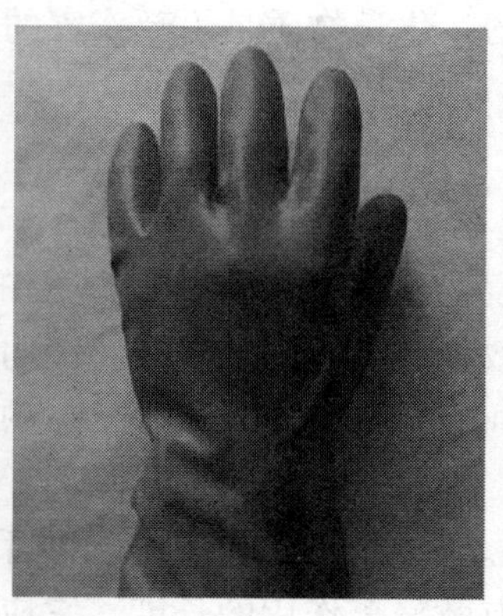

图 9—8　橡胶耐油手套

（1）不泄漏性能手套的防护长度及物理机械性能

橡胶耐油手套的防护长度、不泄漏性能及物理机械性能要求与 AQ 6102—2007《耐酸（碱）手套》的要求一致，主要检查的是手套的有效隔离长度、气密性以及抵御日常使用时遇到的摩擦、拉升、穿刺以及切割现象的能力。

（2）耐油性能

耐油性能是橡胶耐油手套最重要的技术指标，主要检查手套对油脂的防护能力和防护效果，主要考核手套材质的拉伸性能变化情况和硬度的变化情况。标准要求将手套在（23±2)℃的条件下浸没于1号标准油中24 h后取出，用汽油洗涤30 s，再用滤纸擦去表面上的参与液体，在室温中停放30 min，然后进行测试，其浸油前与浸油后的技术要求应符合表9—9的要求。

表9—9　　浸油前后技术要求

试验项目	性能指标
拉伸强度	≥9 MPa
扯断伸长率	≥500%
扯断永久变形	≤40%
硬度	<50（邵尔A）
浸1号标准油后拉伸强度［（23±2)℃，24 h条件下］	≥6.5 MPa
浸1号标准油后扯断伸长率［（23±2)℃，24 h条件下］	≥400%

3. 浸塑手套

浸塑手套（见图9—9）是直接将手型模具或套上棉毛衬里的手型模具浸入液态塑料中，然后取出，经固化、干燥、脱模的方法制成的手套。该类产品应符合GB/T 18843—2002《浸塑手套》的要求。

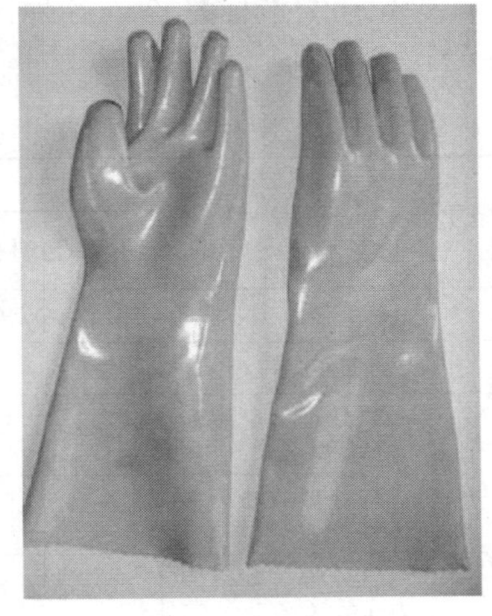

图9—9　浸塑手套

（1）分类

按有无衬里分为有衬里浸塑手套和无衬里浸塑手套。

按功能分为耐酸碱浸塑手套、耐油浸塑手套、防苯及其他有机溶剂浸塑手套、热水作业浸塑手套、一般防护浸塑手套。

（2）标记

产品标记的符号和含义如下：

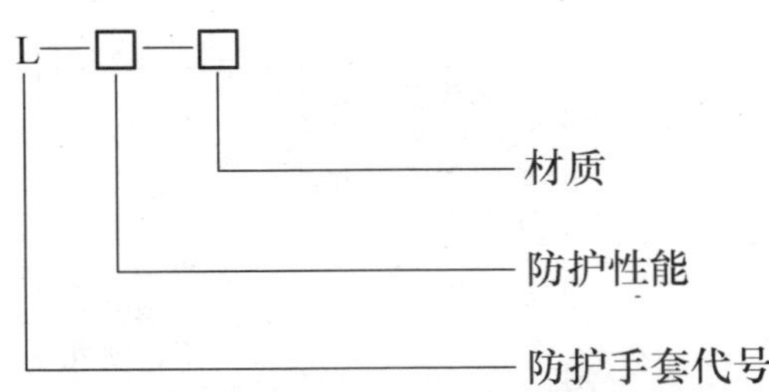

其中，材质以S_1（有衬里）及S_2（无衬里）表示，防护性能以SJ（耐酸碱），NY（耐油），FB（防苯及其他有机溶剂），RS（热水），YB（一般）表示。

（3）材料性能要求

材料性能要求是检查浸塑手套的浸塑材料的厚度是否满足要求，手套的衬里与涂层的黏合强度，手套涂层抵御日常摩擦的能力，以及手套材料在其使用环境中抵御各种因素影响的能力。具体要求见表 9—10。

表 9—10　材料性能要求

序号	项目	技术要求	
		有衬里	无衬里
1	厚度（mm）	厚度≥0.8，涂层≥0.3	≥0.3
2	涂层与衬里黏合强度（N/cm）	≥6	—
3	涂层耐磨性（次）	≥6 000	—
4	耐低温冲击性能	不发生裂痕	
5	老化系数（%）	≥80	

（4）理化性能要求

理化性能指标是检查各种浸塑手套抵御其所能防御的环境的能力。具体指标见表 9—11。

表 9—11　理化性能要求

序号	项目	技术要求				
		耐酸碱浸塑手套	耐油浸塑手套	防苯及其他有机溶剂浸塑手套	热水作业浸塑手套	一般防护浸塑手套
1	断裂强力（N）	纬向≥90，经向≥130（当厚度≤0.5 mm 时，≥50）				
2	断裂伸长率（%）	≥50				
3	酸处理后断裂强力降低（%）	≤18				
	酸处理后断裂伸长率变化（%）	≤18				
4	碱处理后断裂强力降低（%）	≤18				
	碱处理后断裂伸长率变化（%）	≤18				
5	耐油性能		无渗透、发黏、龟裂、严重变形、硬化等现象			
6	防苯性能			无渗透、发黏、龟裂、严重变形、硬化等现象		
7	耐洗涤剂性能					无渗透、发黏、龟裂、严重变形、硬化等现象

续表

序号	项目	技术要求				
		耐酸碱浸塑手套	耐油浸塑手套	防苯及其他有机溶剂浸塑手套	热水作业浸塑手套	一般防护浸塑手套
8	耐热水性能				无渗透、发黏、龟裂、严重变形、硬化等现象，手套内温度不超过45℃	
9	不泄漏性能	不泄漏				
10	耐渗透性能	无渗透、龟裂、剥离、溶解及其他异常现象				

四、足部防护用品

在化工厂、造纸厂、有色冶炼、电池生产等工作场所，作业人员常常接触酸碱溶液，可能发生足部被酸碱灼伤的事故。

防护化学试剂灼伤足部的防护用品主要包括耐化学品的工业用橡胶靴、耐化学品的工业用模压塑料靴以及耐酸碱皮鞋。

1. 耐化学品的工业用橡胶靴和模压塑料靴

耐化学品的工业用橡胶靴（见图 9—10）和模压塑料靴（见图 9—11）在工业中有广泛的应用，是在有酸、碱及相关化学品作业中穿用的重要足部防护用品。耐化学品的工业用橡胶靴应符合 GB 20266—2006《耐化学品的工业用橡胶靴》的要求，耐化学品的工业用模压塑料靴应符合 GB 20265—2006《耐化学品的工业用模压塑料靴》的要求。

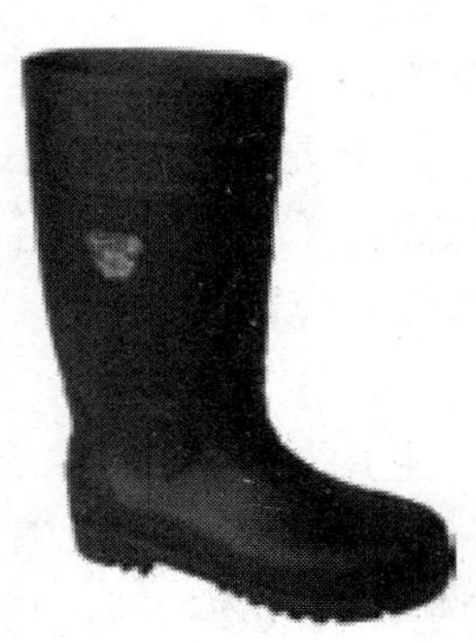

图 9—10　耐化学品的工业用橡胶靴

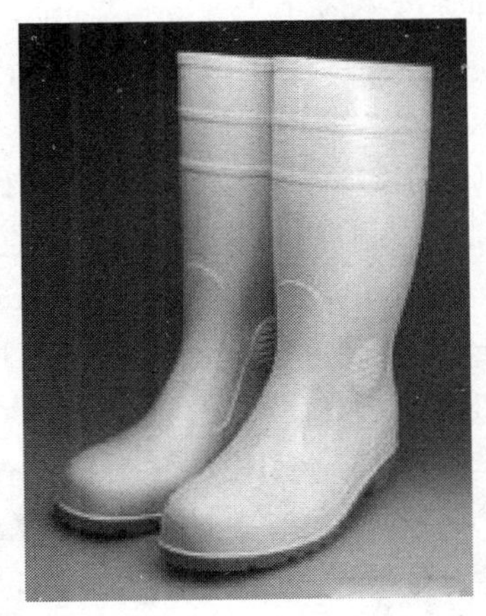

图 9—11　耐化学品的工业用模压塑料靴

（1）款式

两种产品的款式都分为高腰靴、半筒靴和高筒靴（见图 9—12）。

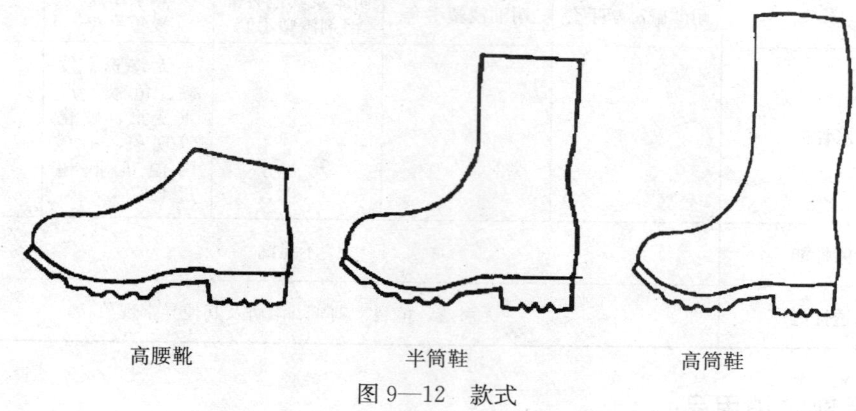

图 9—12　款式

（2）主要技术要求

1）耐化学品的工业用橡胶靴的具体技术要求如下：

①耐折性。耐折性是检查产品在日常使用时靴帮和靴底材料的牢固程度。标准要求：靴帮连续屈挠 125 000 次，每个试样应无裂纹产生；靴底连续屈挠 30 000 次，每个试样的切口增长不应大于 7 mm，或连续屈挠 50 000 次，每个试样应无裂纹产生。

②耐磨性。耐磨性是检查靴底日常经受与地面摩擦能力的。标准要求相对体积磨耗量不应大于 250 mm^3。

③拉伸性能。拉伸性能是检查制作靴子的橡胶材料及帮衬的质量的重要指标。标准要求如下：

靴帮扯断强力：机织物纵向和横向≥250 N；针织物纵向和横向≥180 N。

外底拉伸强度不应小于 8.5 N/mm^2，扯断伸长率不应小于 250％。经（70±2)℃老化处理 168 h 后，拉伸强度变化±20％，扯断伸长率变化－30％～＋10％。

④后跟压缩永久变形。后跟压缩永久变形是检查靴后跟长期经受穿着人员体重的能力。标准要求在（70±2)℃压缩 24 h 后，压缩永久变形不应超过 50％。

⑤耐腐蚀性。耐腐蚀性是检查产品防化学品腐蚀的能力。标准要求经 3.7 $kmol/m^3$ 硫酸溶液，6.0 $kmol/m^3$ 盐酸溶液，6.1 $kmol/m^3$ 氢氧化钠溶液浸泡（70±2）h 后，质量变化不应超过±2％；硬度变化不应超过±10IRHD；拉伸强度降低不应超过 15％；扯断伸长率变化不应超过±20％。

2）耐化学品的工业用模压塑料靴考查性能与耐化学品的工业用橡胶靴相似，具体标准要求如下：

①耐折性。靴帮连续屈挠 150 000 次，每个试样应无裂纹产生；靴底连续屈挠150 000 次，每个试样的切口增长不应大于 6 mm。

②耐磨性。相对体积磨耗量不应大于 250 mm^3。

③拉伸性能。靴帮 100％定伸应力 1.3～4.6 $N \cdot mm^{-2}$，最小扯断伸长率 250％；靴底 100％定伸应力 2.1～5.0 $N \cdot mm^{-2}$，最小扯断伸长率 300％。

④挥发性。平均质量损失不应超过 2.0%。

⑤耐腐蚀性。经 3.7 $kmol/m^3$ 硫酸溶液，6.0 $kmol/m^3$ 盐酸溶液，6.1 $kmol/m^3$ 氢氧化钠溶液浸泡（70±2）h 后，质量变化不应超过±2%；硬度变化不应超过±10IRHD；靴帮试样连续屈挠后应无裂纹产生；靴底连续屈挠后切口增长不应超过 6 mm。

2. 耐酸碱皮鞋

耐酸碱皮鞋是采用防水革等作为材料，配以耐酸碱鞋底，具有防酸碱性能，保护穿用者脚部免受酸碱等腐蚀的足部防护用品，其国家标准是 GB 1208—1989《耐酸碱皮鞋》。

（1）成鞋技术要求

1）透水性能。透水性能是检查耐酸碱皮鞋的整体防水性，主要检查鞋帮与鞋底的结合部位。标准要求鞋浸入水中，使水位高于结合部位 15 mm，放置 4 h，无水透过。

2）耐磨性。耐磨性是检查鞋底与地面摩擦对鞋的影响。标准要求磨痕长度≤12 mm。

3）剥离强度。剥离强度是检查鞋底与鞋帮之间的结合强度。标准要求≥60N/cm。

（2）面革及大底浸酸碱后的技术要求

面革及大底浸酸碱后的技术要求是检查鞋经受酸碱腐蚀的能力。标准要求经 3.7 mol/L 硫酸、2.8 mol/L 盐酸、2.8 mol/L 氢氧化钠浸渍后的面革及经 5.3 mol/L 硫酸、6.0 mol/L盐酸、6.1 mol/L 氢氧化钠浸渍后的大底的技术要求见表 9—12。

表 9—12　　面革及大底浸酸碱后的技术要求

项目	技术要求
面革扯断强度	≥17 N/mm^2
面革扯断伸长率	20%～40%
面革撕裂强度	≥60 N/mm
面革耐折牢度	屈挠 20 000 次，无裂纹、松面掉浆等现象
大底扯断强度	≥9.8 MPa
大底扯断伸长率	≥300%
大底硬度	（55～70）邵尔 A
大底扯断强度降低	≤15%
大底扯断伸长率降低	≤20%
大底质量变化	≤2%
大底硬度增加	≤10 邵尔 A

第五节　腐蚀性化学品防护用品的选择、维护与使用

一、腐蚀性化学品防护用品的选择

1. 识别职业危害的因素

正确选择腐蚀性化学品防护用品的前提是需要识别工作场所的职业危害因素，其中包括：

（1）可造成伤害的物质是固体颗粒物、液体还是蒸气。

（2）工作场所中特定化学物质对皮肤的危害性及化学物质的危险程度。

（3）人体接触化学品的途径，包括正常操作、意外泄漏、不慎接触等。

（4）作业时间和作业频率。

2. 防护用品的选择

（1）眼、面部防护用品的选择

当工作场所同时存在有毒有害气体、蒸气或粉尘时应服从高危害程度原则，可参照GB/T 18664—2002《呼吸防护装备的选择、使用与维护》的相关建议。

（2）躯体防护用品的选择

躯体防护以化学品防护服为主要的选择对象，其选用原则如下：

1）当确定需要使用化学品防护服保护个体健康时，所选择的化学品防护服在预期风险中、任务持续时间内和作业人员工作条件下应低于化学品的危害。

2）正确选择化学品防护服。首先应根据化学品的危害性选择防护性能适宜的防护服。根据化学品防护服抵御危险化学品的能力，将它的防护性能分成高、低等级，最低等级的防护服为穿着者偶尔接触低毒性化学品的身体某一部位提供防护。

3）选用化学品防护服的防护能力应不低于防护危害最大的化学品。

4）针对化学品的性质及防护服的防护功能建立化学品防护服的分类系统，用来区分它们的保护类型和大致的防护性能等级。

5）对于某一特定的危险化学品作业环境，在确定所使用的化学品防护服类别之后，应进一步参考服装和材料的其他性能指标。

（3）足部防护用品的选择

1）耐酸碱皮鞋只能用于浓度较低的酸碱工作场所，不能浸泡在酸碱液中长时间作业。

2）耐化学品的工业用橡胶靴或模压塑料靴应避免接触高温或锐器，以免损伤靴面或靴底。

（4）手部防护用品的选择

1）不同材质的防护手套耐化学品的性能存在差异，因此，应在明确防护对象的前提下选取。

2）不同种类的浸塑手套防护对象不同，在选取浸塑手套时应根据防护对象选取相应的种类。

3）选择的手套尺寸要适当。如果手套太紧则限制血液流通，容易造成疲劳；如手套太松，则使用不灵活，容易脱落。

二、腐蚀性化学品防护用品的使用与维护

1. 化学品防护服的使用与维护

（1）有限次使用的化学品防护服在未被危险化学品污染前可多次使用，受污染后不宜再使用。

（2）可重复使用的化学品防护服应按照制造商提供的清洗说明进行清洗和污染物净化后再次使用。使用者应按照制造商提供的说明判断其污染的程度和清洁的必要性和可行性。

（3）化学品防护服在使用前应检查其是否破损，穿用时应避免接触锐器，防止造成机械损伤。

（4）酸碱类化学品防护服只能在规定的酸碱作业环境中作为辅助用具使用。

（5）橡胶和塑料制成的化学品防护服存放时应避免接触高温，用后清洗晒干，避免暴晒，长期存放应撒上滑石粉以防粘连。

（6）合成纤维类化学品防护服不宜用热水洗涤、熨烫，避免接触明火。

（7）服装面料、缝线及附件均使用耐腐蚀材料，破损后不能自行修补。

2. 化学品防护鞋（靴）的使用与维护

（1）耐酸碱皮鞋不能浸泡在酸碱液中进行长时间作业，以防酸碱溶液渗入皮鞋内腐蚀足部。

（2）耐化学品的工业用橡胶靴或模压塑料靴穿用后，应用清水冲洗靴子上的酸碱溶液，然后晾干，避免日光直接照射，以防橡胶或塑料老化变脆而影响使用寿命。

3. 化学品防护手套的使用与维护

（1）使用前应仔细检查表面是否破损。

（2）使用前向手套内吹气，用手捏紧套口，观察是否漏气，漏气则不能使用。

（3）橡胶、塑料等材质的防护手套用后应冲洗干净、晾干，保存时避免高温，并撒上滑石粉以防粘连。

（4）摘取手套一定要采用正确的方法，防止将手套上沾染的有害物质沾到皮肤和衣服上，造成二次污染。

（5）使用中应注意安全，不要将污染的手套任意丢放，避免造成对他人的伤害。暂时不用的手套要放在安全的地方。

参考文献

[1] 国际劳工局. 职业卫生与安全百科全书［M］. 北京：中国劳动社会保障出版社，2000.

[2] 刘旭荣. 劳动防护用品管理和使用知识［M］. 北京：化学工业出版社，2012.

[3] GB 24540—2009 防护服装　酸碱类化学品防护服 [S]. 北京：中国标准出版社，2009.

[4] GB 20266—2006 耐化学品的工业用橡胶靴 [S]. 北京：中国标准出版社，2006.

[5] GB 20265—2006 耐化学品的工业用模压塑料靴 [S]. 北京：中国标准出版社，2006.

[6] GB 21146—2007 个体防护装备　职业鞋 [S]. 北京：中国标准出版社，2007.

[7] GB 21147—2007 个体防护装备　防护鞋 [S]. 北京：中国标准出版社，2007.

[8] GB 21148—2007 个体防护装备　安全鞋 [S]. 北京：中国标准出版社，2007.

[9] AQ 6102—2007 耐酸（碱）手套 [S]. 北京：中国标准出版社，2007.

[10] AQ 6101—2007 橡胶耐油手套 [S]. 北京：中国标准出版社，2007.

[11] GB/T 18843—2002 浸塑手套 [S]. 北京：中国标准出版社，2002.

第十章　密闭空间的个体防护

第一节　密闭空间的基本概念、分类及特点

一、密闭空间的定义

密闭空间是指封闭或部分封闭，进出口较为狭窄有限，未被设计为固定工作场所，自然通风不良，易造成有毒有害、易燃易爆物质积聚或氧含量不足的空间。

定义为密闭空间需同时满足以下三个条件，缺一不可：

（1）体积足够大，人能够完全进入。

（2）进出口有限或者受到限制。

（3）不是设计为长时间占用的空间。

二、密闭空间的分类

密闭空间主要分为四类：密闭设备、地下密闭空间、地上密闭空间、冶金企业非标设备。

1. 密闭设备

密闭设备一般包括船舱、储罐、车载槽罐、反应塔（釜）、冷藏箱、压力容器、管道、烟道、锅炉等，如图 10—1 所示。

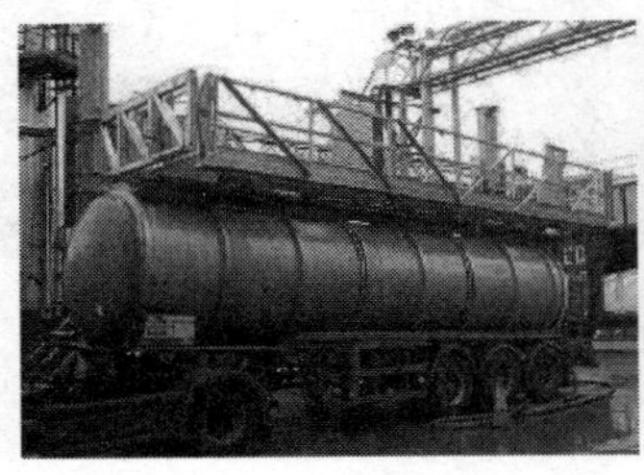
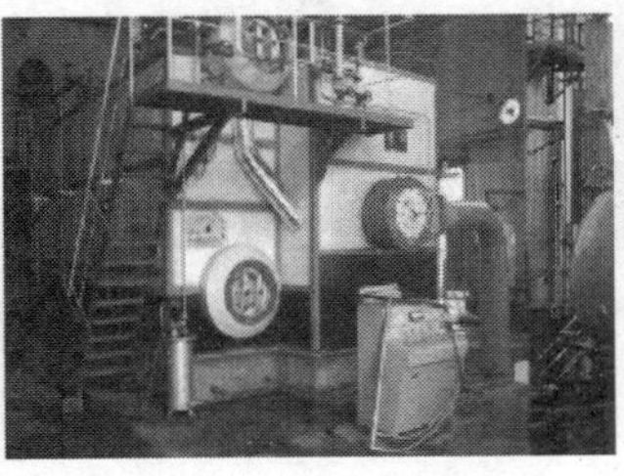
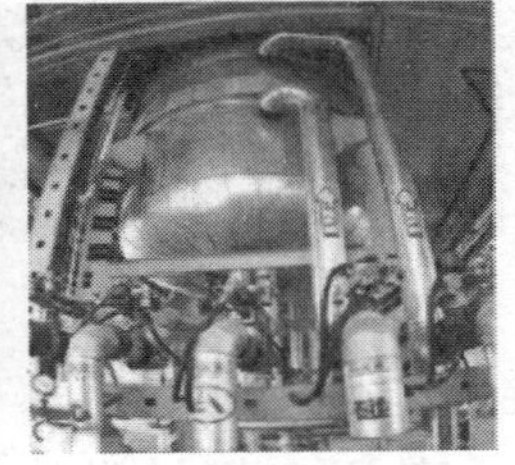

图 10—1　密闭设备

2. 地下密闭空间

地下密闭空间一般包括地下管道、地下室、地下仓库、地下工程、暗沟、隧道、涵洞、地坑、废井、地窖、污水池（井）、沼气池、化粪池、下水道等，如图 10—2 所示。

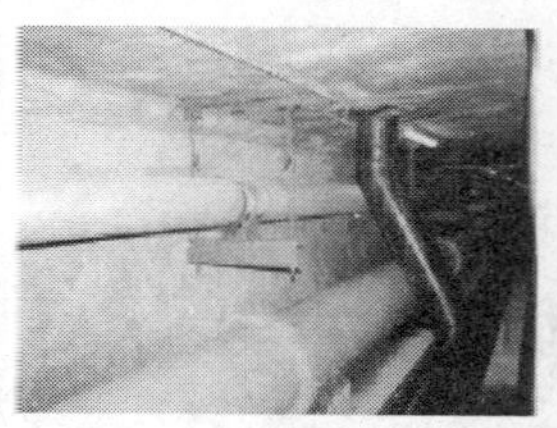
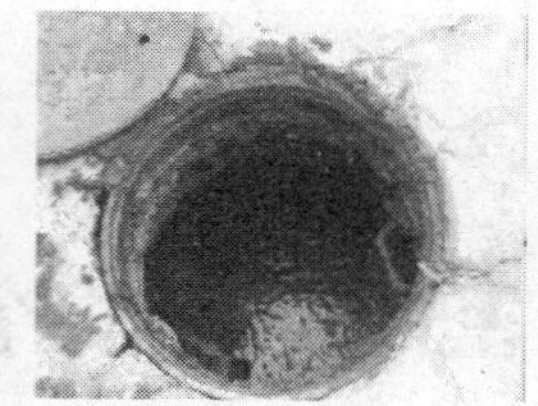
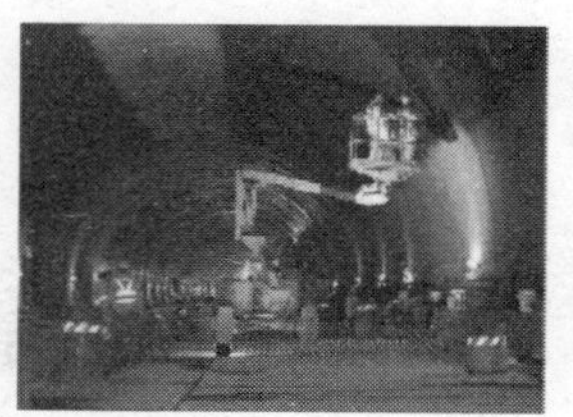

图 10—2　地下密闭空间

3. 地上密闭空间

地上密闭空间一般包括储藏室、酒糟池、发酵池、垃圾站、温室、冷库、粮仓、料仓等，如图 10—3 所示。

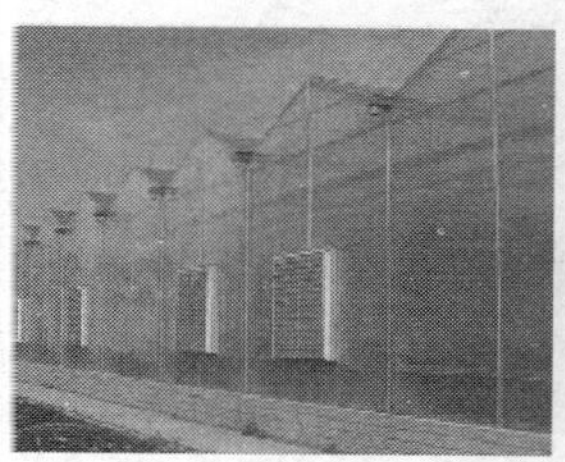
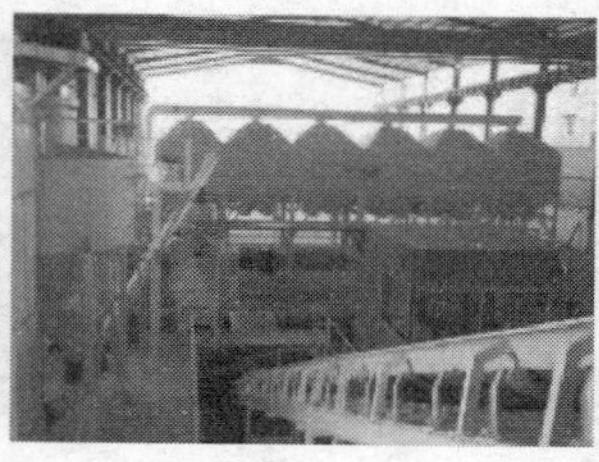
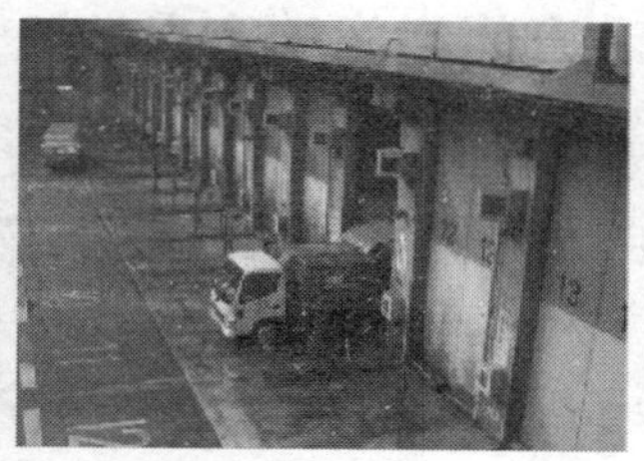

图 10—3　地上密闭空间

4. 冶金企业非标设备

冶金企业非标设备一般包括高炉、转炉、电炉、矿热炉、电渣炉、中频炉、混铁炉、煤气柜、重力除尘器、电除尘器、排水器、煤气水封等，如图 10—4 所示。

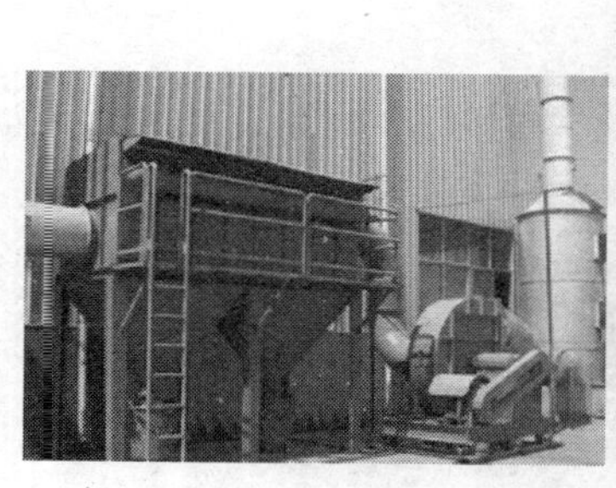
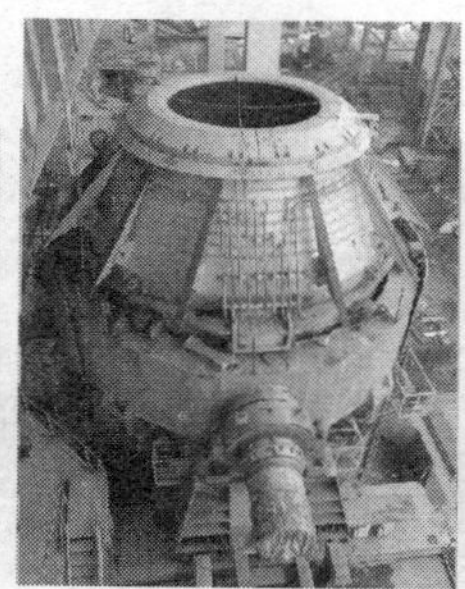
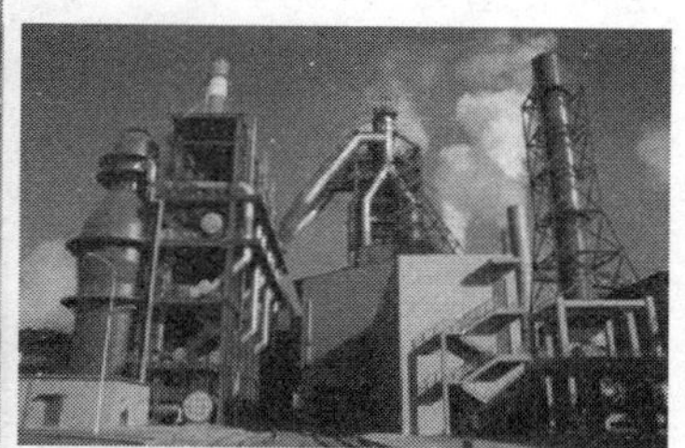

图 10—4　冶金非标设备

三、密闭空间的特点

1. 空间有限

密闭空间是一个“封闭”的空间，是有形的，并有一定的大小，仅在有需要的时候才进入，密闭空间设置有开口或入口，以便人员通过。

2. 进出口受限制，但能进行指派的工作

在需要进入作业的情况下，人员能够通过开口进入到密闭空间，但密闭空间开口一般与常规的人员出入通道不同，因此人员在进出时会受到一定限制。

3. 通风不良，有毒、易燃气体积聚和缺氧

密闭空间长期处于封闭或半封闭的状态，且出入口有限，自然通风不良，易造成有毒、有害物质积聚或氧含量不足，此特点是造成密闭空间死亡事故的主要原因。

4. 内部构造的复杂

由于密闭空间多用于各种大型设备和设施的检查维修，密闭空间内部各种管道、电缆等错综复杂，又受限于空间的大小，因此相对于普通工作场所，密闭空间的内部构造相对复杂，对于某些密闭空间这也是导致事故的原因之一。

第二节　密闭空间的危害

密闭空间存在的危害因素主要有缺氧窒息、中毒、坠落、燃爆等，了解并正确辨识这些危害因素对有效采取预防、控制措施，减少人员伤亡事故具有十分重要的作用。

一、缺氧窒息

空气中的氧气含量一般在21%左右。在密闭空间内由于通风不良、生物的呼吸作用以及物质的氧化作用，较易形成缺氧状态。一旦工作场所空气中的氧气浓度低于19.5%，就会有缺氧的危险，可能导致窒息事故发生。另外，有一类单纯性窒息气体，其本身无毒，但它们的存在对氧气有排斥作用，且这类气体绝大多数比空气重，易在空间底部聚集，并排挤氧气，而造成进入空间作业的人员缺氧窒息。常见的单纯性窒息气体包括二氧化碳、氮气、甲烷、氩气和六氟化硫等。

1. 缺氧窒息对人体的危害

氧气是人体赖以生存的重要物质基础，缺氧会对人体多个系统及脏器造成影响。氧气含量不同，对人体的危害也不同。不同氧气含量对人体的影响见表10—1。

表10—1　不同氧气含量对人体的影响

氧气含量（体积分数）	对人体的影响
19.5%	最低允许值
15%～19.5%	体力下降，难以从事重体力劳动，动作协调性降低，容易引发冠心病、肺病等
12%～14%	呼吸加重，频率加快，脉搏加快，动作协调性进一步降低，判断能力下降
10%～12%	呼吸加深加快，几乎丧失判断能力，嘴唇发紫
8%～10%	精神失常，昏迷，失去知觉，呕吐，脸色死灰
6%～8%	4～5 min时，通过治疗可恢复；6 min后，50%致命；8 min后，100%致命
4%～6%	40 s后昏迷，痉挛，呼吸减缓，死亡

2. 密闭空间内单纯性窒息气体的主要来源

（1）二氧化碳主要来源

1）长期不开放的各种矿井、油井、船舱底部及下水道。

2）利用植物发酵制糖、酿酒，用玉米制酒精、丙酮，以及制造酵母等生产过程中，若发酵桶、池的车间是密闭或隔离的，则会有较高浓度的二氧化碳产生。

3）在不通风的地窖和密闭仓库中储存蔬菜、水果和谷物等都可产生高浓度的二氧化碳。

4）在有限空间中作业人数、时间超限的情况下可造成二氧化碳积聚。

5）化学工业中以二氧化碳作为原料制造碳酸钠、碳酸氢钠、尿素、碳酸氢铵等多种化工产品的反应备内。

6）轻工业生产中制造汽水、啤酒等饮料充以二氧化碳等过程均可生成大量二氧化碳。

（2）氮气主要来源

由于氮气的化学惰性，常用作保护气以防止某些物体暴露于空气时被氧气所氧化，或用作工业上的清洗剂，洗涤储罐、反应釜中的危险有毒物质。

（3）甲烷主要来源

1）密闭空间内有机物分解产生甲烷。

2）天然气管道泄漏。

（4）氩气主要来源

氩气是目前工业上应用很广的稀有气体。由于它既不能燃烧，也不助燃，在飞机制造、船舶制造、原子能工业和机械工业领域，焊接特殊金属如铝、镁、合金以及不锈钢时往往用氩气作为焊接保护气，防止焊接件被空气氧化或氮化。

（5）六氟化硫主要来源

六氟化硫由于其良好的电气强度，已成为除空气外应用最广泛的气体介质。目前被广泛应用于电力设备而作为绝缘或灭弧的重要气体，如 SF6 断路器、SF6 变压器及 SF6 绝缘变电站等。它在冷冻工业中主要作为制冷剂。

二、中毒

密闭空间中存在大量的有毒物质，人一旦接触后易引起化学性中毒，甚至可能导致死亡。常见的有毒物质包括：硫化氢、一氧化碳、苯系物、磷化氢、氯气、氮氧化物、氨气、氰和腈类化合物、易挥发的有机溶剂、极高浓度刺激性气体等。

1. 有毒有害物质对人体的危害

有毒有害物质对人体的伤害主要体现在刺激性、化学窒息性及致敏性方面，其主要通过呼吸吸入、皮肤接触进入人体，再经血液循环对人体的呼吸、神经、血液等系统及肝脏、肺、肾脏等脏器造成严重损伤。短时间接触高浓度刺激性有毒有害物质会引起眼部、上呼吸道刺激，中毒性肺炎或肺水肿，心脏、肾脏等脏器病变。接触化学性、窒息性有毒物质会造成细胞缺氧窒息。

2. 密闭空间内有毒有害物质的主要来源

（1）硫化氢主要来源

1）排放到密闭空间的废气、废液含有硫化氢。

2）污水管道、化粪池、窨井、纸浆发酵池、污泥处理池、密闭垃圾站、反应釜/塔等密闭空间中的有机物腐败会产生硫化氢。

3）制造二氧化硫、氯化铵、硫化钠、硫磷、乐果、含硫农药等产品的反应釜中残留有硫化氢。

（2）一氧化碳主要来源

1）在密闭空间中含碳物质不完全燃烧会产生一氧化碳。

2）反应釜中生产合成氨、丙酮、光气、甲醇等化学品时产生的副产物中存在一氧化碳。

3）使用一氧化碳作为染料等。

4）使用柴油发电机、检查燃气管道、清洗反应釜/塔等会接触到一氧化碳。

（3）苯主要来源

1）在反应釜中制作油、脂、树胶、油漆、黏结剂和氯丁胶等作业时用苯作为溶剂和稀释剂。

2）苯用于制造各种化工产品，如苯乙烯、苯酚、顺丁烯二酸酐和许多清洁剂、炸药、化肥、农药和染料等。

3）在地下室、密闭设备内进行涂刷作业，对反应釜/塔进行清洗、维修作业时会接触到苯。

（4）甲苯、二甲苯主要来源

1）在反应釜中作为生产甲苯衍生物、炸药、染料中间体、药物等的主要原料。

2）在密闭空间进行涂刷作业或进行反应釜/塔清洗时，作为油漆、黏结剂的稀释剂。

（5）氯气主要来源

1）作为重要的化工原料，在反应釜中作为氯化反应的主要原料。

2）作为漂白剂，使用后在密闭空间内残留。

（6）氨气主要来源

1）在反应釜中作为利用氨化反应制取铵盐和氮肥的重要原料。

2）经液化后的氨气，常作为制冷剂，发生泄漏后会在密闭空间内积聚。

三、燃爆

易燃易爆物质是可能引起燃烧、爆炸的气体/蒸气或粉尘。密闭空间内可能存在大量易燃易爆气体，如甲烷、天然气、氢气、挥发性有机化合物等，当浓度高于爆炸下限时，遇到火源或以其他形式提供一定的能量时就会发生燃烧或爆炸。另外，密闭空间内存在的炭粒、粮食粉末、纤维、塑料屑以及研磨得很细的可燃性粉尘也可能引起燃烧和爆炸。常见易燃易爆物质的爆炸极限见表 10—2。

表 10—2　　常见易燃易爆物质的爆炸极限

名称	爆炸下限	爆炸上限
甲烷	5.0%	15.0%
氢气	4.1%	75%
苯	1.2%	8.0%
甲苯	1.1%	7.0%
二甲苯	1.1%	7.0%
硫化氢	4.0%	46.0%
一氧化碳	12.5%	74.2%
氰化氢	5.6%	40.0%
汽油	1.3%	7.6%
铝粉末	58.0g/m³	—
木屑	65.0g/m³	—
煤末	114.0g/m³	—
面粉	30.2g/m³	—
硫黄	2.30g/m³	—

1. 燃爆对人体的危害

燃爆会对作业人员产生非常严重的影响。燃烧产生的高温引起皮肤和呼吸道烧伤；燃烧产生的有毒物质可致中毒，引起脏器或生理系统的损伤；爆炸产生的冲击波引起冲击伤，产生的物体破片或沙石可能导致破片伤和沙石伤等。

2. 造成密闭空间燃爆物质的主要来源

（1）密闭空间中气体或液体的泄漏和挥发。

（2）有机物分解，如生活垃圾、动植物腐败物分解等产生甲烷。

（3）作业过程中引入的，如使用乙炔气焊接等。

（4）空气中氧气含量超过 23.5%时，会形成富氧环境。高浓度的氧气会造成易燃易爆物质的爆炸下限降低，上限提高，增加了爆炸的可能性，也增大了可燃性物质的燃烧程度，可能导致非常严重的火灾危害。

四、高处坠落

按我国国家标准 GB/T 3608—2008《高处作业分级》的规定：凡在坠落高度基准面 2 m 以上（含 2 m）有可能坠落的高处进行的作业都称为高处作业。有限空间作业中常涉及高处作业，一旦操作不慎，就极易发生高处坠落危险。

1. 高处坠落对人体的危害

高处坠落可能导致脑部或内脏损伤而致命，或使四肢、躯干、腰椎等部位受冲击而造成重伤致残。除此之外，高处坠落还可引发物体打击、触电等多种其他伤害。

2. 导致高处坠落的主要原因

（1）作业者身体素质不适应，如某些疾病、心理因素等；也可能是工作时间长，身体疲劳，注意力过度集中，未注意范围变小，麻痹大意，疏于防护，作业中发生失足。

(2) 作业者进行高处作业时未佩戴防护用品。

(3) 安全防护用品不合格或载荷超重。

(4) 作业面狭窄，作业人员活动受限，四周悬空，手脚易扑空。

五、其他危害因素

除以上因素外，还可能存在淹溺、触电、机械伤害等危险。

第三节　密闭空间的个体防护用品

密闭空间的个体防护包含了气体检测、呼吸防护、坠落防护、安全器具等多个方面，按照伤害因素，密闭空间的个体防护种类如图 10—5 所示。

本节主要介绍坠落防护用品，有限空间作业中常涉及高处作业，国内外的专家都通过实验和实例中得出，冲击能量达到 1 300 J（4 900 N）即可打击到人头盖骨而致死。从 2 m 左右的高度坠落时，冲击能量即有可能达到 1 300 J，造成人身伤亡。为防止作业人员在作业过程中发生坠落事故，配备防坠落用具是十分必要的。有限空间作业中常使用的坠落防护用品主要包含安全帽、安全带、自锁器、速差自控器、安全绳、缓冲器、连接器、缓降装置等。

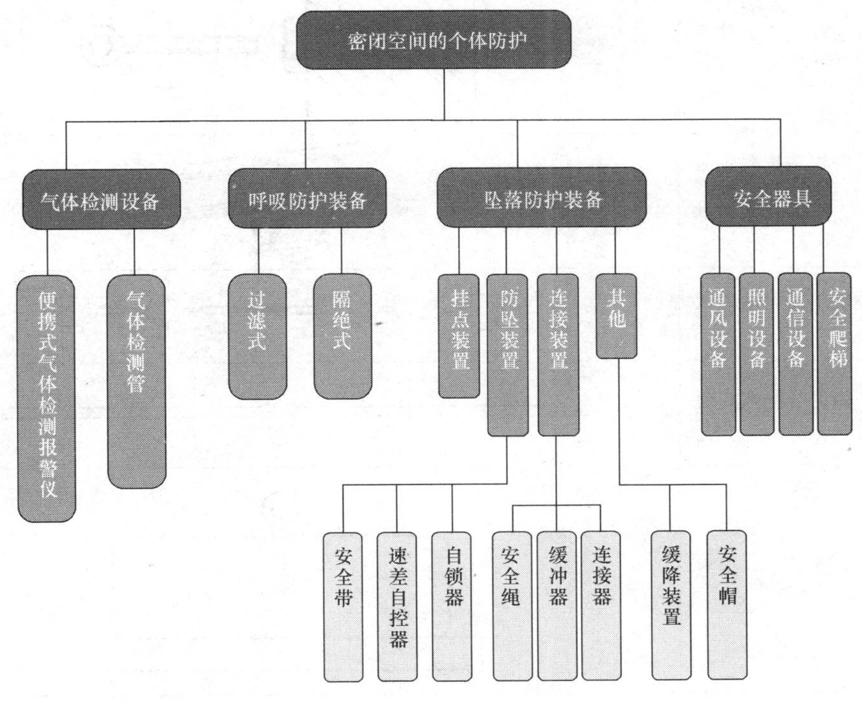

图 10—5　密闭空间的个体防护种类

一、挂点装置

挂点装置是由一个或多个连接点和部件组成的，用于连接坠落防护装备与附着物（墙、脚手架、地面等固定设施）的装置。该装置是坠落防护装备中的重要组成部分。由于密闭空间构造的特殊性，使得作业人员在进行坠落防护的架设时往往无从下手，而挂点装置的作用就显得尤为重要。它起到了连接构筑物与坠落防护装备的作用，并在坠落发生时承受坠落所带来的所有冲击和载荷，是坠落防护系统的基础。我国的挂点装置标准为 GB 30862—2014《坠落防护　挂点装置》。

1. 标准适用范围

挂点装置的国家标准规定了高处坠落防护挂点装置的技术要求、检验方法、检验规则及标识。该标准适用于高处作业用挂点装置，不适用于体育及消防用挂点装置。

2. 挂点装置的分类

在国家标准中，挂点装置被分为 A、B、C、D、E 五种类型，该分类参考了 EN 标准，具体分类见表 10—3。

表 10—3　挂点装置分类

类型	特征	示例图
A	用结构固定装置固定，使用时连接点不随使用人员的移动而移动的挂点装置	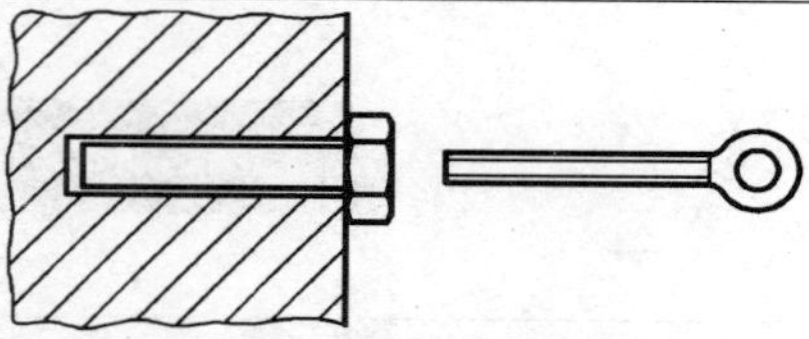
B	不需要用结构固定装置固定，使用时连接点随使用人员的移动而移动的挂点装置	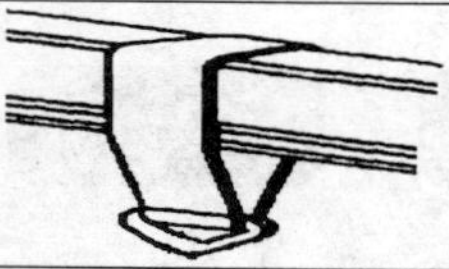
C	水平使用的柔性导轨装置	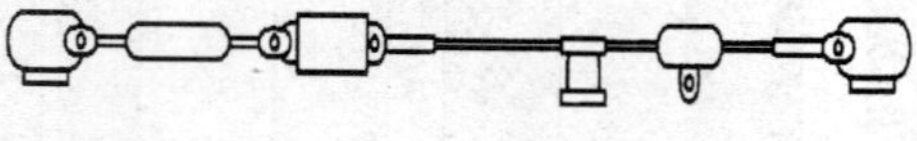
D	水平使用的刚性导轨装置	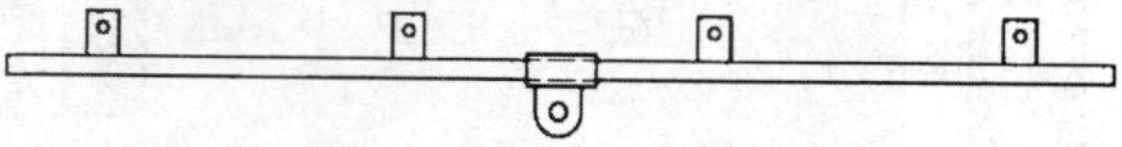
E	安置在平面上，带有配重的挂点装置	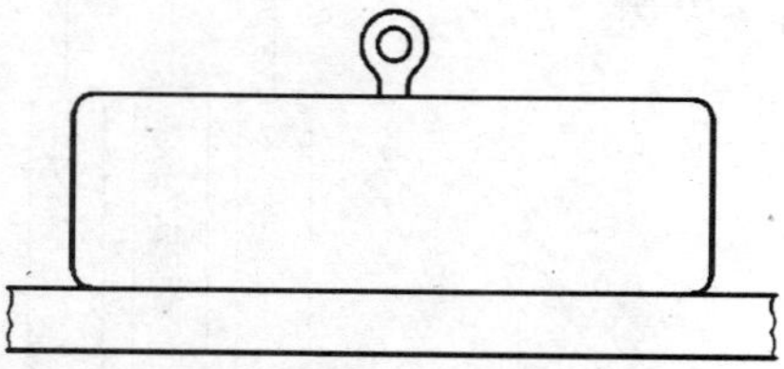

其中在密闭空间中使用最多的三脚架及水平生命线都属于 B 型挂点装置，如图 10—6 所示，B 型挂点装置不仅可以作为坠落防护装备的悬挂点，而且可以连接救援装置。

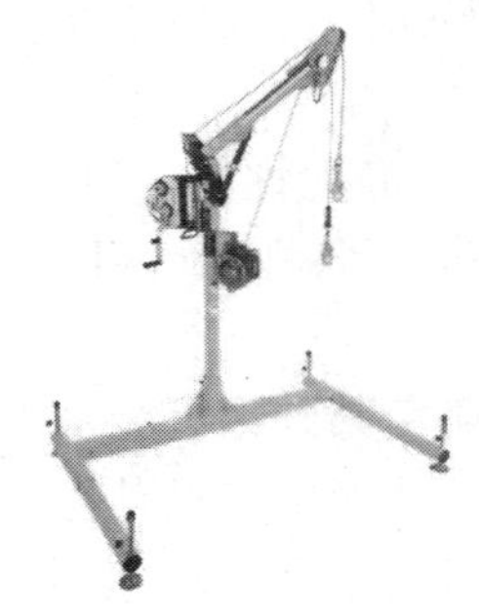
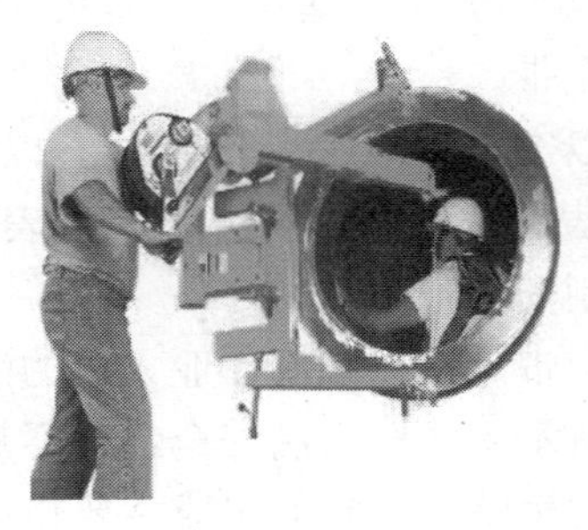

图 10—6　B型挂点装置

3. 挂点装置主要技术指标

挂点装置的主要技术指标由装配滑移、动态性能、静态性能、耐腐蚀性能组成，分别从产品的设计、性能、强度、耐久性 4 个方面对产品提出了要求，具体的技术指标见表10—4。

表 10—4　**挂点装置主要技术指标**

项目名称	技术指标	
装配滑移	所有类型的挂点装置应按 GB 30862—2014《坠落防护　挂点装置》测试，在 1.0 kN 的测试负荷下保持 1 min，各部件的滑移不应大于 10±1 mm	
动态性能	测试负荷：100 kg	测试重物不应接触地面，不应与固定结构松脱
静态性能	当挂点装置受力部件为非金属时，应能承受动态性能测试冲击力峰值 3 倍的测试负荷，并保持 3 min，挂点装置应无破断；当挂点装置受力部件为金属时，应能承受动态性能测试冲击力峰值 2 倍的测试负荷，并保持 3 min，挂点装置应无破断	
耐腐蚀性能	挂点装置不能出现明显腐蚀或机构失效的情况	

二、安全带

安全带是防止高处作业人员发生坠落或发生坠落后将作业人员安全悬挂的个体防护装备，也是我国在坠落防护方面使用最为普遍的防护用品。我国的安全带标准为 GB 6095—2009《安全带》，GB/T 6096—2009《安全带测试方法》。上述标准在制定和修订过程中充分参考了 ISO、EN、ANSI 等先进和发达国家的标准，使我国安全带产品的产品标准及测试方法都达到了国际先进水平。

1. 标准适用范围

安全带标准适用于高处作业、攀登及悬吊作业中使用的安全带，且使用者的体重及负重之和不大于 100 kg。

安全带标准不适用于体育运动、消防等用途的安全带。

2. 安全带的分类及标记

安全带按工作场所的不同可分为三类：区域限制、围杆作业、坠落悬挂。

安全带的标记由作业类别、产品性能两部分组成。

作业类别：以字母 W 代表围杆作业安全带、以字母 Q 代表区域限制安全带、以字母 Z 代表坠落悬挂安全带。

产品性能：以字母 Y 代表一般性能、以字母 J 代表抗静电性能、以字母 R 代表阻燃性能、以字母 F 代表腐蚀性能、以字母 T 代表适合特殊环境（各性能可组合）。

（1）区域限制安全带

区域限制安全带是用以限制作业人员的活动范围，避免其到达可能发生坠落区域的安全带，如图 10—7 所示。区域限制安全带并不具备坠落防护功能，它只是将作业人员限制在安全的区域内，不发生坠落。它的组成主要包括系带、连接器（可选）、安全绳以及调节器。

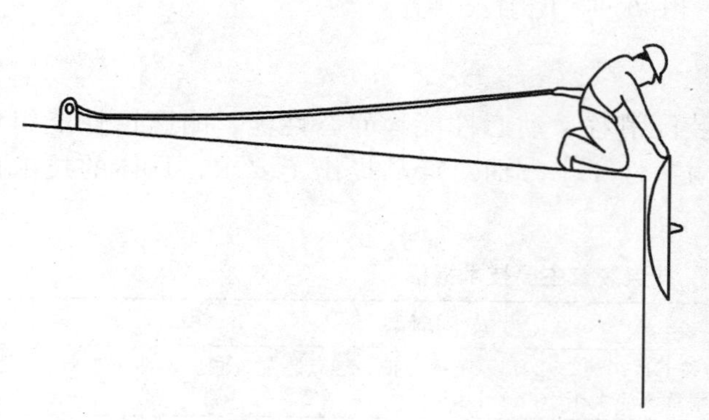
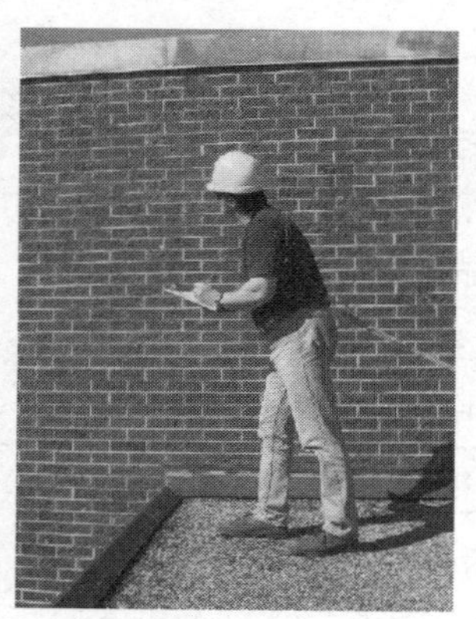

图 10—7　区域限制安全带

（2）围杆作业安全带

围杆作业安全带是通过围绕在固定构造物上的绳或带将人体绑定在固定构造物附近，使作业人员的双手可以进行其他操作的安全带，其组成主要包括系带、连接器、调节器（调节扣）以及围杆带（围杆绳），如图 10—8 所示。

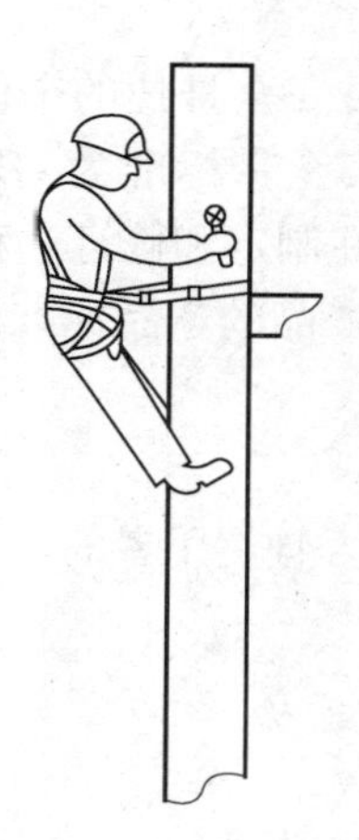
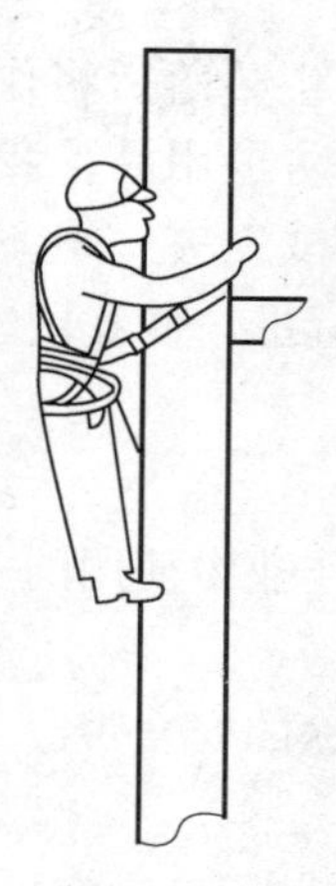
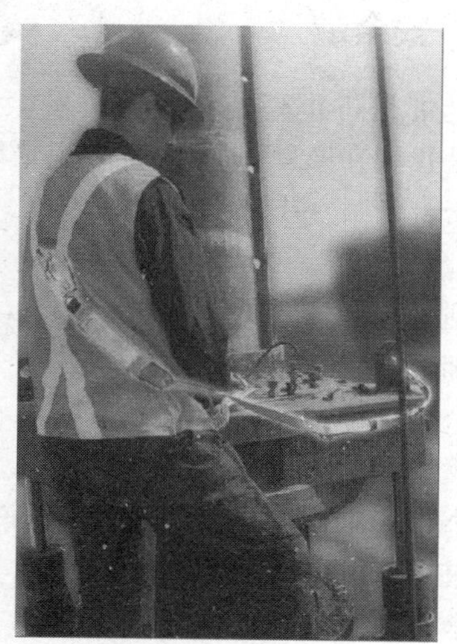

图 10—8　围杆作业安全带

（3）坠落悬挂安全带

坠落悬挂安全带是在高处作业或登高人员发生坠落时，将作业人员安全悬挂的安全带。它在使用时必须有固定的悬挂点与之配合，不能防止人员的坠落，但可在坠落发生的过程中将人员安全地悬吊在半空，使其处于坠落悬停状态。它的组成主要包括系带、连接器（可选）、缓冲器（可选）、安全绳、自锁器（可选）以及速差自控器（可选），如图 10—9 所示。

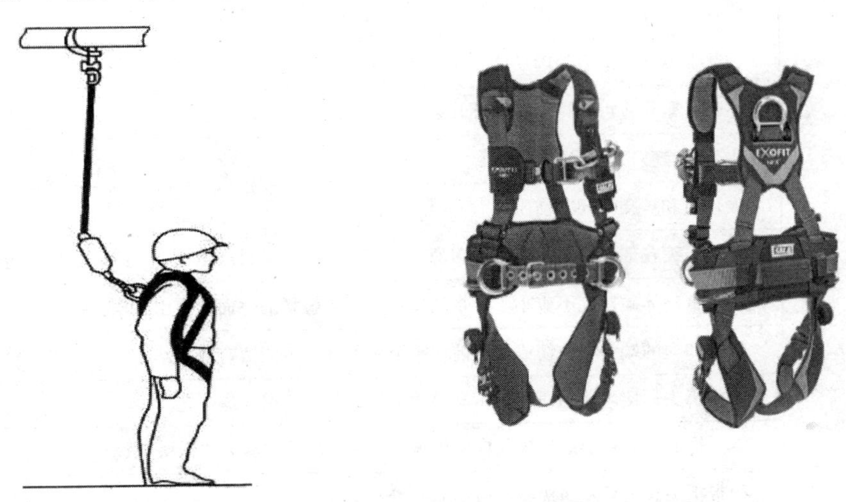

图 10—9　坠落悬挂安全带

3. 安全带主要技术指标

安全带的主要技术指标分为一般要求、基本技术性能、特殊技术性能三类，除一般要求的某些条款为推荐性以外，其余技术指标均为强制性。

（1）一般要求

一般要求规定了安全带的总体结构、零部件、织带与绳在设计、工艺、使用过程中的相关要求。具体标准要求见表 10—5。

表 10—5　　**安全带一般要求**

项目名称	指标类型	标准要求
总体结构	用料要求	安全带不应使用回料或再生料，使用动物皮革不应有接缝
	设计要求	安全带与身体接触的一面不应有突出物，结构应平滑
		安全带可同工作服合为一体，但不应封闭在衬里内，以便穿脱时检查和调整
		坠落悬挂安全带的安全绳同主带的连接点应固定于佩戴者的后背，后腰或胸前，不应位于腋下，腰侧或腹部
		坠落悬挂安全带应带有一个足以装下连接器及安全绳的口袋
零部件	工艺要求	金属零件应浸塑或电镀以防锈蚀
		金属零件按 GB/T 6096—2009 中 4.3 条款规定的方法进行盐雾试验，应无红锈，或其他明显可见的腐蚀痕迹
		在爆炸危险场所使用的安全带，应对其金属件进行防爆处理

续表

项目名称	指标类型	标准要求		
	设计要求	调节扣不应划伤带子，可以使用滚花的零部件		
		所有零部件应顺滑，无材料或制造缺陷，无尖角或锋利边缘。8 字环、品字环不应有尖角、倒角，几何面之间应采用 R4 以上的圆角过渡		
		金属环类零件不应使用焊接件，不应留有开口		
		连接器的活门应有保险功能，应在两个明确的动作下才能打开		
织带与绳	设计要求	主带扎紧扣应可靠，不能意外开启		
		主带应是整根，不能有接头		
		腰带应和护腰带同时使用		
		安全绳编花部分可加护套，使用的材料不应同绳的材料产生化学反应，应尽可能透明		
		护腰带整体硬挺度不应小于腰带的硬挺度，接触腰的一面应使用柔软、吸汗、透气的材料		
		织带和绳的端头在缝纫或编花前应经燎烫处理，不能留有散丝		
		织带折头连接应使用线缝，不能使用铆钉、胶粘、热合等工艺		
		钢丝绳的端头在形成环眼前应使用铜焊或加金属帽（套）将散头收拢		
		织带折头缝纫后及绳头编花后不能进行燎烫处理		
		绳、织带和钢丝绳形成的环眼内应有塑料或金属支架		
		每个可拍（飘）动的带头应有相应的带箍		
		用于焊接、炉前、高粉尘浓度、强烈摩擦、割伤危害、静电危害、化学品伤害等场所的安全绳应加相应护套		
		缝纫线应采用不会与织带材料起化学反应的材料，颜色与织带应有区别		
	使用要求	禁止将安全绳用作悬吊绳，悬吊绳与安全绳禁止共用连接器		
		所有的绳在构造上和使用过程中不应打结		
	尺寸要求	主带		宽度≥40 mm
		辅带		宽度≥20 mm
		护腰带		宽度≥80 mm 长度≥600 mm
		安全绳（m）	单根	有效长度（包括未展开的缓冲器）≥2
			双根	单根有效长度≥1.2

（2）基本技术性能

基本技术性能是所有安全带必须符合的安全性能，其中分别对区域限制、围杆作业、坠落悬挂三种不同类型的安全带提出了各自相应的基本技术性能，包括整体静态负荷、整体动态负荷，零部件性能等，具体标准要求见表 10—6、表 10—7。

表 10—6　　安全带基本技术性能

安全带类型			标准要求
整体静态负荷		区域限制	a）整体静拉力不应小于 2 kN b）不应出现织带撕裂、开线、金属件碎裂、连接器开启、绳断、金属件塑性变形等现象 c）安全带不应出现明显不对称滑移或不对称变形 d）模拟人的腋下、大腿内侧不应有金属件 e）不应有任何部件压迫模拟人的喉部、外生殖器
整体静态负荷		围杆作业	a）整体静拉力不应小于 4.5 kN。不应出现织带撕裂、开线、金属件碎裂、连接器开启、绳断、金属件塑性变形、模拟人滑脱等现象 b）安全带不应出现明显不对称滑移或不对称变形 c）模拟人的腋下、大腿内侧不应有金属件 d）不应有任何部件压迫模拟人的喉部、外生殖器 e）织带或绳在调节扣内的滑移不应大于 25 mm
整体静态负荷		坠落悬挂	a）整体静拉力不应小于 15 kN b）不应出现织带撕裂、开线、金属件碎裂、连接器开启、绳断、金属件塑性变形、模拟人滑脱、缓冲器（绳）断等现象 c）安全带不应出现明显不对称滑移或不对称变形 d）模拟人的腋下、大腿内侧不应有金属件 e）不应有任何部件压迫模拟人的喉部、外生殖器 f）织带或绳在调节扣内的滑移不应大于 25 mm
整体滑落		围杆作业	a）不应出现织带撕裂、开线、金属件碎裂、连接器开启、带扣松脱、绳断、模拟人滑脱等现象 b）安全带不应出现明显不对称滑移或不对称变形 c）模拟人悬吊在空中时，其腋下、大腿内侧不应有金属件 d）模拟人悬吊在空中时，不应有任何部件压迫模拟人的喉部、外生殖器 e）织带或绳在调节扣内的滑移不应大于 25 mm
整体动态负荷		坠落悬挂	a）冲击作用力峰值不应大于 6 kN b）伸展长度或坠落距离不应大于产品标识的数值 c）不应出现织带撕裂、开线、金属件碎裂、连接器开启、绳断、模拟人滑脱、缓冲器（绳）断等现象 d）坠落停止后，模拟人悬吊在空中时不应出现模拟人头朝下的现象 e）坠落停止后，安全带不应出现明显不对称滑移或不对称变形 f）坠落停止后，模拟人悬吊在空中时，安全绳同主带的连接点应保持在模拟人的后背或后腰，不应滑动到腋下、腰侧 g）坠落停止后，模拟人悬吊在空中时，其腋下、大腿内侧不应有金属件 h）坠落停止后，模拟人悬吊在空中时，不应有任何部件压迫模拟人的喉部、外生殖器 i）坠落停止后，织带或绳在调节扣内的滑移不应大于 25 mm
零部件性能	静态负荷	坠落悬挂	零部件不应产生织带撕裂、环类零件开口、绳断股、连接器打开、带扣松脱、缝线进裂、运动机构卡死等足以使零件失效的情况
零部件性能	动态负荷	坠落悬挂	a）零部件不应产生带撕裂、环类零件开口、绳断股、连接器打开、带扣松脱、缝线进裂、运动机构卡死等足以使零件失效的情况 b）织带或绳在调节扣内的滑移不大于 25 mm
零部件性能	机械性能	坠落悬挂	a）缓冲器意外打开作用力大于 2 kN b）连接器自动机构无卡死、失效等情况 c）自锁器、速差自控器应保持灵敏度，无部件损坏、零件失效等情况 d）运动机构应保持初始运动幅度、力度，无明显失效情况 e）预设作用部件在未达到标识规定的指标时不应启动

表 10—7　　　　**安全带负荷表**

<table>
<tr><th>安全带种类</th><th colspan="2">零、部件名称</th><th>新产品测试负荷（kN）</th><th>旧产品测试负荷（kN）</th></tr>
<tr><td rowspan="7">坠落悬挂安全带</td><td rowspan="2">安全绳</td><td>织带式</td><td rowspan="3">22</td><td rowspan="3">15</td></tr>
<tr><td>纤维绳式</td></tr>
<tr><td colspan="2">Ⅰ型缓冲器</td></tr>
<tr><td colspan="2">Ⅱ型缓冲器</td><td rowspan="3">15</td><td rowspan="3">15</td></tr>
<tr><td colspan="2">自锁器</td></tr>
<tr><td colspan="2">速差自控器</td></tr>
<tr><td colspan="2">辅带、调节扣</td><td rowspan="4">8</td><td rowspan="4">6</td></tr>
<tr><td rowspan="3">围杆作业安全带
区域限制安全带</td><td rowspan="2">安全绳</td><td>钢丝绳式</td></tr>
<tr><td>链条式</td></tr>
<tr><td colspan="2">主带、主带缝合点、扎紧扣、连接器、扎紧扣和主带配合、调节器、辅带、调节扣</td></tr>
</table>

（3）特殊技术性能

特殊技术性能是在基本技术性能的基础上针对几种典型的特殊的工作场所及环境提出的技术指标，其原则如下：

1）产品标识声明的特殊性能仅适用于相应的特殊场所。

2）具有特殊性能的安全带在满足本节所述的特殊技术性能时，还应具有本标准规定的一般要求和基本技术性能。

3）具有特殊性能的安全带不一定具有本节所列出的全部特殊性能或某种特定组合。

特殊技术性能主要包括抗腐蚀性能、阻燃性能、适合特殊环境，具体标准要求见表 10—8。

表 10—8　　　　**安全带特殊性能**

<table>
<tr><th>测试项目</th><th colspan="2">标准要求</th></tr>
<tr><td>阻燃性能</td><td colspan="2">续燃时间≤5 s</td></tr>
<tr><td rowspan="2">抗腐蚀性能</td><td>预处理条件</td><td>耐酸性能：分别浸泡在浓度为10%的盐酸、25%的硫酸和15%的硝酸中 1 h，取出冲洗干净，晾干后测试
耐碱性能：浸泡在浓度为 5 mol/L 的氢氧化钠溶液中 1 h，取出冲洗干净，晾干后测试
耐油性能：浸泡在异辛烷中 4 h，取出 2 h 内测试</td></tr>
<tr><td colspan="2">测试结果应符合基本技术性能要求</td></tr>
<tr><td rowspan="2">适合特殊环境</td><td>预处理条件</td><td>高温：对导轨及自锁器升温至（60±5）℃，进行测试
低温：对导轨及自锁器降温至（−30±5）℃，进行测试
油：在导轨工作表面喷洒 10＃机油，形成稳定油膜即可进行测试
水：在导轨工作表面及自锁器上喷洒水雾，在即将形成水流时进行测试
冰雪：在导轨工作表面喷洒水雾，同时对导轨强制降温，当形成薄冰层时进行测试。冰层厚度以不影响自锁器滑动为宜
尘：使用干水泥粉喷洒在导轨及自锁器上，数量以不影响自锁器滑动为宜</td></tr>
<tr><td colspan="2">测试结果应符合基本技术性能要求</td></tr>
</table>

三、速差自控器

速差自控器是指安装在挂点上，装有可伸缩长度的绳（带、钢丝绳），串联在系带和挂点之间，在坠落发生时因速度变化引发制动作用的产品。它又称作速差器、收放式防坠器等，如图 10—10 所示。

速差器可广泛应用于电力、建筑、船舶、通信、制药、桥梁等高处工作场所。与其他坠落防护用品相比，速差器具有以下特点，如图 10—11 所示。

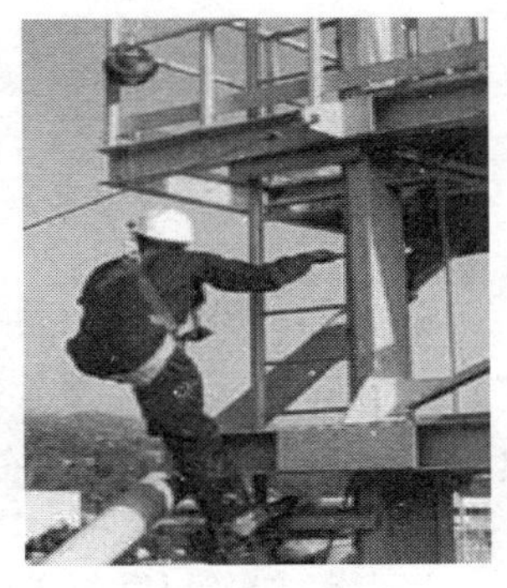

图 10—10　速差自控器

第一，由于速差器的安全绳在正常使用时，是随人体上下而自由伸缩的，因此可以大大减少被安全绳绊倒的危险。

第二，速差器是利用物体下坠速度差进行自控的，安全绳在内部机构作用下处于半紧张状态，使操作人员无牵挂感。万一失足坠落，安全绳拉出速度明显加快时，速差器内部锁止系统即自动锁止，锁止距离小，反应速度快，最大限度地使坠落者接近工作平台，方便救援；另外也有效地减少了由于下坠摇摆幅度过大而撞击其他物体而导致的事故。

第三，速差器的安全绳伸缩长度可达到 30 m 甚至更长，这意味着使用者将获得更大的活动空间，有效减少了因防护用品本身长度限制给作业带来的不便。安全绳在不使用的状态下，将自动缩回壳体内，起到了保护安全绳的作用，使速差器寿命更长，可靠性更高。

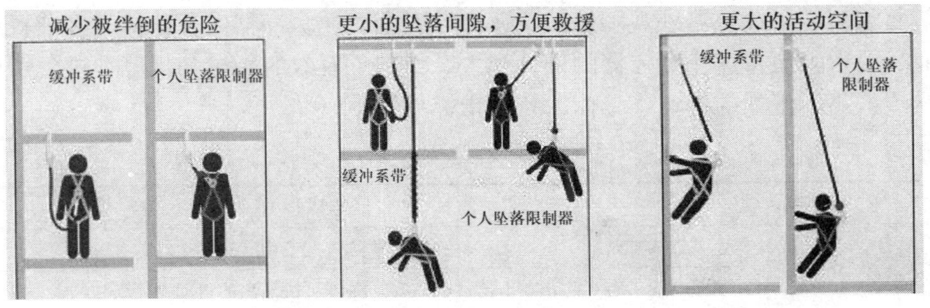

图 10—11　速差器特点

我国速差自控器产品的国家标准为 GB 24544—2009《坠落防护　速差自控器》，该标准于 2009 年颁布实施，并填补了我国在速差自控器产品标准方面的空白，在制定过程中充分参考了 ISO、EN 等先进标准，使我国的速差自控器标准与国际接轨。

1. 速差自控器标准的适用范围

速差自控器标准适用于高处作业、登高及悬吊作业中体重及负重之和不大于 100 kg 的人员使用的速差器。

2. 速差自控器的分类与标记

速差器按安全绳材料及形式分为织带速差器、纤维绳索速差器、钢丝绳速差器三类。

速差器按功能可分为带有整体救援装置（见图 10—12）和不带整体救援装置两类。

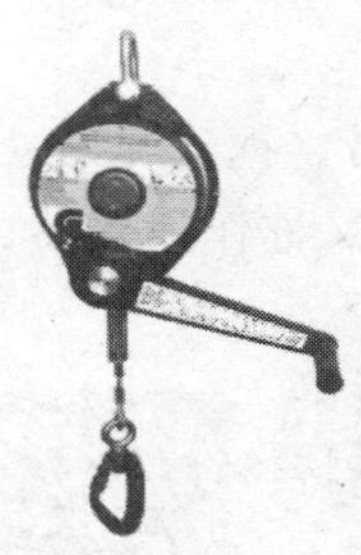
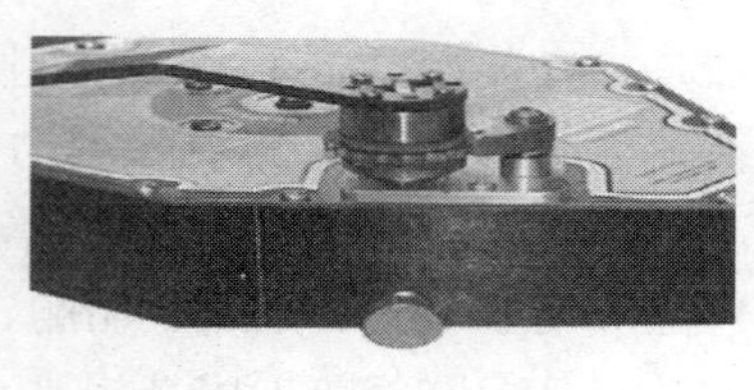

图 10—12　带有整体救援装置的速差器

速差器的标记由产品特征、产品性能两部分组成。

产品持征：以字母 Z 代表织带速差器、以字母 X 代表纤维绳索速差器、以字母 G 代表钢丝绳速差器、以字母 J 代表速差器带有整体救援装置；以阿拉伯数字代表安全绳最大伸展长度。

产品性能：以字母 J 代表基本性能、以字母 G 代表高温性能、以字母 D 代表低温性能、以字母 S 代表浸水性能、以字母 F 代表抗粉尘性能、以字母 Y 代表抗油污性能。

3. 速差自控器的主要技术指标

速差自控器的技术指标主要由一般要求、基本技术性能、特殊技术性能组成。除一般要求中的个别项目为推荐性以外，其余技术指标为强制性。

（1）一般要求

一般要求规定了速差器外观和结构、速差器安全绳、缓冲器以及整体救援装置在设计和使用方面的要求，使得速差自控器的设计和生产得到了有效的指导和规范，避免了由于设计的缺陷导致产品不正常的损坏，具体的技术指标见表 10—9。

表 10—9　　**速差器一般要求**

项目名称	指标类型	标准要求
速差器外观和结构	设计要求	速差器的外观应平滑，无材料和制造缺陷，无毛刺和锋利边缘
		速差器应带有可防止在下落过程中安全绳被过快抽出的自动锁死装置
		在速差器顶端应有合适的装置同挂点连接
		速差器顶端挂点或安全绳末端连接器应有可旋转装置
		速差器应有安全绳回收装置以确保安全绳独立和自动地回收
		速差器上安全绳出口处应无尖角或锋利边缘
速差器安全绳	设计要求	速差器使用的安全绳应符合 GB 24543—2009《坠落防护　安全绳》的规定
		当钢丝绳作为速差器安全绳使用时，其直径不应小于 5 mm
	使用要求	安全绳末端应有专门用于安装连接器的环眼，绳结不能作为安全绳环眼使用
	强度要求	与其他零部件的连接强度应满足 GB 24544—2009《坠落防护　速差自控器》规定的拉力值

续表

项目名称	指标类型	标准要求
缓冲器	设计要求	连接在安全绳上的缓冲器应符合 GB/T 24538—2009《坠落防护　缓冲器》的规定，并应在安全绳完全收回时位于速差器外部
		速差器内部的缓冲器不应影响速差器正常锁止功能，不应对安全绳产生不正常的磨损
整体救援装置	设计要求	整体救援装置分为单向升高和可升降两种
		带有整体救援装置的速差器应有控制装置，使救援人员可以控制受困人员的升降，但不能影响速差器的正常使用
		救援装置应有保险功能，避免无意操作
		启动救援装置的时间不应超过 20 s

(2) 基本性能

速差自控器的基本技术性能包含静态性能、动态性能、收缩性能、耐腐蚀性能等 7 项，在制定过程中充分考虑了速差自控器的使用环境、国内外现状等因素，使指标在满足我国现状及安全性的前提下与国际先进水平保持一致，具体技术指标见表 10—10。

表 10—10　　速差器基本性能

项目名称	标准要求		
静态性能	织带速差器	15 kN	在规定测试力下保持 5 min，应无任何元件破裂和断裂，连接器不允许打开，不应出现运动机构卡死等使速差器失效的情况
	纤维绳索速差器	15 kN	
	钢丝绳速差器	12 kN	
动态性能	速差器应能自锁且冲击作用力不大于 6.0 kN，坠落距离不大于 2.0 m，应无任何元件破裂和断裂，连接器不允许打开，不应出现运动机构卡死等使速差器失效的情况 如果速差器带有坠落指示器，那么指示器应能正常工作		
速差器安全绳全部拉出状态下的动态性能	速差器应能自锁且冲击作用力不大于 6.0 kN，应无任何元件破裂和断裂，连接器不允许打开，不应出现运动机构卡死等使速差器失效的情况 如果速差器带有坠落指示器，那么指示器应能正常工作		
提升和下降性能	救援装置应无脱落和损坏，且滑移距离不大于 50 mm		
收缩性能	速差器经 25 次操作，每次应能自如收回全部安全绳		
耐腐蚀性能	所有的金属材料不应有肉眼可见的红锈等明显腐蚀痕迹，内部机件，特别是自动锁止装置不能有影响速差器性能的腐蚀现象。允许有白斑		
自锁可靠性	速差器经 1 000 次操作，均能正常自锁，无部件损坏、失效等情况		

(3) 特殊性能

速差自控器的特殊性能从高温、低温、浸水、抗油污、抗粉尘 5 方面充分模拟了使用现场的环境，使产品能够最大限度地适应实际需要，特殊性能原则如下：

1) 产品标识声明的特殊性能仅适用于相应的特殊场所。

2) 具有特殊性能的速差器在满足特殊性能时，还应具有本标准规定的一般要求和基本技术性能。

3) 具有特殊性能的速差器不要求具有全部特殊性能或某种特定组合。

具体技术指标见表 10—11。

表 10—11　　速差器特殊技术性能

<table>
<tr><th>项目名称</th><th colspan="3">标准要求</th></tr>
<tr><td rowspan="5">特殊技术性能</td><td>高温性能</td><td>在温度为（50±2）℃，相对湿度为85%±5%的仓内放置 2 h</td><td rowspan="5">取出后测试，速差器锁止后应无滑移</td></tr>
<tr><td>低温性能</td><td>在温度为（−30±2）℃的仓内放置 2 h</td></tr>
<tr><td>浸水性能</td><td>浸入温度为 10～30℃的水中 2 h</td></tr>
<tr><td>抗粉尘性能</td><td>经粉尘处理 5 h</td></tr>
<tr><td>抗油污性能</td><td>浸在温度为（20±2）℃的 0 号柴油中 30 min</td></tr>
</table>

四、自锁器

自锁器，又称导向式防坠器，是附着在刚性或柔性导轨上，可随使用者的移动沿导轨滑动，由坠落动作引发制动作用的部件，是坠落防护用品的重要组成部分，如图 10—13 所示。自锁器主要用于电力、石油、高空清洗等行业。我国自锁器产品的国家标准 GB 24542—2009《坠落防护　带刚性导轨的自锁器》和 GB/T 24537—2009《坠落防护　带柔性导轨的自锁器》于 2009 年 10 月 30 日发布，2010 年 9 月 1 日实施。

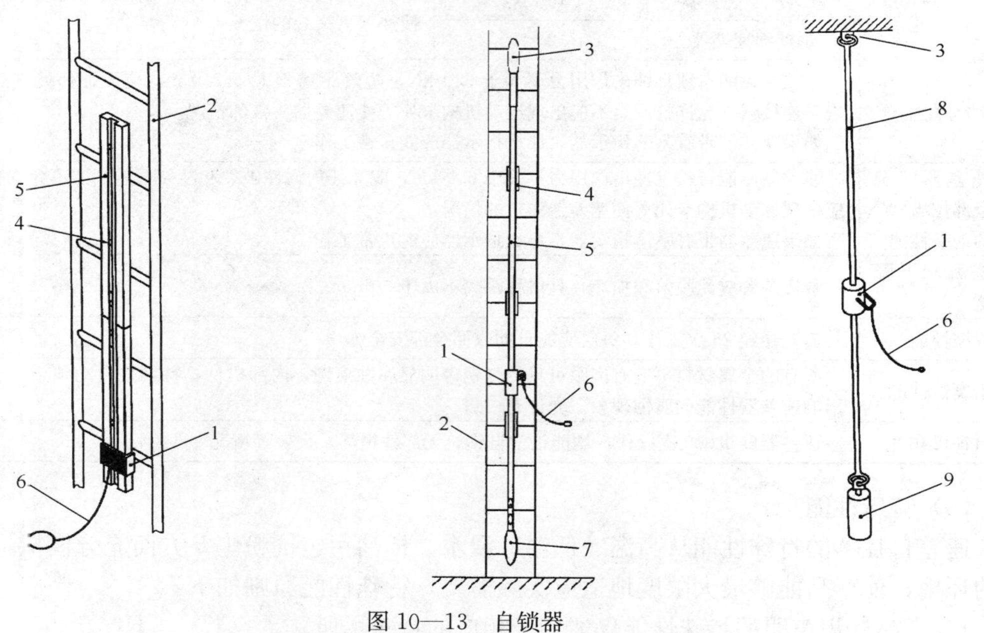

图 10—13　自锁器

1—自锁器　2—梯子　3—顶端固定点　4—导轨固定点　5—刚性导轨　6—安全绳
7—底端固定点　8—柔性导轨　9—底端配重

1. 自锁器的分类及标准适用范围

在标准制定过程中充分参考了国际先进标准，同时结合我国实际情况，最终选定与 EN 标准一致的分类方法，将自锁器按照导轨特征分为刚性导轨和柔性导轨两种，并将标准的适用范围规定为适用于体重及负重之和不大于 100 kg 的人员使用的带刚/柔性导轨的自锁器。当使用者的总质量（包括其工具和装备）超过 100 kg 时，应征询制造商的意见，并经测试合格后方可使用。此外还限定了刚性导轨应为垂直水平面使用的导轨，柔性导轨的倾斜角度与垂直方向不超过 15°。

2. 自锁器的主要技术指标

自锁器的技术指标包括两大类，一类是外观检查性质的设计要求类型的指标——一般要求，另一类是安全性能类型的指标——包括整体静态负荷性能、整体动态负荷性能、导轨静态性能、可靠性等。

（1）设计要求类型指标

一般要求规定了自锁器在设计方面的基本要求，具体指标见表 10—12。

表 10—12　　自锁器一般要求

项目名称	标准要求
一般要求	导轨应能按照制造商的安装说明，按一定间隔用金属支架等装置固定于梯子、杆塔或其他结构
	应能保证自锁器至少可在导轨的一端安装或拆下
	导轨应保证自锁器可以上下顺畅地运动，并防止自锁器意外脱落
	当自锁器使用打开点或打开装置时，导轨两端应安装挡板或类似装置以防止自锁器意外滑脱
	打开点或打开装置应设计为必须经过两个连续明确的动作才能打开。安装自锁器时，应设计为自动锁闭，保证在日常使用时，自锁器不会意外脱离导轨
	自锁器应具有自动锁止功能，而不应仅依靠惯性锁止
	自锁器在倾斜导轨上应能正常工作
	若自锁器带有手动锁止功能，则此功能不应影响自动锁止功能的正常工作
	自锁器在导轨上的拆下应必须经过两个连续明确的动作才能完成，正常使用时，自锁器不能脱离导轨且仅在规定的方向上移动
	如果自锁器位于导轨的某一端或某一点时，或自锁器安装方向错误时，就可能会出现锁止功能削弱或失效的情况。应在设计时尽可能避免此种情况的发生，或将此种危险明确地标示出来，以警示使用者
	与刚性导轨连接的连接绳长度不应超过 50 cm

（2）安全性能类型指标

安全性能一共包含 6 项，从强度、耐久性、适应性等方面对产品分别提出了要求，具体技术指标见表 10—13。

表 10—13　　　　自锁器安全性能

<table>
<tr><th>主要技术指标</th><th colspan="3">标准要求</th></tr>
<tr><td rowspan="2">整体静态负荷性能</td><td>测试力</td><td>15 kN</td><td rowspan="2">不应出现织带撕裂、开线、金属件碎裂、连接器开启、绳断、缓冲器断（允许打开）、导轨严重变形等现象，卸载后，自锁器应能正常解锁，顺畅滑动，并能正常锁止</td></tr>
<tr><td>测试时间</td><td>3 min</td></tr>
<tr><td rowspan="2">整体动态负荷性能</td><td>带刚性导轨的自锁器</td><td colspan="2">a）不应出现织带撕裂、开线、金属件碎裂、连接器开启、绳断、模拟人滑脱、缓冲器断（允许打开）、导轨严重变形、转向器严重变形等现象，卸载后，自锁器应能正常解锁，顺畅滑动，并能正常锁止
b）模拟人所受最大冲击力不应超过 6 kN
c）自锁器下滑距离不应超过 0.2 m
d）模拟人坠落距离不应超过 1.2 m</td></tr>
<tr><td>带柔性导轨的自锁器</td><td colspan="2">a）不应出现织带撕裂、开线、金属件碎裂、连接器开启、绳断、模拟人滑脱、缓冲器断（允许打开）、导轨严重变形、转向器严重变形等现象，卸载后，自锁器应能正常解锁，顺畅滑动，并能正常锁止
b）模拟人所受最大冲击力不应超过 6 kN
c）导轨为钢丝绳时，自锁器下滑距离不应超过 0.2 m；导轨为纤维绳或织带时，自锁器下滑距离不应超过 1.0 m
d）导轨为钢丝绳时，模拟人坠落距离不应超过 1.2 m；导轨为纤维绳或织带时，模拟人坠落距离不应超过 2.0 m</td></tr>
<tr><td>导轨静态负荷性能</td><td colspan="3">导轨与固定结构之间的连接件不应出现滑移、松脱、金属件撕裂以及导轨严重变形等现象，卸载后，自锁器应能在导轨上正常工作</td></tr>
<tr><td>耐腐蚀性能</td><td colspan="3">金属部件不应出现肉眼可见的红锈等明显腐蚀，允许出现白斑</td></tr>
<tr><td>可靠性</td><td colspan="3">经 1 000 次测试，自锁器均应能正常锁止</td></tr>
<tr><td>特殊环境下的锁止性能</td><td colspan="3">分别进行高温、低温、淋水、浸油、粉尘测试后，自锁器应能正常锁止，解锁后可在导轨上顺畅滑动，正常工作</td></tr>
</table>

五、安全绳与缓冲器

安全绳是在安全带中连接系带与挂点的绳。它一般与缓冲器配合使用，起扩大或限制佩戴者活动范围以及吸收冲击能量的作用。缓冲器是串联在系带和挂点之间，发生坠落时吸收部分冲击能量、降低冲击力的零部件。

我国安全绳与缓冲器的标准分别为 GB 24543—2009《坠落防护　安全绳》、GB/T24538—2009《坠落防护　缓冲器》，这些标准在制定时充分参考了 ISO 标准和 EN 标准，技术水平与国际先进水平保持一致。

1. 安全绳与缓冲器标准适用范围

安全绳标准适用于体重及负重之和不大于 100 kg 的人员高处作业、登高及悬吊作业中使用的安全绳，不适用于体育运动、消防等用途的安全绳。

缓冲器标准适用于体重及负重之和不大于 100 kg 的人员高处作业、登高及悬吊作业中使用的缓冲器。

2. 安全绳与缓冲器的分类

安全绳按作业类别分为围杆作业用安全绳、区域限制用安全绳、坠落悬挂用安全绳。

安全绳按材料类别分为织带式安全绳、纤维绳式安全绳、钢丝绳式安全绳、链式安全绳。

缓冲器按自由坠落距离和制动力分为Ⅰ型缓冲器和Ⅱ型缓冲器，分类要求见表 10—14。

表 10—14　　缓冲器分类

类型	自由坠落距离（m）	制动力（kN）
Ⅰ	≤1.8	≤4
Ⅱ	≤4	≤6

3. 安全绳与缓冲器的主要技术指标

（1）安全绳主要技术指标

在实际作业过程中，使用最多的安全绳为织带式和纤维绳式，其最重要的技术指标为静态力学性能，在该指标中针对不同作业类别和材料的安全绳提出了相应的测试力值，并要求安全绳、末端环眼和调节装置在规定测试力值下应无撕裂和破断，具体指标见表 10—15。

表 10—15　　安全绳主要技术指标

安全绳作业类别	安全绳材料类别	测试力值
坠落悬挂用安全绳	织带式安全绳、纤维绳式安全绳	22 kN
围杆作业用安全绳 区域限制用安全绳	织带式安全绳、纤维绳式安全绳	15 kN

（2）缓冲器主要技术指标

缓冲器的技术指标分为一般要求、基本技术性能、特殊技术性能三类，具体技术性能见表 10—16。

表 10—16　　缓冲器主要技术指标

<table>
<tr><th colspan="2">项目名称</th><th colspan="5">标准要求</th></tr>
<tr><td colspan="2" rowspan="4">一般要求</td><td colspan="5">缓冲器应加保护套</td></tr>
<tr><td colspan="5">接近焊接、切割、热源等场所时，应对缓冲器进行隔热保护</td></tr>
<tr><td colspan="5">缓冲器端部环眼内应加保护垫层（套）或支架</td></tr>
<tr><td colspan="5">所有零部件应平滑，无材料和制造缺陷，无尖角或锋利边缘</td></tr>
<tr><td rowspan="3">静态力学性能</td><td>初始变形</td><td colspan="5">≤40 mm</td></tr>
<tr><td rowspan="2">静态负荷</td><td rowspan="2">测试力</td><td>Ⅰ型：22 kN</td><td colspan="3" rowspan="2">测试 3 min，缓冲器应无破断</td></tr>
<tr><td>Ⅱ型：15 kN</td></tr>
<tr><td colspan="2" rowspan="2">动态力学性能</td><td>Ⅰ型</td><td colspan="4">制动力≤4 kN　永久变形≤1.20 m</td></tr>
<tr><td>Ⅱ型</td><td colspan="4">制动力≤6 kN　永久变形≤1.75 m</td></tr>
<tr><td colspan="2">耐腐蚀性能</td><td colspan="5">所有金属件上应无肉眼可见的铁锈或其他明显的腐蚀痕迹，允许有白斑</td></tr>
<tr><td colspan="2" rowspan="6">特殊环境技术性能</td><td rowspan="2">特殊环境</td><td colspan="2">Ⅰ型</td><td colspan="2">Ⅱ型</td></tr>
<tr><td>制动力（kN）</td><td>永久变形（m）</td><td>制动力（kN）</td><td>永久变形（m）</td></tr>
<tr><td>高温</td><td>≤4</td><td rowspan="4">≤1.20</td><td rowspan="4">≤6</td><td rowspan="4">≤1.75</td></tr>
<tr><td>潮湿</td><td>≤5</td></tr>
<tr><td>低温</td><td>≤5</td></tr>
<tr><td>潮湿阴冷</td><td>≤6</td></tr>
</table>

六、连接器

连接器将坠落防护系统中各个部分串联或并联在一起，使之成为一个具有特定坠落防护功能的完整、安全、可靠的坠落防护系统。连接器是坠落防护系统中非常重要的组成部件之一。

连接器（Connectors）（见图 10—14）的概念源于 ISO 标准及 EN 标准，到 20 世纪 90 年代末，我国还没有制定单独的连接器标准，随着生产制造技术和工艺的发展，坠落防护系统进行了一系列改进和变革，连接器作为坠落防护系统中重要的组成部件，其设计、制造、功能、指标和分类等都发生了诸多变化，简单的分类和技术要求已不能满足连接器的发展。2008 年我国开始将连接器作为一个独立的产品制定国家标准，于 2009 年发布实施了国家标准 GB/T 23469—2009《坠落防护　连接器》，此项国家标准的制定填补了我国连接器产品标准的空白，是对坠落防护标准体系的进一步补充和完善。

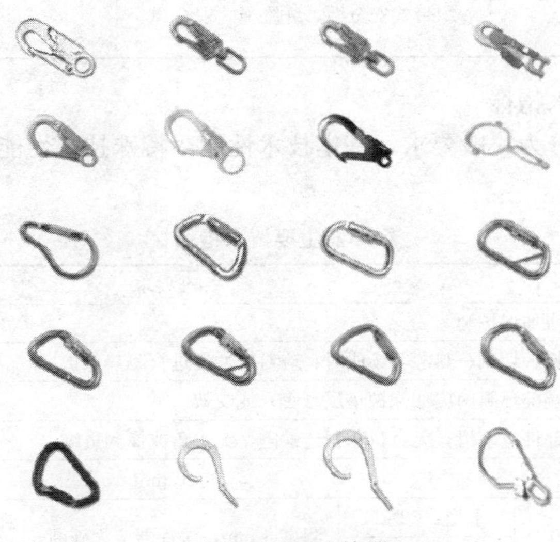

图 10—14　连接器

1. 连接器标准适用范围

标准中规定的连接器适用于 GB 6095—2009《安全带》标准中规定的安全带。

2. 连接器的分类

连接器标准中按照其功能将连接器分为 A（挂点连接器）、B（基本连接器）、T（绳端连接器）、S（旋转连接器）、Q（螺纹连接器）、K（缆用连接器）、M（多用连接器）7 类，此分类及字母编号与 ISO 国际标准及 EN 欧洲标准中的分类完全一致，具体分类定义和示例图见表 10—17。

表 10—17　　连接器分类

类型	名称	定义	示例图
B	基本连接器	用作系统组件的自动关闭连接器，亦称为B型连接器	
A	挂点连接器	能自动关闭，与特定类型挂点直接连在一起的连接器，亦称为A型连接器 注：挂点的类型为螺栓、管道、横梁等	
T	绳端连接器	系统中只能按预定方向使用的连接器，亦称为T型连接器 注：具有一个连接环眼，用于固定安全绳	
Q	螺纹连接器	用于长期或永久地连接，螺纹关闭时活门部分可以承担受力，亦称为Q型连接器	
S	旋转连接器	连接器本体同连接环眼可以相对旋转的T型连接器，亦称为S型连接器 注：S型连接器用于类似速差器等安全绳较长的场合	

续表

类型	名称	定义	示例图
K	缆用连接器	用于同索（缆）连接的B型连接器，亦称为K型连接器 注：K型连接器一般可以在索（缆）上一定距离内滑动	
M	多用连接器	可置于一定直径轴上、用于系统组件的基本连接器或螺纹连接器，亦称为M型连接器	

3. 连接器的主要技术指标

(1) 一般要求

在一般要求中，标准规定了连接器制造和设计等方面的基本要求，针对每个品种的连接器提出了不同的技术要求，包括功能、结构、尺寸、表面质量、颜色等，具体要求见表10—18。

表10—18　　连接器一般要求

适用类型	标准要求
所有类型	连接器不应有钩及锋利边缘，以免伤及用户或割断其他物件
	连接器表面应光滑，无裂纹、褶皱
	接触皮肤的材料不应导致皮肤过敏、刺激等不良影响
	活门必须有保险功能，手动、自动均可
	连接器的活门开口尺寸不小于标注尺寸
有自锁功能的连接器	有自锁功能的连接器，在活门关闭时自动上锁，在上锁状态下必须经两个以上动作才能打开
有手动锁止功能的连接器	手动上锁连接器必须经两个以上动作才能打开
Q型连接器	活门至少需旋转4圈才能到达拧紧位置，应有形状或颜色表示未旋紧状态
K型连接器	连接器活门开口至少为21 mm
	连接器活门打开时至少能容纳1条21 mm直径的金属轴，并且不妨碍活门运动
T、S、M型连接器	连接器上安装的绳（带）应有固定的环眼
Q、S、M型连接器	连接器活门开口至少为15 mm
B、T、M、Q型连接器	连接器在活门打开时至少能容纳2条11 mm直径的绳索，并且不妨碍活门运动
B、T、M、S、K、A型连接器	活门应向连接器锁体内打开，不得松旷，同预定打开平面倾斜不得超过20°

(2) 技术性能

连接器的技术性能主要包括工作静负荷、活门性能、活门静负荷、耐腐蚀性能 4 项，分别从装配、强度、设计和适应性方面对连接器产品进行了规定，具体技术指标见表 10—19。

表 10—19　连接器技术性能

项目名称	技术指标
工作静负荷	连接器应保持闭合
活门性能	连接器活门应可以正常闭合
活门静负荷	正向：有保险功能的连接器活门应能正常锁闭，间隙不大于 1 mm 侧向：连接器活门应无裂纹，测试后能正常使用
耐腐蚀性能	连接器应无红色锈迹，镀层脱落或明显锈蚀现象，允许有白斑

七、缓降装置

缓降装置是通过自身结构和设计，使用者靠自重从一定的高度，以一定的速度安全降至地面或预定地点并能反复使用的产品。

缓降装置是一种将坠落防护与救援逃生相结合的坠落防护装置，它的设计理念与功能是化解坠落伤害，同时保证受困人员安全到达地面，成功脱离危险环境。缓降装置不仅应用在传统的建筑施工、电力水利、石油化工行业，还应用在救援抢险、挖掘勘探和饭店、楼宇、商场等人员密集场所。目前我国尚未出台此类产品相关的国家标准，仅在消防行业出台了 GA 413—2003《救生缓降器》的行业标准，而国际上使用频率最多的为欧盟的 EN 341：2011《Personal fall protection equipment—descender devices for rescue》(《个体坠落防护装备——救援缓降装置》)。

1. 标准适用范围

EN 341：2011 标准适用于单人使用的缓降系统，不适用于登山、体育运动等活动使用的缓降装置。

2. 缓降装置的分类

缓降装置按功能分为自动型和手动型两类。自动型在使用过程中不需要人为施加干涉，依靠自身设计和结构使人员的降落速度处于受控状态；手动型是在下降过程中需要人为地对其施加特定方式的干涉来控制下降速度。

缓降器按下降能量分为 A、B、C、D 四个等级，详细信息见表 10—20。

表 10—20　缓降装置分级

级别	下降能量
A	$>7.5\times10^6$ J
B	$>1.5\times10^6$ J
C	$>0.5\times10^6$ J
D	一次性缓降装置按最大高度及载荷计算能量

3. 缓降装置的主要技术指标

在 EN341：2011 中主要规定了一般要求，包括设计结构、动态强度、功能等 10 类技术指标，最为重要的是动态强度、功能、下降能量和静态强度 4 项，具体标准要求见表 10—21。

表 10—21　　缓降装置主要技术指标

<table>
<tr><th>项目名称</th><th colspan="2">标准要求</th></tr>
<tr><td rowspan="2">动态强度</td><td>测试重物：100 kg</td><td rowspan="2">重物不应与缓降装置分离，缓降装置零部件不应有明显损坏</td></tr>
<tr><td>提升高度：600 mm</td></tr>
<tr><td rowspan="3">功能</td><td colspan="2">自动型连续下降速度应为 0.5～2.0 m/s</td></tr>
<tr><td colspan="2">手动型连续下降速度应不超过 2.0 m/s</td></tr>
<tr><td colspan="2">人员可触及的缓降装置零部件在下降过程中温度不应超过 48℃</td></tr>
<tr><td rowspan="4">下降能量</td><td colspan="2">应符合相应级别的规定</td></tr>
<tr><td colspan="2">由于摩擦产生的温度不应影响缓降器的使用</td></tr>
<tr><td colspan="2">下降速度应为 0.5～2.0 m/s</td></tr>
<tr><td colspan="2">人员可触及的缓降装置零部件在下降过程中温度不应超过 48℃</td></tr>
<tr><td rowspan="2">静态强度</td><td>正常状态</td><td>应承受 10 倍的最大载荷（但不得低于 12 kN）3 min</td></tr>
<tr><td>末端状态</td><td>应承受 5 倍的最大载荷（但不得低于 12 kN）3 min</td></tr>
</table>

八、安全帽

安全帽是对人头部受坠落物及其他特定因素引起的伤害起防护作用的帽，是密闭空间作业的主要防护用品之一，主要用来避免或减轻在工作场所发生的坠落物、飞溅物体等意外撞击对作业人员头部造成的伤害。它主要由帽壳和帽衬两大部分组成。当作业人员头部受到坠落物的冲击时，安全帽帽壳、帽衬在瞬间先将冲击力分解到头盖骨的整个面积上，然后利用安全帽各部位缓冲结构的弹性变形、塑性变形和允许的结构破坏将大部分冲击力吸收，使最后作用到人员头部的冲击力降低到 4 900 N 以下，从而起到保护作业人员头部的作用。

帽壳多采用椭圆或半圆拱形结构，表面连续光滑，可使物体坠落到帽壳上后易滑脱，冲击过程中允许帽壳产生少量变形，但不能触及头顶，帽壳外形不宜采用平顶形式，平顶不易使坠落物滑脱，冲击过程中顶部变形大，易产生触顶，如图 10—15 所示。

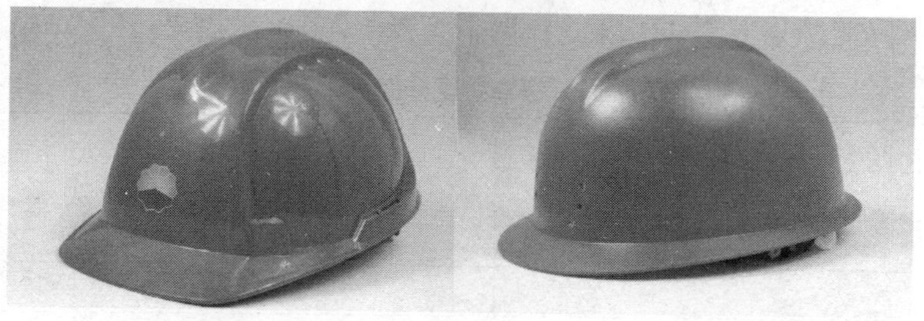

图 10—15　帽壳

帽衬是帽壳内部部件的总称。包括帽箍、顶带、护带、吸汗带、衬垫、下颏带及拴绳等。帽衬在冲击过程中起主要的缓冲作用。帽衬材料的好坏、结构的合理性与协调程度直接影响安全帽的冲击吸收性能。帽衬主要由塑料、化纤织带、棉织带制成，如图 10—16 所示。

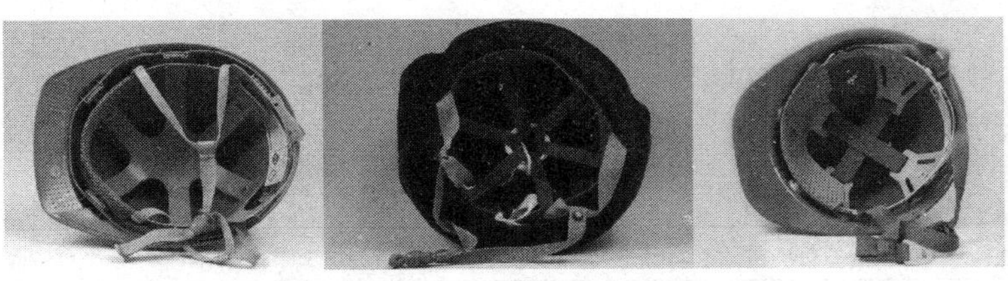

图 10—16　帽衬

安全帽的现行国家标准为 GB 2811—2007《安全帽》，于 2007 年 12 月 1 日实施至今已经近 6 年的时间。在标准的实施过程中，我国安全帽的整体制造水平和产品质量的稳定性有了很大提高，不仅满足了国内市场的需要，为安全生产提供了有力保障，而且还大量出口国外，赢得了很多国家和地区的认可和信赖。

1. 标准适用范围

标准适用于工作中通常使用的安全帽，附加的特殊技术性能仅适用相应的特殊场所。

标准不适用于大盖帽、布帽、摩托头盔、防暴头盔、草帽、普通棉帽、军事装备等。

2. 安全帽的分类

标准将安全帽分为普通型和特殊型两类。普通型安全帽包括安全帽的基本技术性能，特殊型安全帽是在普通型安全帽上增加了特殊的防护功能，如阻燃性能、防静电性能、电绝缘性能等。特殊型安全帽除了要满足基本技术性能外，还应同时满足相应的阻燃性能、防静电性能、电绝缘性能、抗压性能和耐低温性能。生产者可以依据使用需要将 5 种特殊性能进行组合生产特殊型安全帽，增加了安全帽在现代工业生产中的适用性，完善了安全帽的防护功能，提高了在作业中安全帽对作业人员的防护效果。

3. 安全帽的主要技术指标

安全帽国家标准制定阶段参考引进了大量国外先进的理念与技术，参考了 ISO、EN、ANSI 等国外发达国家的标准，结合我国国情制定出了新的安全帽国家标准，新标准的实施对于我国安全帽产业的发展起到了很好的推动作用，使我国安全帽的理念与技术指标与国际接轨，同国际发达国家标准的水平已经持平并高于 ISO 的水平。

安全帽的技术要求主要包括一般要求、基本技术性能、特殊技术性能三类。

（1）一般要求

一般要求包含了安全帽的设计尺寸等内容，具体如下：

1）帽箍可根据安全帽标识中明示的适用头围尺寸进行调整。

2）帽箍对应前额的区域应有吸汗性织物或增加吸汗带，吸汗带宽度大于或等于帽箍的宽度。

3）系带应采用软质纺织物，宽度不小于 10 mm 的带或直径不小于 5 mm 的绳。

4）不得使用有毒、有害以及引起皮肤过敏等伤害人体的材料。

5）材料耐老化性能应不低于产品标识明示的日期，正常使用的安全帽在使用期内不能因材料原因导致其性能低于本标准要求。所有使用的材料应具有相应的预期寿命。

6）当安全帽配有附件时，应保证安全帽正常佩戴时的稳定性，并应不影响其正常防护功能。

7）质量：普通安全帽不超过 430 g，防寒安全帽不超过 600 g。

8）相应尺寸见表 10—22。

表 10—22　　安全帽主要技术指标

名称		要求
帽壳内尺寸	长（mm）	195～250
	宽（mm）	170～220
	高（mm）	120～150
帽舌（mm）	10～70	
帽檐（mm）	⩽70	
垂直间距（mm）	⩽50	
佩戴高度（mm）	80～90	
水平间距（mm）	5～20	
突出物高度（mm）	帽壳内侧与帽衬之间存在的突出物高度⩽6，突出物应有软垫覆盖	
通气孔总面积（mm²）	150～450	

（2）基本技术性能

基本技术性能包含冲击吸收性能、耐穿刺性能、下颏带的强度三项最重要的安全性能。

1）冲击吸收性能

经高温、低温、紫外线照射预处理后做冲击测试，传递到头模上的力不应超过4 900 N，帽壳不得有碎片脱落。

2）耐穿刺性能

经高温、低温、紫外线照射预处理后做穿刺测试，钢锥不得接触头模表面，帽壳不得有碎片脱落。

3）下颏带的强度

下颏带发生破坏时的力值应为 150～250 N。

（3）特殊技术性能

产品标识中所声明的安全帽具有的特殊性能，仅适用于相应的特殊场所。

1）防静电性能

表面电阻率不大于 $1\times10^{9}\Omega$。

2）电绝缘性能

泄漏电流不超过 1.2 mA。

3）侧向刚性

最大变形不超过 40 mm，残余变形不超过 15 mm，帽壳不得有碎片脱落。

4）阻燃性能

续燃时间不超过 5 s，帽壳不得烧穿。

5）耐低温性能

经低温（−20℃）预处理后做冲击测试，冲击力值不应超过 4 900 N，帽壳不得有碎片脱落。经低温（−20℃）预处理后做穿刺测试，钢锥不得接触头模表面，帽壳不得有碎片脱落。

第四节　密闭空间个体防护装备的选用与维护

一、挂点装置的选择与使用

1. 挂点的选择

挂点是坠落防护的基础，没有合适的挂点坠落防护就没有意义，所以挂点的选择对于坠落防护是十分重要的。

（1）挂点的强度

经相关数据表明，挂点至少应承受 22 kN 的力（大约 2 吨）。一般情况下，搭建合适的脚手架、建筑物欲埋的金属挂点、金属材质的电力及通信塔架均可作为挂点，但水管、窗框等则不适合作为挂点。简单来讲，挂点的强度应足以支撑一辆中型轿车的重量。如果不能确定挂点的强度，那么应请工程人员进行核实和测试。

（2）挂点的位置

1）挂点的位置也是需要重点考虑的问题。挂点应尽量在作业点的正上方，如果实在不行，那么最大摆动幅度也不应大于 45°，而且应确保在摆动情况下不会碰到侧面的障碍物（见图 10—17）。

2）挂点的高度应能避免作业人员坠落后不触及其他障碍物，以免造成二次伤害。

3）若使用的是水平柔性导轨，则在确定安全空间的大小时应充分考虑发生坠落时导轨变形的影响。

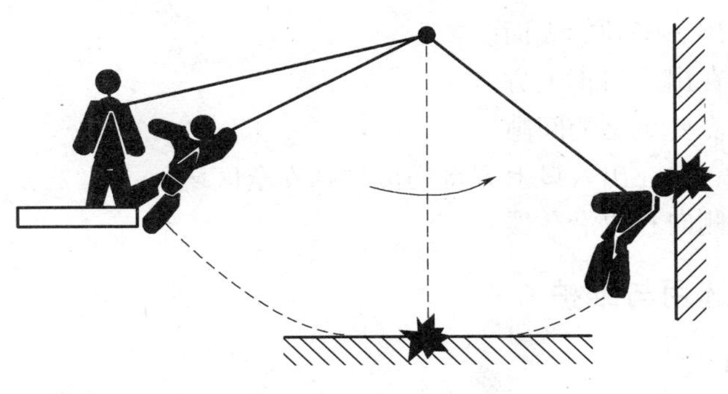

图 10—17　挂点位置

2. 挂点装置的装配

由于挂点装置产品在使用过程中需要预先安装，因此GB 30862—2014《坠落防护　挂点装置》在附录部分给出了各类型挂点的装配要求，作为资料性附录供使用方进行参考，要求见表10—23。

表10—23　挂点装置的装配要求

类型	装配要求	注意事项
A	挂点装置安装在其他结构上时，应确保结构固定装置与每种构筑物的结构和材料相适应，在安装完毕后应在与地面垂直方向上施加6 kN的负荷，并保持15 s，挂点装置应没有破断及松动	—
B	临时可移动挂点的安装应由专业人员经过计算确定挂点安装位置，并随时检查安装的牢固程度	—
C	挂点装置安装完毕后，应对每个结构固定装置在与地面垂直方向上施加6 kN的负荷，并保持15 s，挂点装置应没有破断及松动	若C型挂点装置安装角度大于15°，厂商应确保其结构连接点承受坠落冲击力时的可靠性，并将坠落距离减小到最短 安装C型挂点装置时应确保安全的坠落距离，保证人员坠落过程中不接触地面
D	挂点装置在安装完毕后，应在与地面垂直方向上施加6 kN的负荷，并保持15 s，挂点装置应没有破断及松动	安装D型挂点装置时应确保安全的坠落距离，保证人员坠落过程中不接触地面
E	挂点装置离屋顶边缘处至少2 500 mm	当E型挂点装置的配重为填充可流动物体（如水、沙等）时，若发生泄漏，则应立即停止使用

3. 三脚架的使用注意事项

三脚架是密闭空间作业中使用最为频繁的一种挂点装置，在使用该装置时，应注意以下几点：

第一，架设在平坦、坚硬的表面。

第二，必须横跨在出入口正上方。

第三，头顶上方需要足够的间隙。

第四，需要救援者靠在出入口上方将伤员拉到安全区域。

第五，不能用于侧向和边沿救援。

二、安全带的选用与维护

1. 安全带的选择

（1）首先对安全带进行外观检查。看是否有碰伤、断裂及存在影响安全带技术性能的缺陷，检查织带、零部件等是否有异常情况，如图10—18所示。

（2）对重要尺寸及质量进行检查。包括规格、安全绳长度、腰带宽度等。

（3）检查安全带上必须具有的标记，如制造厂名、商标、生产日期、许可证编号、LA 标识和说明书中应有的功能标记等。

（4）检查安全带是否有质量保证书或检验报告，并检查其有效性，即出具报告的单位是否是法定单位，盖章是否有效（复印无效），检测有效期、检测结果及结论等。

（5）安全带属特种劳动防护用品，应到有生产许可证的厂家或有特种防护用品定点经营证的商店购买。

（6）选择的安全带应适应特定的工作环境，并具有相应的检测报告。

（7）选择安全带时一定要选择适合使用者身材的安全带，这样可以避免因安全带过小或过大而给工作造成不便和留下安全隐患。

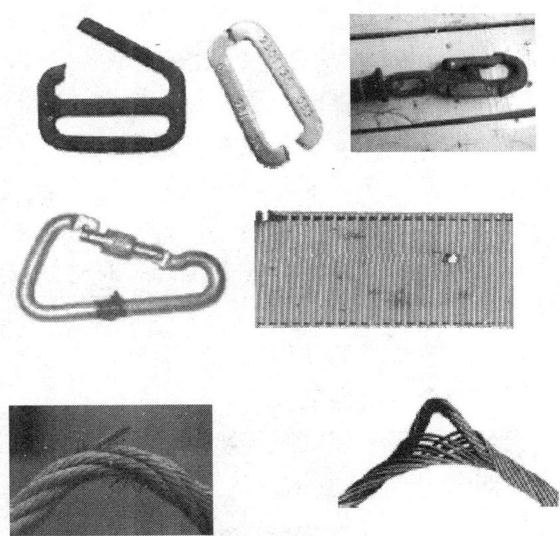

图 10—18　安全带外观检查

除此之外，在安全带标准中的 5.2.1.1～5.2.1.9 条款对安全带的选配做出了相关规定，需要特别注意的内容见表 10—24。

表 10—24　　安全带选择

标准条款号	标准要求
5.2.1.4	专门为区域限制安全带设计的零部件，不得应用于围杆作业安全带及坠落悬挂安全带
5.2.1.5	专门为围杆作业安全带设计的零部件，不得应用于坠落悬挂安全带
5.2.1.6	在使用坠落悬挂安全带时，应根据使用者下方的安全空间大小选择具有适宜伸展长度的安全带，应保证发生坠落时，坠落者不会碰撞到任何物体

2. 安全带的使用

（1）安全带的使用注意事项

1）使用安全带前应检查各部位是否完好无损，安全绳、系带有无撕裂、开线、霉变，金属配件是否有裂纹、是否有腐蚀现象，弹簧弹跳性是否良好，以及其他影响安全带性能的缺陷。若发现存在影响安全带强度和使用功能的缺陷，则应立即更换。

2）安全带应拴挂于牢固的构件或物体上，应防止挂点摆动或碰撞。

3）使用坠落悬挂安全带时，挂点应位于工作平面上方。

4）使用安全带时，安全绳与系带不能打结使用。

5）高处作业时，如安全带无固定挂点，应将安全带挂在刚性轨道或具有足够强度的柔性轨道上，禁止将安全带挂在移动或带尖锐棱角的或不牢固的物件上。

6）使用中，安全绳的护套应保持完好，若发现护套损坏或脱落，必须加上新套后再使用。

7）安全绳（含未打开的缓冲器）不应超过 2 m，不应擅自将安全绳接长使用。如果需要使用 2 m 以上的安全绳，就应采用自锁器或速差式防坠器。

8）使用围杆作业安全带时，应采取有效措施防止意外滑落。宜配合坠落悬挂安全带使用。

9）使用中，不应随意拆除安全带各部件，不得私自更换零部件。

10）使用连接器时，受力点不应在连接器的活门位置。

11）围杆作业安全带应在制造商规定的期限内使用，一般不应超过 3 年；区域限制安全带应在制造商规定的期限内使用，一般不应超过 5 年；坠落悬挂安全带应在制造商规定的期限内使用，一般不应超过 5 年。若发生坠落事故，或有影响性能的损伤，则应立即更换。

12）超过使用期限的安全带，若有必要继续使用，则应每半年抽样检验一次，合格后方可继续使用。

13）若安全带的使用环境特别恶劣，或使用频率格外频繁，则应相应缩短其使用期限。

（2）安全带的穿戴

安全带的正确穿戴对于坠落防护的效果是十分重要的，现以全身式安全带为例，正确穿戴步骤如图 10—19 所示。

1 握住安全带的背部D型环。抖动安全带，使所有的编织带回到原位。
2 如果胸带、腿带和/或腰带被扣住，那么这时需要松开编织带并解开带扣。
3 把肩带套到肩膀上，让D型环处于后背两肩中间的位置。
4 从两腿之间拉出腿带，扣好带扣。按同样方法扣好第二根腿带。如果有腰带就要先扣好腿带再扣腰带。
5 扣好胸带并将其固定在胸部中间的位置。拉紧肩带，将多余的肩带穿过带夹来防止松脱。
6 都扣好以后，收紧所有带子，让安全带尽量贴紧身体，但又不会影响活动。将多余的带子穿到带夹中防止松脱。

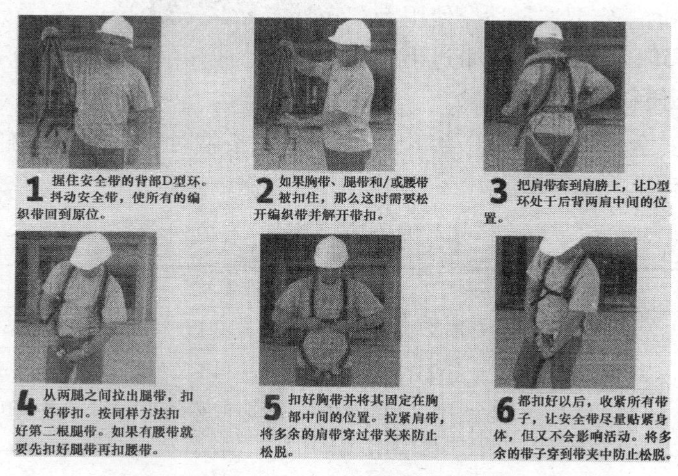

图 10—19　安全带的穿戴

3. 安全带的维护与保管

（1）安全带只需用清水冲洗和中性洗涤即可，洗后挂在阴凉通风处晾干。

（2）如果安全带沾有污渍就应予以及时清理，避免安全隐患。

（3）安全带不使用时，应由专人保管。存放时，不应接触高温、明火、强酸、强碱及尖锐物体，不应存放在潮湿的地方。

（4）储存时，应对安全带定期进行外观检查，发现异常必须立即更换，检查频次应根据安全带的使用频率确定。

三、安全帽的选用与维护

1. 安全帽的选择

（1）安全帽的选择原则

1）安全帽应符合 GB 2811—2007 的规定。

2）安全帽应在产品规定的年限内选用。

3）安全帽各部件应完好，无异常。

4）制造商应取得国家规定的相关资质并在有效期内。

（2）安全帽功能的选择

1）在可能存在物体坠落、碎屑飞溅、磕碰、撞击、穿刺、挤压、摔倒及跌落等头部伤害的场所时，应佩戴至少具有基本技术性能（基本技术性能包括冲击吸收性能、耐穿刺性能、下颏带的强度）的安全帽。

2）当作业环境中可能存在短暂接触火焰，短时局部接触高温物体的情况，或暴露于高温场所时，应选用具有阻燃性能的安全帽。

3）当作业环境中可能发生侧向挤压，包括可能发生塌方、滑坡的场所，或存在可预见的翻倒物体，可能发生速度较低的冲撞时，应选用具有侧向刚性的安全帽。

4）当作业环境对静电高度敏感，可能发生引爆燃的危险，或需要本质安全时，应选用具有防静电性能的安全帽，使用防静电安全帽时所穿戴的衣物应遵循防静电规程的要求。

5）当作业环境中可能接触 400 V 以下三相交流电时，应选用具有电绝缘性能的安全帽。

6）当作业环境中需要保温且在环境温度不低于－20℃的低温作业工作场所，应选用具有防寒功能或与佩戴的其他防寒装备不发生冲突的安全帽。

7）根据工作的实际情况，安全帽应存在以下特殊性能，包括摔倒及跌落的保护、导电性能、防高压电性能、耐超低温性能、耐极高温性能、抗熔融金属性能等，制造商和采购方应按照 GB 2811—2007 做出技术方面的补充协议。

具体安全帽类别特点及适用场合见表 10—25。

表 10—25　　安全帽类别特点及适用场合

安全帽性能	安全帽特点	参考适用范围
基本性能	由塑料、橡胶、玻璃钢等材料制成，抵御坠物对头部所造成的伤害	存在坠物危险或对头部可能产生碰撞的场所
阻燃性能	在普通型安全帽的基础上增加阻燃功能，抵御明火燎烧所造成的伤害	存在坠物危险或对头部可能产生碰撞及有明火、高温物体或具有易燃物质的场所
防静电性能	在普通型安全帽的基础上消除电荷在帽体上的聚积	存在坠物危险或对头部可能产生碰撞及不允许有放电发生的场所，多用于精密仪器加工、石油化工、煤矿开采等行业
电绝缘性能	在普通型安全帽的基础上阻止电流通过，防止人员意外触电	存在坠物危险或对头部可能产生碰撞及带电工作场所，如电力水利行业等
侧向刚性性能	在普通型安全帽的基础上具有侧向刚性性能，防止头部受到挤压伤害	存在坠物危险或对头部可能产生碰撞及挤压的工作场所，如坑道、矿井等
防寒性能	在普通型安全帽的基础上具有耐低温及保温性能，防止人员冻伤	低温作业环境中存在坠物危险或对头部可能产生碰撞的场所，如冷库、林业等

注：以上信息仅供参考

（3）安全帽样式的选择

1）当作业环境可能发生淋水、飞溅渣屑以及阳光、强光直射眼部等情况时，应选用大沿、大舌安全帽；当作业环境为狭窄场地时，应选用小沿安全帽。安全帽帽檐、帽舌尺寸的大小是由制造商依据各自产品的规格型号进行规定的。

2）当进行焊接作业且应佩戴安全帽时，可选用符合 GB/T 3609.1—2008 要求的焊接工防护面罩与安全帽进行组合，或者选用焊接工防护面罩和安全帽一体式的防护具，并应符合该标准相关规定。

3）当需要用护听器时，作业人员选用的安全帽应与所佩戴的护听器适配无冲突，佩戴带有护听器的安全帽应符合 GB/T 23466—2009 的相关规定。

4）当工作场所还需对眼面部进行防护时，作业人员所选用的安全帽应与所佩戴的个人用眼护具适配无冲突，佩戴与安全帽组合的面罩时应符合 GB 14866—2006 的相关规定。

5）当佩戴其他头面部防护装备时，所选用的安全帽应与其适配无冲突。

（4）安全帽颜色的选择

1）安全帽的颜色应符合相关行业的管理要求。如管理人员带白色、技术人员带蓝色。

2）选择安全帽的颜色应从安全以及生理、心理上对颜色的作用与联想等角度进行充分考虑。

3）当作业环境光线不足时应选用颜色明亮的安全帽。

4）当作业环境能见度低时应选用与环境色差较大的安全帽或在安全帽上增加符合要求的反光条。

（5）安全帽材质的选择

所选用安全帽的材料不应与作业环境发生冲突，具体帽壳材料特点及适用场见表 10—26。

表 10—26　安全帽帽壳材料特点及适用场合

安全帽帽壳材料	特点	适用场合举例
玻璃钢（FRP）安全帽	质轻而硬，不导电，机械强度高，回收利用少，耐腐蚀。在紫外线、风沙雨雪、化学介质、机械应力等作用下容易导致性能下降	冶金高温、油田钻井、森林采伐、供电线路、高层建筑施工以及寒冷地区施工
聚碳酸酯（PC）塑料安全帽	冲击强度高，尺寸稳定性好，无色透明，着色性好，电绝缘性、耐腐蚀性、耐磨性好，有应力开裂倾向，高温易水解	油田钻井、森林采伐、供电线路、建筑施工、带电作业
丙烯腈-丁二烯-苯乙烯（ABS）塑料安全帽	抗冲击性、耐热性、耐低温性、耐化学药品性及电气性能优良，不受水、无机盐、碱及多种酸的影响，但可溶于酮类、醛类及氯代烃中，受冰乙酸、植物油等侵蚀会产生应力开裂，耐候性差，在紫外线的作用下易产生降解	采矿、机械工业等冲击强度高的室内常温场所
聚乙烯（PE）塑料安全帽	具有耐腐蚀性、电绝缘性，不宜与有机溶剂接触，以防开裂，线形低密度聚乙烯（LLDPE）具有优异的耐环境应力开裂性能和电绝缘性，较高的耐热性能、抗冲和耐穿刺性能等	冶金、石油、化工、建筑、矿山、电力、机械、交通运输、地质、林业等冲击强度较低的室内作业
聚丙烯（PP）塑料安全帽	电绝缘性好、耐磨、抗刮、耐腐蚀，耐低温冲击性差，较易老化	药品及有机溶剂作业
超高分子聚乙烯（UHMWPE）塑料安全帽	耐磨、耐冲击、耐腐蚀、耐低温	冶金、化工、矿山、建筑、机械、电力、交通运输、林业和地质作业

续表

安全帽帽壳材料	特点	适用场合举例
聚氯乙烯（PVC）塑料安全帽	不易燃、高强度、耐气候变化性以及电绝缘性良好	冶金、石油、化工、建筑、矿山、电力、机械、交通运输、地质、林业等冲击强度较低的室内作业
注：以上信息仅供参考		

2. 安全帽的使用

（1）在使用前应检查安全帽上是否有外观缺陷，各部件是否完好，无异常。不应随意在安全帽上拆卸或添加附件，以免影响其原有的防护性能。

（2）帽衬调整后的内部尺寸、垂直间距、佩戴高度、水平间距应符合 GB 2811—2007《安全帽》的要求。

（3）安全帽在使用时应戴正、戴牢，锁紧帽箍，配有下颏带的安全帽应系紧下颏带，确保在使用中不发生意外脱落。

（4）使用者不应擅自在安全帽上打孔，不应用刀具等锋利尖锐物体刻划、钻钉安全帽。

（5）使用者不应擅自在帽壳上涂敷油漆、涂料、汽油、溶剂等。

（6）不应随意碰撞挤压或将安全帽用作除佩戴以外的其他用途，例如坐压、砸坚硬物体等。

（7）在安全帽内，使用方应确保永久标识齐全、清晰。

3. 安全帽的维护

（1）安全帽的维护应按照产品说明进行。

（2）安全帽上的可更换部件损坏时应按照产品说明及时更换。

（3）安全帽的存放应远离酸、碱、有机溶剂、高温、低温、日晒、潮湿及其他腐蚀环境，以免其老化或变质。

（4）对使用热塑材料制作的安全帽，不应用热水浸泡及放在暖气片、火炉上烘烤，以防止帽体变形。

（5）安全帽应保持清洁，并按照产品说明定期进行清洗。

参考文献

[1] GB 6095-2009 安全带［S］．北京：中国标准出版社，2009.

[2] GB/T 6096-2009 安全带测试方法［S］．北京：中国标准出版社，2009.

[3] EN 795：2012 Personal fall protection equipment — Anchor devices.

[4] GB 24544-2009 坠落防护　速差自控器［S］．北京：中国标准出版社，2009.

[5] GB 24542-2009 坠落防护　带刚性导轨的自锁器［S］．北京：中国标准出版社，2009.

[6] GB/T 24537-2009 坠落防护　带柔性导轨的自锁器［S］．北京：中国标准出版社，2009.

[7] GB 24543-2009 坠落防护　安全绳［S］. 北京：中国标准出版社，2009.
[8] GB/T 24538-2009 坠落防护　缓冲器［S］. 北京：中国标准出版社，2009.
[9] GB/T 23469-2009 坠落防护　连接器［S］. 北京：中国标准出版社，2009.
[10] GA 413-2003 救生缓降器［S］. 北京：中国标准出版社，2003.
[11] EN 341：2011 Personal fall protection equipment — Descender devices for rescue.
[12] GB/T 3609.1 职业眼面部防护　焊接防护　第 1 部分　焊接防护具［S］.
[13] GB/T 23466-2009 护听器的选择指南［S］.
[14] GB 14866-2006 个人用眼护具技术要求［S］.
[15] GB 2811-2007 安全帽［S］. 北京：中国标准出版社，2007.
[16] GB/T 2812-2006 安全帽测试方法［S］. 北京：中国标准出版社，2006.

第十一章　应急救援与个体防护

第一节　概　　述

“预防为主、防治结合”是我国职业卫生防治的方针，社会各个方面也为此做出了巨大的努力，然而随着我国经济的发展和工业化速度的加快，企业生产规模日益加大，超大型、高参数、长周期、高风险的生产装置日益增多，同时我国生产力发展不均衡，生产事故和灾害客观上存在多种不确定性以及生产力水平的状况使人们在一定时期内预防能力不尽如人意，另外，受从业人员素质以及企业安全生产管理水平等因素的影响，各种安全生产事故经常发生。为提高我国安全生产工作的整体水平，降低由于各种事故造成的人员伤亡和经济损失，必须加强事故应急救援工作，并逐步使其规范化、法制化和科学化。因此，建立事故应急救援体系、制定应急救援预案，便是保障安全生产的一项重大举措。

应急救援是指在应急响应过程中，为消除、减少事故伤害，防止事故扩大或恶化，最大限度地降低事故造成的损失或危害而采取的救援措施或行动。在发生紧急事故时，为及时控制事故现场，抢救事故受害者，指导、组织现场人员疏散撤离，并消除或减轻事故后果而采取一系列行动，可以及时有效地减少人员伤亡和财产损失。

应急救援中的个体防护装备是指为了保护突发事故处置现场工作人员免受各种物理、化学、生物等污染危害而佩戴、使用、设计的装备，包括安全帽、防护服、眼面护具、防护手套、耳塞、呼吸器等，能有效预防事故现场环境中有害物质或状态对人体生命健康的危害或威胁。

一、应急救援的基本任务

1. 立即组织营救受害人员，组织撤离或者采取其他措施保护危险区域内的其他人员。

抢救受害人员是应急救援的首要任务，在应急救援行动中，快速、有序、有效地实施现场救援与安全转送伤员是降低伤亡率，减少事故损失的关键所在。同时，还应指导群众防护自救，组织群众撤离。由于重大事故发生突然、扩散迅速、涉及范围广、危害大，因此应及时指导和组织群众采取各种措施进行自身防护，并迅速撤离危险区或可能受到危害的区域。在撤离过程中，应积极组织群众开展自救和互救工作。

2. 迅速控制危险源，并对事故造成的危害进行检验、检测，测定事故的危害区域、危害性质及危害程度。

及时控制造成事故的危险源是应急救援工作的重要任务，只有及时控制住危险源，防止事故继续扩展蔓延，才能及时有效地进行救援。尤其对发生在城市或人口稠密地区的化学事故，应尽快组织工程抢险人员、事故单位技术人员及相关专家一起及时控制事故以避免继续扩展。

3. 做好现场清洁，消除危害后果。

针对事故对人体、动植物、土壤、水源、空气造成的现实危害和可能的危害，迅速采取封闭、隔离、洗消等措施。对因事故外溢的有毒有害物质和可能对人和环境继续造成危害的物质，应及时组织人员予以清除，消除其危害后果，防止对人的继续危害和对环境的污染。对化学事故造成的危害应进行检测、处理处置，直至符合国家环境保护标准。

4. 查清事故原因，评估危害程度。

事故发生后应及时调查事故的发生原因和事故性质，评估事故的危害范围和危害程度，查明人员伤亡情况，做好事故调查。

由于突发事故往往具有发生突然、扩散迅速、危害范围广的特点，因此，应急救援行动必须满足以下要求：

（1）迅速。建立快速应急响应机制，迅速准确地传递事故信息，迅速地召集所需的应急力量、设备、物资等资源，迅速建立统一指挥与协调系统，开展救援活动。

（2）准确。要有相应的应急决策机制，能够基于事故的规模、性质、特点、现场环境等信息，正确预测其危险程度和发展趋势，准确地对应急救援行动和战术进行策划和决策。

（3）有效。应急救援行动的有效性很大程度上取决于应急准备的充分性，包括应急队伍的建设与训练，应急设备和物资的配备与维护，预案落实情况，以及有效的外部增援机制等。

二、应急救援个体防护的基本要求

1. 应急救援时个体防护的重要性

个体防护是作业人员根据生产过程中不同性质的危害因素，采取不同方法，保护自身机体免受外来伤害的过程。个体防护的主要方法是佩戴个体防护装备。国家对不同的生产工作场所或危害环境均有佩戴个体防护装备的要求，这些要求同样适用于应急救援人员，并且对于救援人员的个体防护更为重要。

（1）一般作业人员的个体防护是安全的最后屏障，而救援人员的个体防护可以说是唯一的屏障。一般作业人员除个体防护外，还可能有很多事故预防措施或工程防护措施，而在应急救援状态时这些措施可能已经遭到了破坏或完全失效。

（2）一般作业人员的个体防护往往是事故发生前或发生时的预防或防护，由于事故发生的概率很低，作业人员作业过程基本是安全的，个体防护疏忽的后果不一定能呈现。但救援人员往往处于事故的发展或继发过程中，时刻暴露于危险之下，此时，个体防护是最主要的安全防护措施。

（3）一般作业人员的作业危害比较单一，个体防护措施具有很强的针对性。而救援人员往往面临的是多种危险，其个体防护不得不考虑多种危害的需求，全面的个体防护凸显其重要性。

(4) 一般作业人员在重大事故发生时，往往是借助个体防护装备进行自救和迅速撤离，而救援人员却需要进入事故现场进行探查、控制、搜寻和抢救，个体防护应保证他们能够经受住危害在时间和空间上的延续和变化。

应急救援时，救援人员必须具有高度的风险意识，一定要重视个体防护。尽管应急救援工作必须争分夺秒，不能延误时间，但贸然行动，往往于事无补，反而殃及自身。

2. 应急救援个体防护要求

个体防护装备是根据生产过程中不同性质的有害因素，采用不同方法，保护机体的局部或全部免受外来伤害，从而达到防护目的的用品。个体防护装备佩戴的具体要求如下：

(1) 存在物体打击、机械伤害、高处坠落等可能对作业人员头部产生碰撞伤害的工作场所，应佩戴安全帽、头盔等头部防护装备。

(2) 存在飞溅物体、化学性物质、非电离辐射等可能对作业人员眼面部产生伤害的工作场所，应佩戴眼面部防护装备，如安全眼镜，化学飞溅护目镜、面罩，焊接护目镜、面罩，以及防护面具等。

(3) 当作业人员噪声暴露级高于额定限值时，作业人员应佩戴护听器进行听力防护，如耳塞、耳罩、防噪声头盔等。

(4) 接触粉尘的作业人员须配备防颗粒物呼吸器、防尘眼镜等呼吸、面部防护装备。

(5) 接触有毒有害物质的作业人员应根据可能接触毒物的种类选择佩戴相应的防毒面具、空气呼吸器、长管呼吸器等呼吸防护装备。

(6) 存在可能被传动机械绞碾、夹卷伤害时，应穿紧口式防护服，长发须佩戴防护帽，不能戴防护手套。

(7) 接触腐蚀性化学品的作业人员应穿戴耐化学品防护服、耐化学品防护鞋、耐化学品防护手套等防护装备。

(8) 水上作业人员须穿浸水服、救生衣等水上作业防护装备。

(9) 易燃、易爆场所作业人员须穿戴具有防静电性能的防静电服、防静电鞋、防静电手套等防护装备。

(10) 从事电气作业的作业人员须穿戴绝缘防护装备，从事高压带电作业应穿屏蔽服等防护装备。

(11) 从事高温、低温作业的作业人员须穿戴耐高温或防寒防护装备。

(12) 工作场所存在极端温度、电伤害、腐蚀性化学物质、机械砸伤等可能对作业人员足部产生伤害的情况时，应选配足部防护装备，如保护足趾安全鞋、防刺穿鞋、电绝缘鞋、防静电鞋、耐油防护鞋、矿工安全鞋等。

(13) 在距坠落高度基准面 2 m 及 2 m 以上，有发生坠落危险的工作场所，作业人员须佩戴安全带等坠落防护装备。

穿戴个体防护装备须注意：

(1) 所佩戴的个体防护装备质量应符合国家，地方或行业标准，并取得市场准入资质。

(2) 佩戴个体防护装备前，应对面对的各个环节的危险有害因素进行系统分析，确定危险有害因素存在的位置、危害方式、事故发生的途径及后果。

（3）进行作业前，需确认穿戴的个体防护装备对将要工作的场所的有害因素起防护作用的程度，确认能够正确使用该防护装备，检查外观有无缺陷或损坏，各部件组装是否严密等。

（4）当存在多种危险因素时，应综合考虑伤害类型，并配备多种个体防护装备。需要同时配备多种防护装备时，应考虑各装备使用时的兼容性和功能替代性，避免防护失效。

（5）要严格按照防护品说明书的要求使用，不能超极限使用，不能使用替代品。

（6）穿戴防护用品要规范化、制度化。

（7）使用完防护用品要进行清洁，防护用品要定时保养和检查其有效性。

事故应急救援人员的个体防护要求应高于一般作业人员要求，尽管救援时的个别情况影响正常穿戴或使用防护用品，但也应有可靠的安全措施。救援人员要增强自我防护意识和自我防护的本领，切不可冒险蛮干，在高温、高寒、高尘、高噪声时要及时更换救援人员。

3. 主要的个体防护装备及其性能要求

在许多灾害事故和事故应急救援中，佩戴个体防护装备是保护自身安全的最基本、最有效的措施，是减轻或保证人体免受伤害的重要手段。

（1）安全帽

在具有物体打击、坠落、机械伤害等危险因素存在的情况下，应佩戴安全帽或其他头部防护装备。在选择安全帽或其他头部防护装备时，应确定该装备具有抵抗救援环境危险因素的性能。例如，对于一般的物体打击危害，要求安全帽具有冲击吸收性能和耐穿刺性能；对于消防用安全帽，应要求其具有合格的阻燃性能；对于井下、隧道安全事故的救援工作，应考虑安全帽的冲击吸收性能、侧向刚性；对于存在易燃易爆危险的救援场所，还应考虑其防静电性能等。

（2）防护服

防护服是用于躯体防护的主要防护装备，是作业或救援过程中抵御各种有害因素的一道屏障。防护服根据性能不同，可以有效地防护高温、高寒、火灾、辐射、静电、化学腐蚀等各种危险有害因素，这就要求防护服应具有隔热、保温、防辐射、防静电、防腐蚀等相应性能。

（3）眼面防护具

眼面防护具是在生产或救援工作中用于防护眼面部免受飞屑、热、电磁辐射、化学飞溅等各种有害因素危害的防护装备。根据作业或救援环境的危害以及防护目的的不同，应对眼面防护用具的抗冲击性、耐热性、防辐射性能、防腐蚀性、阻燃性等不同性能进行选择。

（4）防护手套、鞋

防护手套主要用于防护手（臂）免受切伤、高低温、化学腐蚀、电击等危害因素伤害；防护鞋（靴）用于足部的防砸、防穿刺、防寒、防水、防电击等危害的保护。

（5）呼吸防护用品

在火灾场所、密闭空间、含毒性气体空间、缺氧环境等情况下的救援人员，必须佩戴呼吸防护用品。根据不同的救援环境选择性能不同的呼吸防护装备，如高尘环境下呼吸器应能够满足防尘要求，缺氧环境应佩戴自给式空气呼吸器，火灾场所应保证呼吸器的阻燃性和耐热辐射性等。

(6) 其他防护用品

除上述防护用品外，应急救援工作中还将会使用防振、防噪、防坠落、皮肤防护品等其他防护用品，如耳罩、安全绳、安全网、护肤膏等。

第二节　化学事故应急救援个体防护装备

我国许多化工产品如化肥、农药、化学助剂的品种和产量都位列世界前茅。国家环保部化学品登记中心公布的《中国现有化学物质名录》(2013 年) 中收载了 45 612 种化学品。国家安全生产监督管理局公布的《危险化学品名录》(2012 年) 中的危险化学品品种为 3 833 种。化学事故是指一种或数种化学物质释放的意外事件或危险事件，主要表现为火灾、爆炸、中毒事故等。危险化学品一旦大量排放或泄漏后，就会污染空气、水、土壤、食物，可经呼吸道、消化道、皮肤进入人体，引起群体中毒甚至死亡事故发生，因此化学事故具有明显的社会性、突发性、危害性、群体性。

化学事故常发生在化工生产企业、危险化学品储存处或运输过程中。化学物质种类繁多，物料多样，引发事故的原因也很多。发生事故的原因，既有内部原因，也有外部原因；既有因管理不到位、人员素质低、违规操作造成的，也有因设备缺陷、异常化学反应造成的。发生化学事故，引起的爆炸、燃烧、中毒，常常危及人民生命和财产的安全，造成环境污染，带来不可估量的严重后果。

由于化学事故的危害大、涉及面广、处理复杂、急救技术要求高，因此，对化学品事故首先要做好防范措施，预防化学事故发生；其次，要编制《化学事故应急救援预案》，一旦发生事故，就能立即启动应急程序，救援伤员，及时有效控制事故扩展蔓延，减少事故的损失。

一、化学事故应急救援的个体防护分级

1. A 级个体防护

A 级个体防护适用于热区-危险排除区，为最高级别防护，可对周围环境中的气体和液体提供最完善的保护。它是一套完全封闭、耐化学品、耐高温的服装、手套、靴子以及一套隔绝式呼吸防护装备。

防护对象包括：接触高蒸气压和可经皮肤吸收的气体、液体；可致癌和高毒性化学物；极有可能发生高浓度液体泼溅、接触、浸润和蒸气暴露的情况；接触未知化学物；有害物浓度达到 IDLH (Immediately Dangerous to Life or Health，立即致死量) 浓度；缺氧。

A 级个体防护装备包括：

(1) 提供呼吸气体的最高级防护，可防止缺氧 (如自给开路式压缩空气呼吸器、氧气呼吸器、化学氧呼吸器等)。

(2) 全封闭化学防护服 (如最高级别的氯磺化聚乙烯合成橡胶布衣，可防王水)。

(3) 内外层抗化学腐蚀的手套。

（4）化学防护长靴。

（5）防化学腐蚀安全帽。

具体应用时，应根据具体现场环境选择其适用的、具有特定防护性能的防护装备。

2. B 级个体防护

B 级个体防护也称二级防护，它在毒气对皮肤危害不严重时，仅用于呼吸防护。它包括一套不封闭的、防溅洒的、抗化学品的服装。

防护对象包括：种类已确知的气态有毒害化学物质，不可经皮肤吸收；达到 IDLH 浓度；缺氧。

B 级个体防护装备包括：

（1）可提供清洁的呼吸气体的呼吸防护装备，如全面罩长管呼吸器。

（2）可防化学品、生物、原子尘埃污染飞溅的防化服，如全封闭塑料防化服或非气密性的改性丁基胶布防化服或改性双面 PVC 防化服。

（3）有内外层的防护手套。

（4）化学防护长靴。

（5）安全帽。

它主要用于仅有已知有毒气体吸入、微粒及微生物危害的场所；有毒物对皮肤无害或不经皮肤吸收及缺氧的环境。

3. C 级个体防护

C 级个体防护也称三级防护，是用于防护液体溅出对皮肤的损伤和低级别的呼吸防护。它包括防溅洒的服装以及面部的全覆盖防护。

防护对象包括：非皮肤吸收气态有毒物，已知毒物种类和浓度；非 IDLH 浓度；不缺氧。

C 级个体防护装备包括：

（1）空气过滤呼吸器，如全面罩防毒面具、半面罩防毒面具、防颗粒物呼吸器等。

（2）抗化学物防护服，如改性 PVC 防化服、织物类化学品防护服等。

（3）眼面防护具。

（4）防化手套。

（5）防化靴。

（6）安全帽。

4. D 级个体防护

D 级个体防护也称四级防护，是用于冷区以外无呼吸防护的最低皮肤防护，主要用于大气中已知有害气体、液体飞溅、浸入液体接触的防护。

D 级个体防护装备包括：

（1）织物类化学品防化服、一般工作服等。

（2）化学防护手套。

（3）化学防护靴。

（4）防护眼镜。

（5）安全帽。

二、化学事故应急救援个体防护用品的选用与维护

1. 呼吸防护装备的选用

有毒气体呼吸防护装备的选用参见第二章第三节，粉尘呼吸防护装备的选用参见第三章第三节。

2. 防护服的选用

从防护性能最高的全封闭防渗透防化服，到普通的隔离颗粒物防护服，各种防护服的性能有很大差别，适用范围也不同。在工业领域常用的一些织物类酸碱化学品防护服并不能够作为A、B级化学防护服使用，因为化学防护不仅是酸和碱的问题，更重要的是防气体和液体的渗透，防护服在阻燃、防静电等方面也有特殊要求。

选用防护服时应考虑以下几个因素：

（1）相容性

即考虑到应急救援人员暴露的化学品，所选用的防护服必须与可能遇到的化学品的危险特性相匹配。

（2）防护标准

即需考虑应急救援人员实施行动的范围和环境条件，选择合理的防护标准和合适的防护服。

（3）局限性

需考虑应急救援工作环境对防护服的某些特性的限制，即防护服在工作环境中的局限性。

（4）辅助性服装的选用

在某些应急救援作业中，单纯的某种特性的防护服不能满足作业环境需要，还应选择防护服的辅助性防护用品，如耐高温、高寒服。

3. 眼面防护装备的选用

眼面防护装备都应具有防离子冲击和撞击的功能。眼罩对少量液体性喷洒物具有隔离作用，另外防各类有害光的眼护具应有防结雾、防刮擦等附加要求。在化学事故应急救援作业时，还应考虑环境中的腐蚀性化学物对眼睛和面部的腐蚀危害，故应倾向于在选择使用呼吸防护用品时选用全面罩。

4. 防护手套、防护鞋的选用

和防护服类似，各类防护手套和防护鞋适用的化学品对象是不同的，另外，佩戴时还需要考虑现场环境中是否存在高温、高寒、尖锐物、电源等因素。在特定的环境中应选择合适的防护手套，恰当的防护手套可以在手与处理的化学物质之间形成一个有效的保护壁垒。

5. 化学事故应急救援个体防护用品的维护

化学事故救援用个体防护装备应考虑其在非使用状态下的存放、使用前的性能检验和使用后的维护处理。

各种个体防护装备应根据其性能特点及使用说明中的要求进行统一存放和保养，以保护

其性能的有效性；形成简单有效的性能检验方法，保证作业人员所佩戴的防护装备能够起到预期的保护作用；对于滤毒盒、罐等一次性使用的防护用品，使用后应妥善销毁处理；对于防护服、防护鞋等可重复性使用的防护用品，应按具体要求进行清洁、消毒等维护措施后，进行保存。

第三节　矿山事故应急救援个体防护装备

一、矿山中的主要事故类型

矿山中的事故可分为：冒顶片帮、地面塌陷、露天滑坡；瓦斯爆炸、煤尘爆炸、硫化矿爆炸；矿山火灾；矿山水灾（地面水灌井或巷道透水）；中毒、窒息；火药燃烧爆炸、放炮；平巷、斜井的运输事故、竖井提升事故；高处坠落；机械伤害；触电事故；矿区污染等。

矿井常见的事故类型主要有瓦斯、煤尘爆炸事故，火灾事故，冒顶事故，透水事故四类。

1. 瓦斯、煤尘爆炸

瓦斯，又名沼气、甲烷。它是一种无色、无臭、无味、易燃、易爆的气体。瓦斯爆炸的条件是：一定浓度的瓦斯、高温火源的存在和充足的氧气。瓦斯爆炸界限为5%～16%。当瓦斯浓度低于5%时，遇火不爆炸，但能在火焰外围形成燃烧层；当瓦斯浓度为9.5%时，其爆炸威力最大（氧和瓦斯完全反应）；瓦斯浓度在16%以上时，失去其爆炸性，但在空气中遇火仍会燃烧。瓦斯爆炸界限并不是固定不变的，它还受温度、压力以及煤尘、其他可燃性气体、惰性气体的混入等因素的影响。瓦斯的引火温度为650～750℃，并受瓦斯的浓度、火源的性质及混合气体的压力等因素影响而变化。当瓦斯含量在7%～8%时，最易引燃；当混合气体的压力增高时，引燃温度降低。空气中的氧气浓度降低时，瓦斯爆炸界限随之缩小，当氧气浓度减少到12%以下时，瓦斯混合气体即失去爆炸性。

煤尘爆炸是在高温或一定点火能的热源作用下，空气中氧气与煤尘急剧氧化的反应过程。煤尘爆炸必须同时具备四个条件：煤尘本身具有爆炸性；煤尘必须悬浮于空气中，并达到一定的浓度；存在能引燃煤尘爆炸的高温热源；一定浓度的氧气。井下空气中只有悬浮的煤尘达到一定浓度时，才可能引起爆炸，一般来说，煤尘爆炸的下限浓度为30～50 g/m^3，上限浓度为1 000～2 000 g/m^3，其中爆炸力最强的浓度范围为300～500 g/m^3。煤尘的引燃温度随着煤尘性状、浓度及试验条件的不同而变化，我国煤尘爆炸的引燃温度为650～1 050℃，一般为700～800℃。煤尘爆炸的最小点火能为4.5～40 mJ。煤尘爆炸还必须要具备一定浓度的氧气，要求氧气的浓度不低于18%（体积分数）。

矿井瓦斯、煤尘爆炸主要有瓦斯爆炸、煤尘爆炸、瓦斯煤尘爆炸事故三类。

2. 矿井火灾事故

矿井火灾又称作矿内火灾或井下火灾，是指发生在煤矿井下巷道、工作面、硐室、采空区等地点的火灾。能够波及和威胁井下安全的地面火灾，也称作矿井火灾。矿井发生的火灾（包括危及井下的地面火灾），常导致人员伤亡，设备损失，矿井停产，资源破坏，甚至引起瓦斯，煤尘或硫化矿尘爆炸，是煤矿生产中的主要自然灾害之一。和所有的物质燃烧一样，导致矿井火灾发生的3个基本要素为：热源、可燃物和空气。

（1）热源

具有一定温度和足够热量的热源才能引起火灾。煤的自燃、瓦斯或煤尘爆炸、放炮作业、机械摩擦、电流短路、吸烟、电（气）焊以及其他明火等都可能成为引火的热源。

（2）可燃物

煤本身就是一种普遍存在的大量的可燃物。另外，坑木、各类机电设备、各种油料、炸药等都具有可燃性。

（3）空气

燃烧就是剧烈的氧化现象，实验证明，在氧浓度为3%的空气环境里，燃烧不能维持。

根据不同引火热源，矿井火灾可分为外因火灾和内因火灾。外因火灾是由于外部热源引起的火灾，煤矿常见的外部热源有电能热源、摩擦热、各种明火（如液压联轴器喷油着火、吸烟、焊接火花）等，多发生在井筒、井底车场、石门及其他有机电设备的巷道内；内因火灾是由于煤炭等易燃物质在空气中氧化发热并积聚热量而引起的火灾，它不存在外部引燃的问题，因此，又称作自燃火灾，多发生在采空区，特别是丢煤多而未封闭或封闭不严的采空区，巷道两侧煤柱内及煤巷掘进冒高处等。

3. 矿井冒顶事故

冒顶是指在地下开采中，上部矿岩层自然塌落的现象。这是由于开采后，原先平衡的矿山压力遭到破坏而造成的。采煤工作中有时有计划地放落上部煤层，也称为冒顶。

冒顶是矿井中最常见、最易发生的事故。在正常情况下，冒顶事故都有以下几个预兆：

（1）发出连续断裂响声

岩层下沉断裂，顶板压力急剧加大时，木支架会发出劈裂声，紧接着出现折梁断柱现象；金属支柱的活柱急速下缩，也会发出很大声响。

（2）掉渣

顶板严重破裂时，出现顶板掉渣现象，掉渣越多，说明顶板压力越大。

（3）片帮煤增多

因煤壁所受压力增加，变得松软，片帮煤比平时要多。

（4）顶板裂缝或出现离层

顶板有裂缝并张开，裂缝增多。

（5）漏顶

大冒顶前，破碎的伪顶或直接顶有时会因背顶不严和支架不牢固出现漏顶现象，形成棚顶托空，支架松动而造成冒顶。

（6）有淋水

顶板的淋水量有明显增加。

4. 透水事故

矿井在建设和生产过程中，地面水和地下水通过各种通道涌入矿井，当矿井涌水超过正常排水能力时，就造成矿井水灾。矿井水灾（通常称为透水），是煤矿常见的主要灾害之一。

矿井发生透水的主要原因有：

（1）地面防洪防水措施不当造成地表水进入井下。

（2）对水文地质情况不清，采掘工作面穿通积水的老空区、含水断层、陷落柱及富水岩层。

（3）未严格执行探放水制度。

（4）测量错误或资料不准，使采掘面与水区连通。

（5）对防治水设施管理不善，如有的闸门、防水墙质量低劣而造成大量漏水。

（6）乱采滥挖，破坏了防水隔离煤层。

二、矿山事故应急救援用个体防护装备

矿山救援队的个体防护装备主要是参加抢险救灾时所佩戴的氧气呼吸器以及辅助性防护、救护装备，如自动苏生器、自救器和气体检测仪器。

1. 氧气呼吸器

氧气呼吸器是矿山救护队员必不可少的基本防护装备，它保证矿山救护队员免遭外界有毒有害气体的侵害、维持正常呼吸，从某种意义上说，氧气呼吸器就是救护队员的生命所系。

目前各国矿山救护队所使用的氧气呼吸器，以大气压力划分，有负压式氧气呼吸器和正压式氧气呼吸器两大类。其中，负压式氧气呼吸器按使用用途分为救护工作性、抢救性和逃生性三种。正压式氧气呼吸器按照储气容器划分，有呼吸仓式和气囊式呼吸器两类；以“氧气源”划分，可分为“压缩氧”呼吸器、“液态氧”呼吸器和“化学氧”呼吸器三种类型。在实际的配备和选用上来讲，“压缩氧”呼吸器占绝大多数。目前我国矿山救护队使用的“压缩氧”呼吸器的压缩空气压力有 150 MPa、200 MPa 和 300 MPa 三种（较多采用200 MPa压力的气瓶）。同时，为了减小呼吸器的体积和质量，压缩氧气瓶材质的选用更倾向于耐高压和质量轻的合金材质。

在氧气呼吸器系统中，供氧系统是它的核心部分，既要保证人体所需的供氧量，又要保证一定的防护时间。压缩氧呼吸器的高压系统，出现了充氧装置、泄露闭塞装置、安全阀门等新构件。氧气呼吸器的高压系统，除供氧之外，还具有氧气供给分配功能，目前供氧分配方式有定量供氧、自动供氧和手动供氧三种。

氧气呼吸器是在环境变化复杂的事故情况下使用的，因此在采用大视野全面罩、防雾镜片、通话膜片、快速接头等方面的完善和改进有利于救护队员更好地了解周围环境情况、彼此联系沟通、操作方便等方面也有所推动和提升。

正压氧气呼吸器是依靠其减压供气特性使使用者在呼吸时，其呼吸系统内的气体压力始终处于大于外界工作空间大气压力的氧气呼吸器。目前，国内外矿山救护队使用的正压氧气呼吸器有呼吸仓式和气囊式两大类。呼吸仓式正压氧气呼吸器，是指在其呼吸系统中的储气容器为刚性体的正压氧气呼吸器；气囊式正压氧气呼吸器，是指在其呼吸系统中的储气容器是由可塑性材料制造的正压氧气呼吸器。

2. 自动苏生器

自动苏生器是一种自动进行正负压人工呼吸的急救装置，可用于胸部外伤，一氧化碳或其他有毒有害气体中毒、溺水、触电等原因造成的呼吸抑制、麻痹和窒息人员。它通过负压引射功能可吸出伤者呼吸道内的分泌物、异物等，并通过肺动机构有规律地向伤者输氧和排出肺内气体而使伤者的心肺功能自动复苏。同时，它还具有单纯给氧功能。自动苏生器具有体积小、质量轻、操作简单、性能可靠、携带方便等优点，适用于灾难事故现场的抢险救护和医疗单位外出急救及护送伤员使用（如胸部外伤、一氧化碳或其他有毒气体中毒、溺水、触电等原因所造成的呼吸抑制或窒息）。自动苏生器主要由氧气瓶、引射器、吸痰器、减压器、压力表、配气阀、自动肺、自主呼吸阀、面罩等部件构成。

我国救护队现用的 ASZ-30 型自动苏生器的构造和工作原理是，氧气瓶中的高压(20 MPa)氧气经氧气管、压力表进入减压器，将压力减到 0.5 MPa 以下。配气阀上有 3 个气路开关，开关通过引射器和导管相连，其功能是在苏生前，借引射器中高速气流造成的负压先将被抢救人员口中的泥、黏液、水等抽到吸引瓶内。开关利于导气管和自动肺相连，自动肺通过其中的引射器喷出氧气时吸入外界一定量的空气，二者混合后经过面罩压入被抢救人员肺内，然后引射器又自动操纵阀门将肺内气体抽出，以实现自动进行人工呼吸的目的。当被抢救人员恢复自动呼吸能力后，可将自动人工呼吸改为自主呼吸下的供氧，即将面罩通过呼吸阀与储气囊相接，储气囊通过导气管和开关相接。储气囊中的氧气经呼吸阀供被抢救者呼吸用，呼出的气体由呼吸阀排出。

3. 自救器

自救器是一种体积小、携带轻便，但作用时间较短的呼吸保护仪器。当矿井下发生事故时，应急救援人员和矿工可以佩戴它通过充满有害气体的井巷，迅速离开灾区。自救器分为过滤式和隔离式两类，隔离式自救器又分为化学氧和压缩氧两类。

4. 其他防护装备

在矿山事故救援中还应根据事故现场的具体环境状况为救护队员佩戴相应的防护装备，如安全帽、安全鞋、防护手套等。

参考文献

[1] GB/T 29510—2013. 个体防护装备配备基本要求 [S]. 北京：中国标准出版社，2013.

[2] 国家环境保护部. 中国现有化学物质名录（2013 年）.

[3] 国家安全生产监督管理总局. 危险化学品名录（2012 年）.

[4] 王飞跃，徐志胜，潘游等. 企业生产安全事故应急救援预案编制技术的研究 [J]. 中国安全科学学报，2005，15（4）.

[5] 时训先，蒋仲安，邓云峰，等. 重大事故应急救援法律法规体系建设 [J]. 中国安全科学学报，2004，14（12）.

[6] 虞汉华，蒋军成. 城市危险化学品事故应急救援预案的研究 [J]. 中国安全科学学

报，2006，16（4）.

[7] 李学来，胡敬东. 煤矿应急救援技术的研究及应用现状 [J]. 煤炭工程，2005（4）.

[8] 安全生产宣传教育系列丛书编写组. 安全事故应急救援与现场处置指南 [M]. 北京：人民日报出版社，2009.

[9] 国家安全生产监督管理总局矿山救援指挥中心. 矿山事故应急救援案例分析 [M]. 北京：煤炭工业出版社，2006.

[10] 孙玉叶，夏登友. 危险化学品事故应急救援与处置 [M]. 北京：化学工业出版社，2008.

[11] 邢娟娟，陈江. 劳动防护用品与应急防护装备实用手册 [M]. 北京：航空工业出版社，2007.

[12] “绿十字”安全生产教育培训丛书编写组. 劳动防护用品知识 [M]. 北京：中国劳动社会保障出版社，2008.

附录1 特种劳动防护用品产品单元、产品品种及规格型号

序号	产品单元	产品品种	规格型号
1	安全帽	塑料	普通型 特殊型（防静电、电绝缘、侧向刚性、阻燃、耐低温）
		玻璃钢	
		橡胶	
		金属	
		植物编织	
2	安全带	围杆作业 （生产型、组装型）	一般型 特殊型（阻燃、抗腐蚀、适合特殊环境）
		坠落悬挂 （生产型、组装型）	
		区域限制 （生产型、组装型）	
3	座板式单人吊具	—	—
4	自锁器	刚性导轨	普通型 特殊型（耐高温、耐低温、耐水、耐油、耐粉尘）
		柔性导轨	
5	速差自控器	织带式	普通型 特殊型（耐高温、耐低温、耐水、耐油、耐粉尘） 普通救援型 特殊救援型（耐高温、耐低温、耐水、耐油、耐粉尘）
		纤维绳式	
		钢丝绳式	
6	安全网	平网	P-宽×长 P-宽×长（阻燃）
		立网	L-宽×长 L-宽×长（阻燃）
		密目式安全立网	ML-宽×长（A级） ML-宽×长（B级）
7	焊接眼面防护具	钢板纸面罩	手持式 头戴式 安全帽与面罩组合式
		塑料面罩	
		焊接工防护眼罩	遮光号：1.2#、1.4#、1.7#、2#、2.5#、3#、4#、5#、6#、7#、8#、9#、10#、11#、12#、13#、14#、15#、16#
		滤光片	
		眼镜	

续表

序号	产品单元	产品品种	规格型号
8	防冲击眼护具	眼镜	L
		眼罩	M
		面罩	H
9	阻燃服	—	A级 B级 C级
10	防静电服	—	A级 B级
11	防静电毛针织服	—	—
12	酸碱类化学品防护服	织物	一级 二级 三级
		非织物	
13	防静电鞋（靴）	胶底皮鞋	胶黏
		聚氨酯底皮鞋	模压
		胶底布鞋	注射
		聚氨酯底布鞋	线缝
		全橡胶鞋	—
		全聚合鞋	
14	导电鞋（靴）	胶底皮鞋	胶粘
		聚氨酯底皮鞋	模压
		胶底布鞋	注射
		聚氨酯底布鞋	线缝
		全橡胶鞋	—
		全聚合鞋	
15	保护足趾安全鞋(靴)	胶底皮鞋	安全型胶粘、安全型模压、安全型注射、安全型线缝、防护型胶粘、防护型模压、防护型注射、防护型线缝
		聚氨酯底皮鞋	
		全橡胶鞋	安全型
		全聚合鞋	防护型
16	防刺穿鞋（靴）	胶底皮鞋	胶粘 模压 注射 线缝
		聚氨酯底皮鞋	
		全橡胶鞋	—
		全聚合鞋	

续表

序号	产品单元	产品品种	规格型号
17	电绝缘鞋（靴）	胶底皮鞋	6 kV 胶粘、6 kV 模压、6 kV 注射
		聚氨酯底皮鞋	
		胶底布鞋	5 kV 胶粘、5 kV 模压、5 kV 注射
		聚氨酯底布鞋	15 kV 胶粘、15 kV 模压、15 kV 注射
		全橡胶鞋	6 kV、10 kV、15 kV、20 kV、30 kV
		全聚合鞋	
18	耐化学品的工业用橡胶靴	—	—
19	耐化学品的工业用模压塑料靴	—	—
20	耐油防护鞋（靴）	胶底皮鞋	胶粘 模压 注射 线缝
		聚氨酯底皮鞋	
		全橡胶鞋	—
		全聚合鞋	
21	防寒鞋（靴）	胶底皮鞋	胶粘 模压 注射 线缝
		聚氨酯底皮鞋	
22	耐热鞋（靴）	胶底皮鞋	胶粘 模压 注射 线缝
		聚氨酯底皮鞋	
23	矿工安全靴	全橡胶靴	模压 注射
		全聚合靴	
24	多功能安全/防护鞋（靴）	胶底皮鞋	安全型胶粘（X）、安全型模压（X）、安全型注射（X）、安全型线缝（X）、防护型胶粘（X）、防护型模压（X）、防护型注射（X）、防护型线缝（X）（X 代表多功能型，可为 P、C、A、I、HI、CI、E、WR、M、AN、WRU、CR、HRO 的组合）
		聚氨酯底皮鞋	
		全橡胶鞋	安全型（X）、防护型（X） （X 代表多功能型，可为 P、C、A、I、HI、CI、E、WR、M、AN、WRU、CR、HRO 的组合）
		全聚合鞋	
25	耐酸（碱）手套	橡胶	耐磨性（1～4）级＋抗切割性（1～5）级＋抗撕裂性（1～4）级＋抗穿刺性（1～4）级
		乳胶	
		塑料	
26	带电作业用绝缘手套	橡胶	0 级、1 级、2 级、3 级、4 级、A 型、H 型、Z 型、R 型、C 型
		塑料	

续表

序号	产品单元	产品品种	规格型号
27	耐油手套	橡胶	耐磨性（1～4）级＋抗切割性（1～5）级＋抗撕裂性（1～4）级＋抗穿刺性（1～4）级
28	浸塑手套	—	L-SJ-S1、L-SJ-S2、L-NY-S1、L-NY-S2、L-FB-S1、L-FB-S2、L-RS-S1、L-RS-S2、L-YB-S1、L-YB-S2
29	自吸过滤式防毒面具	塑料半面罩	直接式 导管式
		橡胶半面罩	
		橡塑半面罩	
		塑料全面罩	
		橡胶全面罩	
		橡塑全面罩	
		塑料过滤件	过滤件类型-防护气体类型-滤烟性能-防护级 过滤件类型为 P、D、Z、T 防护气体类型为 A 型、B 型、E 型、K 型、CO 型、Hg 型、H_2S 型，可复合，特殊过滤件根据实际防护气体类型填写 滤烟性能为 P1、P2、P3，无滤烟性能无此项 防护级为 1、2、3、4，特殊过滤件无此项
		金属过滤件	
30	长管呼吸器	生产型	自吸式 连续送风式 高压送风式
		组装型	
31	自给开路式压缩空气呼吸器	生产型	G - G - 储气量标记 G - F - 储气量标记 X - G - 储气量标记 X - F - 储气量标记
		组装型	
32	自吸过滤式防颗粒物呼吸器	随弃式面罩	KN90、KN95、KN100、KP90、KP95、KP100
		可更换式半面罩	
		全面罩	KN95、KN100、KP95、KP100

附录 2　特种劳动防护用品产品单元、产品标准及相关标准

序号	产品单元	产品标准	相关标准
1	安全帽	GB 2811-2007《安全帽》	GB/T 2812-2006《安全帽测试方法》
2	安全带	GB 6095-2009《安全带》	GB/T 6096-2009《安全带测试方法》 GB/T 10125-2012《人造气氛腐蚀试验　盐雾试验》 GB/T 5455-1997《纺织品　燃烧性能试验　垂直法》
3	座板式单人吊具	GB 23525-2009《座板式单人吊具悬吊作业安全技术规范》	GB/T 6096-2009《安全带测试方法》
4	自锁器	GB 24542-2009《坠落防护　带刚性导轨的自锁器》 GB/T 24537-2009《坠落防护　带柔性导轨的自锁器》	GB/T 6096-2009《安全带测试方法》 GB/T 10125-2012《人造气氛腐蚀试验　盐雾试验》 GB/T 17889.1-2012《梯子　第 1 部分：术语、型式和功能尺寸》 GB/T 17889.2-2012《梯子　第 2 部分：要求、试验和标志》 GB 24543-2009《坠落防护　安全绳》 GB/T 24538-2009《坠落防护　缓冲器》 GB/T 23469-2009《坠落防护　连接器》
5	速差自控器	GB 24544-2009《坠落防护　速差自控器》	GB/T 6096-2009《安全带测试方法》 GB/T 10125-2012《人造气氛腐蚀试验　盐雾试验》 GB 24543-2009《坠落防护　安全绳》 GB/T 24538-2009《坠落防护　缓冲器》
6	安全网	GB 5725-2009《安全网》	GB/T 10125-2012《人造气氛腐蚀试验　盐雾试验》（密目式安全立网） GB/T 5455-1997《纺织品　燃烧性能试验　垂直法》 GB/T 8834-2006《绳索　有关物理和机械性能的测定》 GB/T 14522-2008《机械工业产品用塑料、涂料、橡胶材料人工气候老化试验方法　荧光紫外灯》（平、立网）
7	焊接眼面防护具	GB/T 3609.1-2008《职业眼面部防护　焊接防护　第 1 部分：焊接防护具》	GB/T 191-2008《包装储运图示标志》 GB/T 2428-1998《成年人头面部尺寸》 GB 14866-2006《个人用眼护具技术要求》
8	防冲击眼护具	GB 14866-2006《个人用眼护具技术要求》	GB/T 191-2008《包装储运图示标志》 GB/T 2428-1998《成年人头面部尺寸》
9	阻燃服	GB 8965.1-2009《防护服装　阻燃防护　第 1 部分：阻燃服》	GB/T 250-2008《纺织品　色牢度试验评定变色用灰色样卡》 GB/T 2912.1-2009《纺织品　甲醛的测定　第 1 部分：游离和水解的甲醛（水萃取法）》 GB/T 3916-1997《纺织品　卷装纱　单根纱线断裂强力和断裂伸长率的测定》 GB/T 3917.3-2009《纺织品　织物撕破性能　第 3 部分：梯形试样撕破强力的测定》

续表

序号	产品单元	产品标准	相关标准
			GB/T 3920-2008《纺织品　色牢度试验　耐摩擦色牢度》 GB/T 3921-2008《纺织品　色牢度试验　耐皂洗色牢度》 GB/T 3922-1995《纺织品耐汗渍色牢度试验方法》 GB/T 3923.1-1997《纺织品　织物拉伸性能　第1部分：断裂强力和断裂伸长率的测定　条样法》 GB/T 4802.1-2008《纺织品　织物起毛起球性能的测定　第1部分：圆轨迹法》 GB 5296.4-1998《消费品使用说明　纺织品和服装使用说明》 GB/T 5455-1997《纺织品　燃烧性能试验　垂直法》 GB/T 5713-1997《纺织品　色牢度试验　耐水色牢度》 GB/T 7573-2009《纺织品　水萃取液 pH 值的测定》 GB/T 8628-2001《纺织品　测定尺寸变化的试验中织物试样和服装的准备、标记及测量》 GB/T 8629-2001《纺织品　试验用家庭洗涤和干燥程序》 GB/T 8630-2002《纺织品　洗涤和干燥后尺寸变化的测定》 GB/T 13171.1-2009《洗衣粉（含磷型）》 GB/T 13171.2-2009《洗衣粉（无磷型）》 GB/T 13640-2008《劳动防护服号型》 GB/T 12704.1-2009《纺织品　织物透湿性试验方法　第1部分：吸湿法》 GB/T 12903-2008《个体防护装备术语》 GB/T 17591-2006《阻燃织物》 GB/T 17596-1998《纺织品　织物燃烧试验前的商业洗涤程序》 GB/T 18318.1-2009《纺织品　弯曲性能的测定　第1部分：斜面法》 GB 18401-2010《国家纺织产品基本安全技术规范》 GB 20653-2006《职业用高可视性警示服》 FZ/T 81007-2012《单、夹服装》
10	防静电服	GB 12014-2009 《防静电服》	GB/T 2912.1-2009《纺织品　甲醛的测定　第1部分：游离和水解的甲醛（水萃取法）》 GB/T 3920-2008《纺织品　色牢度试验　耐摩擦色牢度》 GB/T 3923.1-1997《纺织品　织物拉伸性能　第1部分：断裂强力和断裂伸长率的测定　条样法》 GB/T 4288-2008《家用和类似用途电动洗衣机》 GB/T 5453-1997《纺织品　织物透气性的测定》 GB/T 5713-1997《纺织品　色牢度试验　耐水色牢度》 GB/T 7568.5-2002《纺织品　色牢度试验　聚丙烯腈标准贴衬织物规格》 GB/T 7573-2009《纺织品　水萃取液 pH 值的测定》 GB/T 8427-2008《纺织品　色牢度试验　耐人造光色牢度：氙弧》 GB/T 8628-2001《纺织品　测定尺寸变化的试验中织物试样和服装的准备、标记及测量》 GB/T 8629-2001《纺织品　试验用家庭洗涤和干燥程序》 GB/T 8630-2002《纺织品　洗涤和干燥后尺寸变化的测定》 GB/T 13640-2008《劳动防护服号型》
11	防静电毛针织服	GB/T 23464-2009 《防护服装防静电毛针织服》	GB/T 1335.1-2008《服装号型　男子》 GB/T 1335.2-2008《服装号型　女子》 GB/T 2910.4-2009《纺织品　定量化学分析　第4部分：某些蛋白质纤维与某些其他纤维的混合物（次氯酸盐法）》 GB/T 2912.1-2009《纺织品　甲醛的测定　第1部分：游离和水解的甲醛（水萃取法）》

续表

序号	产品单元	产品标准	相关标准
			GB/T 3920-2008《纺织品　色牢度试验　耐摩擦色牢度》 GB/T 3921-2008《纺织品　色牢度试验　耐皂洗色牢度》 GB/T 3922-1995《纺织品耐汗渍色牢度试验方法》 GB/T 4288-2008《家用和类似用途电动洗衣机》 GB/T 4802.3-2008《纺织品　织物起毛起球性能的测定　第3部分：起球箱法》 GB 5296.4-2012《消费品使用说明　第4部分：纺织品和服装》 GB/T 7573-2009《纺织品　水萃取液pH值的测定》 GB/T 7742.1-2005《纺织品　织物胀破性能　第1部分　胀破强力和胀破扩张度的测定　液压法》 GB 12014-2009《防静电服》 FZ/T 70007-1999《针织上衣腋下接缝强力试验方法》 FZ/T 70009-1999《毛纺织产品经机洗后的松弛及毡化收缩试验方法》
12	酸碱类化学品防护服	GB 24540-2009《防护服装　酸碱类化学品防护服》	GB/T 2912.1-2009《纺织品　甲醛的测定　第1部分：游离和水解的甲醛（水萃取法）》 GB/T 3917.3-2009《纺织品　织物撕破性能　第3部分：梯形试样撕破强力的测定》 GB/T 3920-2008《纺织品　色牢度试验　耐摩擦色牢度》 GB/T 3923.1-1997《纺织品　织物拉伸性能　第1部分：断裂强力和断裂伸长率的测定　条样法》 GB/T 4288-2008《家用和类似用途电动洗衣机》 GB/T 7573-2009《纺织品　水萃取液pH值的测定》 GB/T 12586-2003《橡胶或塑料涂覆织物　耐屈挠破坏性的测定》(非织物) GB/T 12903-2008《个体防护装备术语》 GB/T 13640-2008《劳动防护服号型》 GB/T 20655-2006《防护服装　机械性能　抗刺穿性的测定》(非织物) AQ 6102-2007《耐酸（碱）手套》(非织物) HG/T 2580-1994《橡胶或塑料涂覆织物拉伸强度和扯断伸长率的测定》(非织物)
13	防静电鞋（靴）	GB 21146-2007《个体防护装备　职业鞋》 GB 21147-2007《个体防护装备　防护鞋》（带防护包头） GB 21148-2007《个体防护装备　安全鞋》（带安全包头）	GB/T 308-2002《滚动轴承　钢球》 GB/T 528-2009《硫化橡胶或热塑性橡胶　拉伸应力应变性能的测定》 GB/T 529-2008《硫化橡胶或热塑性橡胶撕裂强度的测定（裤形、直角形和新月形试样）》 GB/T 1690-2006《硫化橡胶或热塑性橡胶耐液体试验方法》 GB/T 2941-2006《橡胶物理试验方法试样制备和调节通用程序》 GB/T 6682-2008《分析实验室用水规格和试验方法》 GB/T 9867-2008《硫化橡胶或热塑性橡胶耐磨性能的测定（旋转辊筒式磨耗机法）》 GB/T 20991-2007《个体防护装备　鞋的测试方法》 HG/T 2581.1-2009《橡胶或塑料涂覆织物耐撕裂性能的测定　第1部分：恒速撕裂法》 QB/T 2710-2005《皮革　物理和机械试验　抗张强度和伸长率的测定》(皮鞋) QB/T 2711-2005《皮革　物理和机械试验　撕裂力的测定：双边撕裂》(皮鞋) QB/T 2716-2005《皮革　化学试验样品的准备》(皮鞋) QB/T 2724-2005《皮革　化学试验　pH的测定》(皮鞋)

续表

序号	产品单元	产品标准	相关标准
14	导电鞋（靴）	GB 21146-2007《个体防护装备　职业鞋》 GB 21147-2007《个体防护装备　防护鞋》（带防护包头） GB 21148-2007《个体防护装备　安全鞋》（带安全包头）	GB/T 308-2002《滚动轴承　钢球》 GB/T 528-2009《硫化橡胶或热塑性橡胶　拉伸应力应变性能的测定》 GB/T 529-2008《硫化橡胶或热塑性橡胶撕裂强度的测定（裤形、直角形和新月形试样）》 GB/T 1690-2006《硫化橡胶或热塑性橡胶耐液体试验方法》 GB/T 2941-2006《橡胶物理试验方法试样制备和调节通用程序》 GB/T 6682-2008《分析实验室用水规格和试验方法》 GB/T 9867-2008《硫化橡胶或热塑性橡胶耐磨性能的测定（旋转辊筒式磨耗机法）》 GB/T 20991-2007《个体防护装备　鞋的测试方法》 HG/T 2581.1-2009《橡胶或塑料涂覆织物耐撕裂性能的测定　第1部分：恒速撕裂法》 QB/T 2710-2005《皮革　物理和机械试验　抗张强度和伸长率的测定》（皮鞋） QB/T 2711-2005《皮革　物理和机械试验　撕裂力的测定：双边撕裂》（皮鞋） QB/T 2716-2005《皮革　化学试验样品的准备》（皮鞋） QB/T 2724-2005《皮革　化学试验　pH 的测定》（皮鞋）
15	保护足趾安全鞋（靴）	GB 21148-2007《个体防护装备　安全鞋》 GB 21147-2007《个体防护装备　防护鞋》	GB/T 528-2009《硫化橡胶或热塑性橡胶　拉伸应力应变性能的测定》 GB/T 529-2008《硫化橡胶或热塑性橡胶撕裂强度的测定（裤形、直角形和新月形试样）》 GB/T 1690-2006《硫化橡胶或热塑性橡胶耐液体试验方法》 GB/T 2941-2006《橡胶物理试验方法试样制备和调节通用程序》 GB/T 6682-2008《分析实验室用水规格和试验方法》 GB/T 9867-2008《硫化橡胶或热塑性橡胶耐磨性能的测定（旋转辊筒式磨耗机法）》 GB/T 20991-2007《个体防护装备　鞋的测试方法》 HG/T 2581.1-2009《橡胶或塑料涂覆织物耐撕裂性能的测定　第1部分：恒速撕裂法》 QB/T 2710-2005《皮革　物理和机械试验　抗张强度和伸长率的测定》（皮鞋） QB/T 2711-2005《皮革　物理和机械试验　撕裂力的测定：双边撕裂》（皮鞋） QB/T 2716-2005《皮革　化学试验样品的准备》（皮鞋） QB/T 2724-2005《皮革　化学试验　pH 的测定》（皮鞋）
16	防刺穿鞋（靴）	GB 21146-2007《个体防护装备　职业鞋》 GB 21147-2007《个体防护装备　防护鞋》（带防护包头） GB 21148-2007《个体防护装备　安全鞋》（带安全包头）	GB/T 528-2009《硫化橡胶或热塑性橡胶　拉伸应力应变性能的测定》 GB/T 529-2008《硫化橡胶或热塑性橡胶撕裂强度的测定（裤形、直角形和新月形试样）》 GB/T 1690-2006《硫化橡胶或热塑性橡胶耐液体试验方法》 GB/T 2941-2006《橡胶物理试验方法试样制备和调节通用程序》 GB/T 6682-2008《分析实验室用水规格和试验方法》 GB/T 9867-2008《硫化橡胶或热塑性橡胶耐磨性能的测定（旋转辊筒式磨耗机法）》 GB/T 20991-2007《个体防护装备　鞋的测试方法》 HG/T 2581.1-2009《橡胶或塑料涂覆织物耐撕裂性能的测定　第1部分：恒速撕裂法》 QB/T 2710-2005《皮革　物理和机械试验　抗张强度和伸长率的测定》（皮鞋）

续表

序号	产品单元	产品标准	相关标准
			QB/T 2711-2005《皮革　物理和机械试验　撕裂力的测定：双边撕裂》（皮鞋） QB/T 2716-2005《皮革　化学试验样品的准备》（皮鞋） QB/T 2724-2005《皮革　化学试验　pH的测定》（皮鞋）
17	电绝缘鞋（靴）	GB 12011-2009《足部防护　电绝缘鞋》	GB/T 308-2002《滚动轴承　钢球》 GB/T 528-2009《硫化橡胶或热塑性橡胶　拉伸应力应变性能的测定》 GB/T 529-2008《硫化橡胶或热塑性橡胶撕裂强度的测定（裤形、直角形和新月形试样）》（非皮革外底） GB/T 532-2008《硫化橡胶或热塑性橡胶与织物粘合强度的测定》（布面、全橡胶、全聚合鞋鞋帮） GB/T 2941-2006《橡胶物理试验方法试样制备和调节通用程序》 GB/T 3293.1-1998《鞋号》 GB/T 3923.1-1997《纺织品　织物拉伸性能　第1部分：断裂强力和断裂伸长率的测定　条样法》（织物鞋帮） GB/T 9867-2008《硫化橡胶或热塑性橡胶耐磨性能的测定（旋转辊筒式磨耗机法）》 GB/T 20991-2007《个体防护装备　鞋的测试方法》 QB/T 1002-2005《皮鞋》（皮鞋） QB 1471-1992《工业靴》（全聚合鞋） QB/T 2710-2005《皮革　物理和机械试验　抗张强度和伸长率的测定》（皮革、橡胶和聚合材料鞋帮） QB/T 2711-2005《皮革　物理和机械试验　撕裂力的测定：双边撕裂》（皮革鞋帮） QB/T 2724-2005《皮革　化学试验　pH的测定》（皮革鞋帮） HG/T 2401-1992《工矿靴》（全橡胶鞋） HG/T 2495-2007《劳动鞋》（布面胶鞋） HG/T 2581.1-2009《橡胶或塑料涂覆织物耐撕裂性能的测定　第1部分：恒速撕裂法》
18	耐化学品的工业用橡胶靴	GB 20266-2006《耐化学品的工业用橡胶靴》	GB/T 528-2009《硫化橡胶或热塑性橡胶　拉伸应力应变性能的测定》 GB/T 1690-2006《硫化橡胶或热塑性橡胶耐液体试验方法》 GB/T 2941-2006《橡胶物理试验方法试样制备和调节通用程序》 GB/T 3512-2001《硫化橡胶或热塑性橡胶　热空气加速老化和耐热试验》 GB/T 6031-1998《硫化橡胶或热塑性橡胶硬度的测定（10～100IRHD）》。 GB/T 7759-1996《硫化橡胶、热塑性橡胶　常温、高温和低温下压缩永久变形测定》 GB/T 9867-2008《硫化橡胶或热塑性橡胶耐磨性能的测定（旋转辊筒式磨耗机法）》 HG/T 3664-2000《胶面胶靴（鞋）耐渗水试验方法》
19	耐化学品的工业用模压塑料靴	GB 20265-2006《耐化学品的工业用模压塑料靴》	GB/T 528-2009《硫化橡胶或热塑性橡胶　拉伸应力应变性能的测定》 GB/T 1690-2006《硫化橡胶或热塑性橡胶耐液体试验方法》 GB/T 2941-2006《橡胶物理试验方法试样制备和调节通用程序》 GB/T 6031-1998《硫化橡胶或热塑性橡胶硬度的测定（10～100IRHD）》 GB/T 9867-2008《硫化橡胶、热塑性橡胶耐磨性能测定（旋转辊筒式磨耗机法）》

续表

序号	产品单元	产品标准	相关标准
20	耐油防护鞋（靴）	GB 21146-2007《个体防护装备　职业鞋》 GB 21147-2007《个体防护装备　防护鞋》（带防护包头） GB 21148-2007《个体防护装备　安全鞋》（带安全包头）	GB/T 528-2009《硫化橡胶或热塑性橡胶　拉伸应力应变性能的测定》 GB/T 529-2008《硫化橡胶或热塑性橡胶撕裂强度的测定（裤形、直角形和新月形试样）》 GB/T 1690-2006《硫化橡胶或热塑性橡胶耐液体试验方法》 GB/T 2411-2008《塑料和硬橡胶　使用硬度计测定压痕硬度（邵氏硬度）》 GB/T 2941-2006《橡胶物理试验方法试样制备和调节通用程序》 GB/T 6682-2008《分析实验室用水规格和试验方法》 GB/T 9867-2008《硫化橡胶或热塑性橡胶耐磨性能的测定（旋转辊筒式磨耗机法）》 GB/T 20991-2007《个体防护装备　鞋的测试方法》 HG/T 2581.1-2009《橡胶或塑料涂覆织物耐撕裂性能的测定　第1部分：恒速撕裂法》 QB/T 2710-2005《皮革　物理和机械试验　抗张强度和伸长率的测定》（皮鞋） QB/T 2711-2005《皮革　物理和机械试验　撕裂力的测定：双边撕裂》（皮鞋） QB/T 2716-2005《皮革　化学试验样品的准备》（皮鞋） QB/T 2724-2005《皮革　化学试验　pH的测定》（皮鞋）
21	防寒鞋（靴）	GB 21146-2007《个体防护装备　职业鞋》 GB 21147-2007《个体防护装备　防护鞋》（带防护包头） GB 21148-2007《个体防护装备　安全鞋》（带安全包头）	GB/T 528-2009《硫化橡胶或热塑性橡胶　拉伸应力应变性能的测定》 GB/T 529-2008《硫化橡胶或热塑性橡胶撕裂强度的测定（裤形、直角形和新月形试样）》 GB/T 1690-2006《硫化橡胶或热塑性橡胶耐液体试验方法》 GB/T 2941-2006《橡胶物理试验方法试样制备和调节通用程序》 GB/T 6682-2008《分析实验室用水规格和试验方法》 GB/T 9867-2008《硫化橡胶或热塑性橡胶耐磨性能的测定（旋转辊筒式磨耗机法）》 GB/T 20991-2007《个体防护装备　鞋的测试方法》 HG/T 2581.1-2009《橡胶或塑料涂覆织物耐撕裂性能的测定　第1部分：恒速撕裂法》 QB/T 2710-2005《皮革　物理和机械试验　抗张强度和伸长率的测定》（皮鞋） QB/T 2711-2005《皮革　物理和机械试验　撕裂力的测定：双边撕裂》（皮鞋） QB/T 2716-2005《皮革　化学试验样品的准备》（皮鞋） QB/T 2724-2005《皮革　化学试验　pH的测定》（皮鞋）
22	耐热鞋（靴）	GB 21146-2007《个体防护装备　职业鞋》 GB 21147-2007《个体防护装备　防护鞋》（带防护包头） GB 21148-2007《个体防护装备　安全鞋》（带安全包头）	GB/T 528-2009《硫化橡胶或热塑性橡胶　拉伸应力应变性能的测定》 GB/T 529-2008《硫化橡胶或热塑性橡胶撕裂强度的测定（裤形、直角形和新月形试样）》 GB/T 1690-2006《硫化橡胶或热塑性橡胶耐液体试验方法》 GB/T 2941-2006《橡胶物理试验方法试样制备和调节通用程序》 GB/T 6682-2008《分析实验室用水规格和试验方法》 GB/T 9867-2008《硫化橡胶或热塑性橡胶耐磨性能的测定（旋转辊筒式磨耗机法）》 GB/T 20991-2007《个体防护装备　鞋的测试方法》 HG/T 2581.1-2009《橡胶或塑料涂覆织物耐撕裂性能的测定　第1部分：恒速撕裂法》

续表

序号	产品单元	产品标准	相关标准
			QB/T 2710-2005《皮革　物理和机械试验　抗张强度和伸长率的测定》(皮鞋) QB/T 2711-2005《皮革　物理和机械试验　撕裂力的测定：双边撕裂》(皮鞋) QB/T 2716-2005《皮革　化学试验样品的准备》(皮鞋) QB/T 2724-2005《皮革　化学试验　pH的测定》(皮鞋)
23	矿工安全靴	AQ 6105-2008 《足部防护　矿工安全靴》	GB/T 528-2009《硫化橡胶或热塑性橡胶　拉伸应力应变性能的测定》 GB/T 2411-2008《塑料和硬橡胶　使用硬度计测定压痕硬度(邵氏硬度)》 GB/T 3512-2001《硫化橡胶或热塑性橡胶　热空气加速老化和耐热试验》 GB/T 2941-2006《橡胶物理试验方法试样制备和调节通用程序》 GB/T 9867-2008《硫化橡胶或热塑性橡胶耐磨性能的测定(旋转辊筒式磨耗机法)》 GB 20265-2006《耐化学品的工业用模压塑料靴》 GB 20266-2006《耐化学品的工业用橡胶靴》 GB/T 20991-2007《个体防护装备　鞋的测试方法》 QB/T 2591-2003《抗菌塑料　抗菌性能试验方法和抗菌效果》 FZ/T 73023-2006《抗菌针织品》
24	多功能安全/防护鞋(靴)	GB 21148-2007 《个体防护装备　安全鞋》 GB 21147-2007 《个体防护装备　防护鞋》	GB/T 308-2002《滚动轴承　钢球》 GB/T 528-2009《硫化橡胶或热塑性橡胶　拉伸应力应变性能的测定》 GB/T 529-2008《硫化橡胶或热塑性橡胶撕裂强度的测定(裤形、直角形和新月形试样)》 GB/T 1690-2006《硫化橡胶或热塑性橡胶耐液体试验方法》 GB/T 2411-2008《塑料和硬橡胶　使用硬度计测定压痕硬度(邵氏硬度)》 GB/T 2941-2006《橡胶物理试验方法试样制备和调节通用程序》 GB/T 6682-2008《分析实验室用水规格和试验方法》 GB/T 9867-2008《硫化橡胶或热塑性橡胶耐磨性能的测定(旋转辊筒式磨耗机法)》 GB/T 20991-2007《个体防护装备　鞋的测试方法》 HG/T 2581.1-2009《橡胶或塑料涂覆织物耐撕裂性能的测定　第1部分：恒速撕裂法》 QB/T 2710-2005《皮革　物理和机械试验　抗张强度和伸长率的测定》(皮鞋) QB/T 2711-2005《皮革　物理和机械试验　撕裂力的测定：双边撕裂》(皮鞋) QB/T 2716-2005《皮革　化学试验样品的准备》(皮鞋) QB/T 2724-2005《皮革　化学试验　pH的测定》(皮鞋)
25	耐酸(碱)手套	AQ 6102-2007 《耐酸(碱)手套》	GB/T 191-2008《包装储运图示标志》 GB/T 8170-2008《数值修约规则与极限数值的表示和判定》 GB/T 12624-2009《手部防护通用技术条件及测试方法》
26	带电作业用绝缘手套	GB/T 17622-2008 《带电作业用绝缘手套》	GB/T 14286-2008《带电作业工具设备术语》 GB/T 16927.1-2011《高电压试验技术　第1部分：一般定义及试验要求》 GB/T 18037-2008《带电作业工具基本技术要求与设计导则》

续表

序号	产品单元	产品标准	相关标准
27	耐油手套	AQ 6101-2007《橡胶耐油手套》	GB/T 528-2009《硫化橡胶或热塑性橡胶　拉伸应力应变性能的测定》 GB/T 531.1-2008《硫化橡胶或热塑性橡胶　压入硬度试验方法　第1部分：邵氏硬度计法（邵尔硬度）》 GB/T 8170-2008《数值修约规则与极限数值的表示和判定》 GB/T 12624-2009《手部防护通用技术条件及测试方法》
28	浸塑手套	GB/T 18843-2002《浸塑手套》	GB/T 250-2008《纺织品　色牢度试验评定变色用灰色样卡》 GB/T 2828.1-2012《计数抽样检验程序　第1部分：按接受质量限（AQL）检索的逐批检验抽样计划》 GB/T 2829-2002《周期检验计数抽样程序及表（适用于对过程稳定性的检验）》 GB/T 12624-2009《手部防护通用技术条件及测试方法》 GB/T 13022-1991《塑料　薄膜拉伸性能试验方法》 GB/T 16252-1996《成年人手部号型》 FZ/T 01006-2008《涂层织物　涂层厚度的测定》 FZ/T 01007-2008《涂层织物　耐低温性的测定》 FZ/T 01008-2008《涂层织物　耐热空气老化性的测定》 FZ/T 01010-2012《涂层织物　涂层剥离强力的测定》 FZ/T 01011-1991《涂层织物　耐磨性能测定方法》
29	自吸过滤式防毒面具	GB 2890-2009《呼吸防护　自吸过滤式防毒面具》	GB/T 2428-1998《成年人头面部尺寸》 GB 2626-2006《呼吸防护用品　自吸过滤式防颗粒物呼吸器》 GB/T 5703-2010《用于技术设计的人体测量基础项目》 GB/T 10586-2006《湿热试验箱技术条件》 GB/T 10589-2008《低温试验箱技术条件》 GB/T 11158-2008《高温试验箱技术条件》 GB/T 12903-2008《个体防护装备术语》 GB 14866-2006《个体用眼护具技术要求》
30	长管呼吸器	GB 6220-2009《呼吸防护　长管呼吸器》	GB/T 1226-2010《一般压力表》 GB 2890-2009《呼吸防护　自吸过滤式防毒面具》 GB 5099-1994《钢质无缝气瓶》 GB/T 16556-2007《自给开路式压缩空气呼吸器》 DOT-CFFC-2000《铝内胆全缠绕碳纤维增强气瓶的基本要求》
31	自给开路式压缩空气呼吸器	GB/T 16556-2007《自给开路式压缩空气呼吸器》	GB/T 1226-2010《一般压力表》 GB/T 2410-2008《透明塑料透光率和雾度的测定》 GB/T 2891-1995《过滤式防毒面具面罩性能试验方法》 GB 3836.1-2010《爆炸性环境　第1部分：设备通用要求》 GB 3836.4-2010《爆炸性环境　第4部分：由本质安全型“i”保护的设备》 GB 5099-1994《钢质无缝气瓶》 GB/T 5455-1997《纺织品　燃烧性能试验　垂直法》 GB/T 7307-2001《55°非密封管螺纹》 DOT-CFFC-2000《铝内胆全缠绕碳纤维增强气瓶的基本要求》
32	自吸过滤式防颗粒物呼吸器	GB 2626-2006《呼吸防护用品　自吸过滤式防颗粒物呼吸器》	GB 2890-2009《呼吸防护　自吸过滤式防毒面具》 GB/T 5703-2010《用于技术设计的人体测量基础项目》 GB/T 10586-2006《湿热试验箱技术条件》 GB/T 10589-2008《低温试验箱技术条件》 GB/T 11158-2008《高温试验箱技术条件》 GB/T 18664-2002《呼吸防护用品的选择、使用与维护》